분노와 화병을 치료하는 한의학

분노와 화병을 치료하는 한의학

김종우 권찬영 지음

분노와 화병을 한의학으로 치료하기

화병이라는 단어를 현재 시점에서 꺼내는 것이 시대에 뒤처졌다고 할 수 있다. 화병은 오랜 적의 병이라고 생각할 수도 있다. 1997년도 《홧병》이라는 책을 처음 출간할 때만 해도 21세기에는 사라질 병이라고 이야기를 하기도 하였다. 그렇지만, 여전히 화병은 증가 추세이고, '격분증후군'과 같은 유사 질병이 생기고 있으며, 분노는 국가적이고 전 세계적 문제로 도리어 증폭되고 있다.

한의학이 지금의 시대에 부합하는가에 대해서도 이야기를 할 수 있을 것이다. 현재 시점에서 전통의학은 어떤 역할을 할 것인가? 없어질 것 같았던 전통의학이 서구에서는 대체의학, 보완·대체의학으로 변화를 하여 통합의학으로 정립이 되고 있고, 동아시아 국가뿐 아니라 인도의 아유르베다의학도 시대에 맞춰 자리매김하고 있다. 한의학 역시 시대적 변화에 능동적으로 대처하며 한국의 의학으로, 그리고 K-MEDI로 자리를 굳건히 하고 있다.

전통적 개념이 현재에까지 영향을 미치고 있는 까닭은 인간이 가지고 있는 보편성을 기반으로 하고 있기 때문이다. 시대가 지났음에도 불구하고 그만큼의 필요성이 있을 뿐 아니라, 핵심을 꿰뚫고 있다는 점이다. 화병과 한의학이 전통적 질병 개념을 현대적 해석으로 발전하면서 현시점에서 가장 필요한 문제를 해결하는데 주도적 역할을 한다.

화병은 분노 문제를 해결하는 전통의학의 지혜를 담고 있다. 분노에 대하여 많은 연구가 진행되었지만, 항분노제라는 것은 없다. 그것은 분노라는 정서에 머물러서 의학으로 해석하지 못한 면이 있는데, 화병이 그 문제를 해결하는 중심에 있다.

한의학은 현대의 스트레스를 해결하는 열쇠를 쥐고 있다. 스트레스에 대하여 많은 연구가 진행되었지만, 스트레스에 대한 해결은 여전히 난망하다. 이를 해결하기 위해서 의학의 분야에서 보완·대체의학, 통합의학, 전통의학 그리고 한의학이 그 핵심적 역할을 하고 있다.

《분노와 화병을 치료하는 한의학》은,
- 분노를 화병이라는 질병이 연관하여 한의학을 통한 해결방법을 제시하고 있다.
- 전통적인 화병과 시대에 따라 변화하는 화병을 사례와 연구를 통해 검토하고 있다.
- 분노는 인간의 핵심적 정서로 화병이라는 정신장애로 이행이 되는 현상을 설명하고 있다.
- 분노를 질병의 하나로 보면서 화병을 통해 그 해결책을 제시하고 있다.
- 끝으로 분노를 재발견하여 용서와 희망을 통해 치유에 이르는 과정을 설명하고 있다.

이번 책은 화병에 대한 그동안의 임상과 연구를 놓고 신세대 학자 권찬영 교수가 참여하여 비판과 토론을 통하여 함께 작업한 것이다. 오랜 기간 화병을 연구하면서 부족하였던 내용을 온고지신의 사명을 띠며 화병과 한의학의 지혜를 담으면서 분노에 대한 해결책을 모색하였다.

이 책은,
✔ 분노 문제를 해결하고자 하는 의료인, 상담자에게 우선적으로 권하고자 한다. 분노 문제를 해결하는데 화병이라는 질병에 관심을 가지

고 접근을 하면 그간 해결하지 못했던 정서와 질병의 고리를 이어갈 수 있을 것이다.

✔ 분노와 화로 인해 고통을 받는 분과 함께 하고자 한다. 분노는 관리가 될 수 있는 감정이다. 분노의 고통을, 화병을 통해 접근하면 해결의 실마리를 찾을 수 있고, 스스로 관리할 수 있게 된다. 더군다나 분노에 용서와 희망이 더하면 인간이 가지고 있는 핵심적 감정으로써의 에너지를 확인할 수 있다.

✔ 무엇보다도 한의학을 통한 치료에 관심이 있다면 강력하게 권하고자 한다. 그리고 전통의학의 지혜를 통하여 현대의 문제를 해결해 나가는 장면을 목격할 수 있을 것이다. 한의학을 통해 화병을 치료하는 장면을 읽어나가며 분노와 화병은 치료될 수 있는 고통과 장애임을 확인할 수 있다.

분노 사회에 치닫고 있는 한국 그리고 전 세계에 화병과 한의학을 통해 문제해결의 희망을 전하고자 한다.

2025년 4월
김 종 우

차례

인류의 분노,
한국의 화병으로 치유

인류의 분노 문제를 풀어 가는데 있어 한국의 화병 치료가 있다.

01 보편적인 감정인 분노와 한국 고유의 화병

'화'와 '분노'는 일상에서 흔히 사용하는 용어다. 그리고 스트레스라는 말 뒤에는 이 두 단어가 항상 따라다닌다. 이처럼 화와 분노는 자극에 의한 반응, 그리고 반응 이후에 나타나는 두드러진 감정이다.

연말, 한 해를 돌아볼 때 흔히 다사다난한 한 해였다고 평가한다. 행복한 한 해가 떠오르기도 하지만, 힘들었던 기억이 더 많을 때도 있다. 힘들었던 기억을 더듬다 보면 그 가운데 '분노'라는 단어가 떠오르고 때로는 '분노 사회'라는 말이 등장하기도 한다. 화를 이겨내지 못하여 나타나는 현상이 온 사회를 덮고 있다는 생각이 들기도 한다. 억울하고 분한 감정, 그리고 이어지는 분노의 폭발은 일상이 되어 버린 듯하다.

비단 우리나라, 우리 사회만의 문제는 아니다. 아마도 세상에서 벌어지고 있는 테러와 전쟁은 분노의 끝판이라고 할 수 있을 것이다. 이런 생각을 이어가다 보면 점점 사회가 무서워지고, 두려워지며, 우울해진다. 분노에서 시작하여 불안과 우울로 이어지는 것이다.

분노는 인간이 가지고 있는 보편적인 감정이다

누구나 가지고 있는 문제다. 그런데 이 문제가 점점 더 심각해지고 있다. 그렇지만 의학계에서 분노를 질환이나 장애로 다루려는 노력에는 한계가 있다. 외상 후 울분장애 혹은 외상 후 격분장애(Post-traumatic Embitterment Disorder, PTED)[1]는 일상생활에서 나타날 수 있는 부정적 경험 때문에 유발되는 반응성 장애로 특정 생활 사건이나 경험 이후에 현저하게 지속해서 정신건강 문제를 초래하여 그 생활 사건을 불공정하게 여기고 그 사건을 떠올릴 때마다 울분, 분노, 무기력감을 나타내는 질환이다.

간헐적 폭발성 장애 이른바 분노조절장애는 폭력이 동반되기도 하는 분노의 폭발을 특징으로 하는 행동 장애로, 종종 별로 중요하지 않은 사건에 의해서도 상황에 맞지 않게 분노를 폭발하는 증상을 특징으로 한다.

우리나라의 질병 부담에 대한 통계를 담당하는 건강보험심사평가원 자료에 따르면 분노조절장애의 연간 환자 수는 2017년 1,827명에서 점차 증가하다가, 2020년 일시적으로 1,885명으로 줄어들었지만, 2021년 2,071명으로 현저하게 증가하고 있다. 특히 입원 환자 비율도 높아서 비용 측면에서는 62% 정도가 입원 상황에서 지불하는데, 환자 수가 늘어나고 있으며 중증도도 높아지고 있을 뿐 아니라 이로 인한 사회적 부담도 증가하고 있다.

그렇지만 이런 자료가 있다고 해도 국가 질병 통계의 기초 자료가 되는 《한국표준질병사인분류》*에는 분노 문제를 다루는 질병명이 거의 없고, 단지 정서 상태에 관련된 증상 및 징후 가운데 하나로 자극 과민성 및 분노(R45.4)와 적대감(R45.5) 정도로 질병코드가 등록되어 있다. 이렇게 분노가 질병 범주에서 부족하게 다뤄지고 있다는 증거는 우울증이라는 다른 질병과 비교해 보면 쉽게 알 수 있다.

한국에서 우울증은 2017년 환자 수 680,169명에서 2021년 910,785명으로 지속해서 늘고 있다는 통계 자료가 그것이다. 통계 수치로만 따지면 분노 문제를 가지고 있는 환자가 우울 문제의 환자에 비하여 그야말

---

* 《한국표준질병사인분류(KCD)》는 WHO에서 권고한 국제질병분류(ICD-10) 업데이트 내용을 반영하고 우리나라 다빈도 질병에 대한 세분화 분류를 정비하며, 한의(韓醫) 분류를 재정비하고, 분류 가능한 희귀·희소 질환과 의학계의 의견을 반영하여 질병 용어를 정비하는 등의 작업을 통해 만들어졌다.

로 극소수인 0.2%에 불과하다는 결과라고 할 수 있다.

우리의 현실 세계와는 사뭇 다른 통계 자료다. 그렇지만 살아가면서 분노 문제를 가지고 있는 사람을 흔하게 볼 수 있음을 볼 때, 문제가 심각하지 않은 게 아니라 문제를 가지고 있는 사람이 병원에 방문하지 않는다는 것을 짐작할 수 있다.

분노를 일시적 감정이라고 생각하고 스트레스가 사라지면 없어지는 감정이며, 또 병원에서 해결할 문제는 아니라는 생각의 복합적 결과로 추론할 수 있다.

분노 문제를 한의학에서는
화병으로 설명하고 있다

화병은 한국 문화에서 질병명으로 설정하고 있으며, 이를 한의학에서는 전통적인 질병 개념으로 받아들이고 있다. 《한국표준질병사인분류》에서도 한의(韓醫) 분류를 정리하면서, 화병은 U22.2의 코드로 등록해 놓았다. 통계 자료에 따르면 2013년부터 2017년까지 화병 진료 인원은 큰 변화 없이 유지되고 있으나, 남성 비율의 뚜렷한 증가(+25.9%)를 보인다.

대학을 졸업하고 한방신경정신과에서 수련의 과정을 끝마치고 임상

[표-1] 건강보험 연도별 '화병' 진료인원 및 진료비

(단위:명, 천원, %)

구분		2013년	2014년	2015년	2016년	2017년	증가율 ('13년 대비 '17년
진료인원	계	13,858	13,260	12,592	13,263	13,757	-0.7
	남성	2,256	2,138	2,049	2,566	2,841	25.9
	여성	11,602	11,122	10,543	10,697	10,916	-6.0
진료비	계	1,247,048	1,382,064	1,345,700	1,681,915	2,057,443	65.0
	남성	190,946	224,239	220,234	371,495	538,652	182.1
	여성	1,056,102	1,157,825	1,125,466	1,310,419	1,518,791	43.8

의사로 본격적인 진료를 하면서 '홧병'[2]이라는 질환을 만나게 되었다. 당시에는 '화병(火病)'이라는 용어보다는 '홧병'이 보편적으로 많이 쓰였다.

늘 입에 달고는 있었지만, 실제 임상현장에서 만나는 환자들은 쉬운 듯하면서도 어려웠다. 증상이 뚜렷하기 때문에 증상을 분석하여 이에 적합한 처방을 구성하는 변증(辨證)이 어렵지 않고, 이에 잘 맞는 약을 선택하면 환자 역시 잘 변했다.

"약을 먹고 나니 열이 좀 떨어졌어요."

"침을 맞고 나니 시원하네요."

이런 단기적 변화에 관한 이야기를 곧잘 들을 수 있었다.

어떤 사람은 "이제 신경 안 써요, 화를 내든 말든" "일단, 제가 편해지고, 화를 내지 않으니, 상대방도 조용해지던데요" 때로는 "대판 싸웠습니다. 그러고 나니 실마리가 잡히더군요"라고 하면서 화병을 극복하고 있다는 이야기들을 했다.

화병을 불치의 병이라고 하는 사람들에게는 희소식이다. 화병은 분명 그러했다.

- ◆ 증상이 바뀌면 화병이 좋아진다.
- ◆ 환경이 바뀌면 화병이 좋아진다.
- ◆ 일단 증상이 좋아지니, 환경을 조금 편안하게 볼 수 있다.
- ◆ 화병의 해결은 참지 않고 토해 내는 것이다.
- ◆ 이제는 조금 더 참을 수가 있으니, 더 큰 화로 이어지지 않는다.

그렇지만 이처럼 희소식만 있는 것은 아니다. 몇 주가 지나면 "다시 열이 나요" "답답해요"라고 하면서 원점으로 돌아갔다는 호소를 할 때도 있다. 그들은 늘 화병을 앓을 수밖에 없는 환경에서 살고 있기 때문이다.

치료를 받고 다시 집으로, 직장으로 돌아가더라도 여전히 화를 일으킬 수밖에 없는 환경에 맞닿아 있는 것이다. 환자들의 이야기에 따르면 환자의 성격이나, 환경의 차이, 그리고 그 사이에서 벌어진 여러 사건에 따라 각기 다른 방식으로 재발하고 악화하는 것이었다.

화병 가운데서 가장 마음이 아픈 것은 꾹꾹 참아서 화병으로 이행하는 경우다. 필자의 입장이라면 '필자 역시 화병에 걸릴 것'이라는 생각이 드는 그런 상황이다.

화병(火病)은 글자 그대로 '불'의 병이다

화병의 원래 이름은 '울화병(鬱火病)'이다. '울'이란 쌓인다는 뜻이고 '화'는 불이라는 뜻이니, 쌓였다가 폭발하는 병이라고 하면 정확한 설명이다.

울화병을 한의학의 병리기전으로 조금 더 해석해 보면 억눌려서 풀리지 않은 상태와 폭발하여 드러나는 상태로 나뉘는데, 억눌리는 것을 정신적인 문제로 따지자면 우울 감정과 관련이 있고 폭발하는 것은 분노 감정과 관련이 있다. 이를 물리적으로 설명하자면 쌓이는 에너지가 많을수록 폭발력도 강하게 드러나게 되므로, 억울함이 오랜 기간 쌓이면 언젠가는 폭발하는 것으로 설명할 수 있다.

울화병이 화병으로 약칭된 것은 드러나는 증상을 설명할 때 화병이 더욱 현저하게 드러나기 때문으로 보인다.

'화병역학연구'[3] 결과를 보면 화병은 다양한 정신장애와 관련이 있다. 한의학 임상현장에서의 연구 결과, 화병으로 진단된 대상자 93명 중 화병만 단독으로 있는 대상자는 불과 22.6%였고, 화병과 함께 우울증으로 진단된 대상자는 44.1%였으며, 화병과 우울증과 불안장애가 함께 진단된 대상자는 18.3%여서 화병은 우울증, 불안장애와 겹치는 경우가 많다는 것을 알 수 있다. 증상 역시 다양하여 환자 대부분이 정신증상뿐 아니라 신체증상을 겪게 된다. 그리고 한의(韓醫) 의료기관 임상현장에서의 화병은 정신건강의학과에서 이미 우울증이나 불안장애로 진단을 받은 상태에서 한의원에서 보게 된다.

정신의학의 입장에서 가장 주목받는 정서는 우울이다. 우울증을 아예 기분장애라고 통칭하는 것은 그만큼 우울이 중요하기 때문일 것이다. 분노는 잠시 왔다가 사라지는 감정으로 여기지만, 우울증은 지속되면서 헤어 나오지 못하는 장애로 여겨지기 때문이기도 하다. 우울이 정신의학에서 주목을 받아 정신장애의 병리 현상을 설명할 때도 가장 많이 다뤄지고 있으며 약물 개발에도 항우울제가 차지하는 비율이 가장 높다. 우울은 그야말로 정신장애의 근간인 셈이다.

그렇지만 일상에서 만나는 상황은 조금 달라 보인다. 사회 불평등, 정의의 문제, 갑질의 문제 등이 이슈가 되고, 특히 분노 행동으로 이어지는 시점에 접어들어 분노 사회라는 말이 나올 정도로 사회병리에 있어서 분노가 매우 중요하게 다뤄지고 있다. 스트레스로 인하여 정신장애로 이어지는 과정을 살펴보면 분노와 우울의 문제가 더욱 명확해진다.

특별한 외부적 이유 없이도 걸린다는 내인성 우울증이 있기는 하지만, 그래도 대부분은 어떤 자극에 따른 반응의 결과물로 우울증에 걸리게 된다. 그런데 그 어떤 자극에 대한 첫 시작은 자극에 대한 저항, 즉 분노이다. 특히 분노가 그냥 참으면서 조용하게 넘어가는 것이라면 별문제가 없다는 시대도 있기는 했지만, 시대가 바뀌면서 더이상 분노는 참아서 해결하는 감정이 아니며, 감정이 행동으로 이행되고 또 이런 것들이 사회 현상으로 드러나면서 분노 사회로 변화하는 것을 느낄 수 있다.

억울하고 분하다는 생각이 있는 사람은 점점 더 늘어나고 있으며 의학적인 문제에 국한된 것이 아니라 문화적, 사회적 현상으로도 드러나고 있다. 분노라는 심정은 밖으로 토해 내는 감정이다. 그렇지만 당연히 토해 내야 할 감정을 드러내지 못하고 꾹꾹 참아야 하는 것은 기본적으로 그 감정이 가지고 있는 속성에 거스르는 것이다.

이렇게 참게 된 분노는 마음속에서 점점 더 강력한 힘으로 바뀐다. 감정으로 드러내지 못한 것이 신체적인 증상으로 이어지기도 한다. 분노가 화병으로 변화하는 것이다. 그렇다고 마냥 토해 낼 수도 없다. 감정을 그대로 드러내면 그 감정을 고스란히 다시 받게 되기도 하기 때문이다.

분노를 어떻게 다룰 것인가?
참을 것인가, 드러낼 것인가?

그런 갈등 속에서 변하여 나타나는 병이 바로 화병이고, 화병을 통하여 분노의 문제를 해결하는 것이 필요하다. 인간의 기본적인 감정 분노, 그 감정으로 인한 문제에 대하여 한국적이고 한의학적인 화병을 모델로 삼아 해결책을 마련하고자 하는 것이다.

한국 고유의 화병은 억울하고 분한 감정을 두고 화의 양상으로 폭발하는 장애로 설명되고 있기에 정서적인 분노와 함께 치밀어 오르는 열감이나 분노 행동을 모두 포괄하고 있다. 더구나 단지 스트레스로 인한 반응만을 말하는 것이 아니라 억울하고 분한 감정을 품으면서 이것이 정신적, 신체적인 증상으로 이어지고 있기에 분노 문제를 포괄적으로 보고 있다. 정신장애의 출발은 분노에서 시작하여 이것이 즉각적으로 해결되지 않으면 억울해하고, 계속되면 불안장애와 우울증으로 이어지게 된다.

개인적인 장애로 해결이 되지 않으면 사회문제가 되는데, 특히 분노의 폭발로 인한 사회문제로 이어지게 된다. 이런 전 과정을 이해하고 진단하여 해결하는 데 있어 화병이 중요한 역할을 하게 된다.

02 한국의 화병, 분노 치료의 시작

인간의 감정 가운데 정신장애와 관련이 있는 것은 우울과 불안, 그리고 분노다. 이 세 가지 감정은 인간이 가지고 있는 자극에 대한 반응의 결과로 나타나는 것이고, 바로 정신장애인 우울증(기분장애), 불안장애, 그리고 화병으로 발전하게 된다.

공교롭게도 동아시아 3국인 한국·중국·일본이 각기 다른 감정에 대하여 더 많은 관심을 가지고 연구를 진행하고 있다. 이를 통해 각국의 국민이 가지고 있는 특징을 그대로 엿볼 수 있다. 3국과 관련된 정서를 보면 문화와 정서, 그리고 정신장애는 밀접하게 연관되어 있음을 알 수 있다. 즉, 한·중·일 동아시아 3국의 특징을 보면 유달리 각기 다른 문화, 다른 정서, 그리고 다른 정신장애를 가지고 있음을 볼 수 있는데, 이를 '문화관련증후군'으로 설명하기도 한다.

중국의 중의학, 일본의 Kampo의학, 한국의 한의학

한·중·일 세 나라는 지역적으로 동아시아 국가이기에 공통점이 많아, 비슷한 인간의 속성을 가지고 있다. 서양 사람들이 보면 구별이 어려울 정도다. 그렇지만 우리가 보면 이들을 어렵지 않게 식별할 수 있는데, 문화에서 차이가 있으며 질병에서도 차이를 가진다. 특히 세 나라 모두 전통의학 즉 중국의 중(中)의학, 한국의 한(韓)의학, 일본의 황한(皇漢, Kampo)의학에 기반한 질병 개념이 있다.

중의학, 한의학, 황한의학은 몸과 마음을 통합적으로 보고 있어서 정신적 문제와 신체적 문제를 하나로 통합하는 관점을 가지고 있다. 동아시아 국가 문화권에서는 과거에 신경쇠약(神經衰弱)이라는 질병명이 정신장애를 대표하였다.

정신장애로 진단되기보다는 '신경'이라는 육체적 문제, 더구나 약해졌다는 '쇠약'이라는 것과 맞물려 명명되었는데, 전통의학에서의 보약으로 문제를 해결하고자 하는 것과도 같은 맥락이다. 그래서 신경쇠약이라는 진단을 받고 정신건강의학과를 방문하기보다는 전통의학으로 진료하는 곳에서 보약을 짓기 위해 방문하는 경우도 많았다.

이 3국은 동아시아 국가이기는 하지만, 각각의 문화적 특징이 있고, 이와 관련하여 다른 성격 특성이 있다. 흔히 급한 성격의 한국인, 느긋한 중국인, 눈치를 많이 보는 일본인 등의 성격은 사회적 현상이기도 하다. 이를 감정과 연관하여 볼 때 한국인에게서는 분노, 중국인에게서는 우울, 일본인에게서는 불안이 두드러지고 이는 정서와 연관된 정신장애로 이어진다.

각국의 특징적인 정신장애는 그 나라 사람들에게 비교적 쉽게 접하는 문제이기에 임상현장에서의 적용뿐 아니라 각기 많은 연구도 나와 있고, 이러한 연구가 해당 국가의 국내에서만 진행되어 오다가 점차 세계화되는 추세이기도 하다.

한국의 정신장애는
한의학 개념의 화병

한국의 화병은 1603년 선조 시대의 《조선왕조실록》[4]에도 기술되어 있는 전통적 개념의 질병명이다. 이러한 질병명이 정신의학계와 한의학계에서 연구되면서 분노의 문제를 가진 대표적인 정신장애로 발전하였다.

정신의학에서는 1970년대부터 화병에 관한 연구가 시작되었다. 이시형의 연구에서는 '화병(火病)'을 '화병(禍病)'[5]으로 설명하고 있는데, 여기서는 재난, 근심, 불행을 뜻하는 '화(禍)'를 사용한 것이다. 또한 스트레스로 인하여 순차적으로 발생하는 과정인 경고, 저항, 소진을 분노기, 갈등기, 체념기, 증상기의 시기별 변화로 대입하면서 화병에도 적용하여 연구하였다. 이 연구들은 화병을 병리적으로, 시간상으로 이해하는데 기초 자료가 되었다.

민성길은 역학 연구를 비롯하여 실제 화병 환자를 다루는 연구를 종합한 《화병연구》[6]를 출간하였다. 화병에 대하여 특징적인 증후인 주관적인 화 또는 분노, 억울하고 분함, 치밀어 오름, 열감을 기초로 체계적으로 진단하는 연구가 진행되었고, 화병 진단 준거를 개발하였다. 특히 화병 진단에 있어서 정신적, 신체적 증상 이외에 행동적 증상을 추가하였다. 또한 급성 화병의 개념을 도입하여 시대에 따른 화병의 변화[7]를 정리하였다.

한의학에서 김종우는 한의학의 관점을 가지고 화병을 연구하여 《화병으로부터의 해방》[8]을 출간하였다. 한의학의 정신 병리 가운데 하나인 화(火)에 기반하여 정신장애에 대해 한의학적으로 접근하였으며, 화병의 한의학적 기전을 도출하였고, 진단 도구와 진단 알고리즘을 기반으로 하여 임상진료지침[9]과 임상경로의 개발로 이어지고 있다. 특히 진단 체계에서 다뤄지고 있으며, 이는 《한국표준질병사인분류》에서 화병이 코드명 U22.2로 정착하게 되었다. 이와 같은 여러 연구의 결과로 화병은 분노의 문제를 다루는 대표적인 정신장애가 되었다.

중국의 정신장애는
중의학 영향으로 울증

중국의 정신장애에서는 중의학의 영향으로 울증에 대한 설명을 접하게 된다. 정신장애에 관하여 전통의학에서의 관점과 정신의학의 관점에는 차이가 있다. 정신의학의 경우는 정신적인 양상을 주로 하며 이를 뇌의 병리로 기전을 설명하지만, 전통의학에서는 드러나는 현상과 그 현상이 나타나는 기전을 병리로 설명하고 있다. 그래서 울증은 다양한 병리적 산물이 풀어지지 않고 쌓여서 생기는 병으로 정신 및 신체증상을 가지고, 이것을 풀어내는 것을 치료 과정으로 설명하고 있다. 중국에서 울증이 집중적으로 연구되는 것은 중국의 문화와도 관련이 높다. 즉, 자신을 잘 드러내지 않는 개인과 사회의 특성을 반영한 것이라 할 수 있다.

한국에서의 울증(鬱證) 연구[10]에서는 울증이 한의학의 개념으로 빽빽하고 무성한 자연 현상에서 비롯되어 막혀서 정상적인 흐름을 방해한다는 병리적 상황에 대한 표현과 답답하다는 증상에서 시작하였지만, 시대를 지나면서 기, 혈, 열, 식, 습, 담과 연관시켜 설명하고 있으며, 정신의학적 입장에서 정신적 소인에 기인한 울체로 정의가 변화하고 있기는 하지만 정신의학의 범주적 진단으로의 우울증과 동일하다고는 할 수 없다고 설명한다.

그렇지만 홍콩대학에서의 울증 연구[11]에 따르면, 울증(Stagnation Syndrome)의 임상 양상에 대한 신체적 증상으로 굳은 표정과 부자연스러운 몸의 자세, 심리적 증상으로는 생각하는데 에너지를 많이 쓰고 분노, 기쁨, 슬픔 등의 감정을 억제하고, 영적인 증상으로 어떤 것에 대한 집착이 강해서 내려놓기 어려움을 제시하고 있다. 또한 우울증과 공병이 높으며 신체적 증상보다는 정서적 증상에서 밀접한 관련성이 있다고 하였다. 그렇지만 신체적 증상이 매우 다양하고 특히 이 증상들이 정신적 증상과 연관이 높아서 정신신체의학에서 다루는 기능적 신체 증후군(functional somatic syndrome)과 유사하다는 설명을 하고 있다. 결국, 울증은 우울증과 다를 수 있지만, 정신과 신체를 통합하려는 전통의학의 정신장애에 대한 관점을 볼 수 있다.

일본에서는 불안을 문화관련증후군으로 소개

일본에서는 불안을 기본으로 하는 대인공포증이 문화관련증후군으로 소개되어 있다. 일본을 방문한 사람들이라면 많은 일본인이 다른 사람 앞에 잘 나서지 않으며, 특히 새로운 환경에서 과도한 긴장을 보이는 모습과 마주친 경험이 있을 것이다. 이는 일본의 문화적 특징으로 개인의 욕망에 비하여 집단의 이익을 강조하면서 생기는 현상으로, 이 공포증이 있다면 신체의 외모나 기능이 다른 사람을 불쾌하게 하는 것을 두려워하게 된다.

일본의 대인공포증(對人恐怖症, Taijin Kyofusho)[12]은 일종의 사회공포증, 불안장애의 범주에 드는데, 일반적으로 안면 홍조, 시선 회피, 상황을 피하고자 하는 강한 열망, 땀 흘림, 위장장애 등이 동반되는 특징을 가지고 있다. 정신장애의 진단 및 통계 매뉴얼 DSM-IV에서는 일본의 문화관련증후군으로 언급되어 있는 반면, DSM-5에서는 기타 특정 강박 관념 및 관련 장애 목록에 포함되어 있어 문화와의 관련성을 넘어 전 세계의 보편적 장애로 설명[13]하고 있기도 하다.

일본에서의 불안은 내관요법이나 모리타 테라피[14]라는 일종의 정신요법을 활용한다. 그리고 이런 전통적인 치료법이 불안장애를 치료하는 일반적인 방법으로 발전하게 된다. 이 치료법들은 정신적인 문제를 스스로의 문제로 받아들이고, 문제해결을 위해 자신부터 바꾸는 노력을 함으로써 성장 혹은 성숙하게 되어 불안이 없어지는 안정 상태를 만들도록 하는 것이다. 이런 연구를 종합하면 대인공포증은 일본인 특유의 정신장애로 시작하여 점차 보편적인 불안장애의 일종으로 연구되고 있음을 알 수 있다.

이처럼 동아시아 3국이 가지고 있는 정신장애의 특성을 연구하다 보면 기분장애, 불안장애, 그리고 분노장애로 연구가 더욱 넓어지고 있다는 것을 알 수 있다. 각국의 전통의학에 기반한 정신장애에 관한 연구들이 지역적이고 전통의학에 한정된 연구가 아니라 인류 보편적 정신장애에 대한 설명으로 확장되고 있다. 그런 의미에서 한국의 화병은 분노를 의학적으로 다룰 수 있는 출발점이 된다. 강조하자면, 화병은 분노로 인한 질병에 대한 설명력을 높이고 해결하는 실마리를 찾아줄 수 있다는 것이다.

화병은 단순한 정서적 반응이 아니라 장기간 축적된 심리적 억압과 문화적 배경이 반영된 결과물이다. 따라서 치료 접근법도 개별 환자의 심리적 상태뿐만 아니라, 그들이 속한 사회적 환경을 고려한다. 이러한 점에서 한의학이 가진 심신일여(心身一如) 개념은 화병 치료에서 중요한 의미를 가진다. 즉, 한의학은 화병이나 분노장애의 치료에 있어서도 환자의 전인적 상태를 고려하는 통합적 치료 접근법이 제시하고 있는 것이다. 이러한 치료적 관점은 한국뿐만 아니라 전 세계적으로 정신건강 문제를 해결하는 데 기여할 수 있다.

전형적인 화병 — 억울함과 분노로 시작하여 오랜 세월이 지나 화병으로

다음은 50대 중반의 환자 A에 관한, 오래전 이야기다. '화병'을 처음 접했던 수련의를 갓 마치고, 병원에서 근무할 때의 사례다. 1990년도 중반인 그 당시의 인식으로는 이해할 수도 있지만, 지금 시점에서는 수긍하기 어려울 수도 있다.

어린 시절 부모는 늘 아들을 위한답시고, 딸인 본인에 대해서는 오로지 희생만을 강요했다. 그래서 오빠와 남동생은 대학에 가서 공부하는 시절, 자신은 줄곧 그들의 학비를 벌기 위해 일할 수밖에 없는 형편이었다고 한다. 그러던 와중에 함께 일하는 남자를 만났는데, 결혼하면 지금까지의 문제가 모두 해결될 것이며 남편은 자기에게 잘해 줄 거라고 생각했다. 그렇지만 결혼 후 이러한 기대는 산산이 깨졌다.

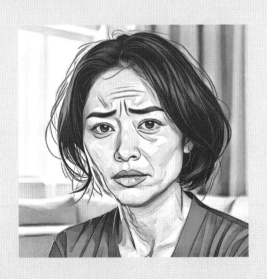

남편은 이전 자신의 가족보다 더욱더 힘들게 옥죄었다. 시댁 역시 그러했다. 인정사정 두지 않고 몰아붙였다. 이전 가족은 그래도 눈치라도 있었는데, 시댁에서는 아예 무시하고 강요만 했다.

돈을 벌어오는 일 이외에 집안에서도 궂은일까지 모두 맡을 수밖에 없었다. 집안 피라미드에서 자신은 가장 아래에 있었고, 잡일은 죄다 떠넘기기 일쑤였던 때문이었다. 딸을 낳았을 때도 구박은 여전했고, 이를 해결하기 위해 아들을 낳으려고 여러 번 낙태 경험도 했다. 그나마 아들을 낳은 것은 큰 위안이 되었다.

남편이 일을 그만두고 집에 있으면서 술에 찌들어 행패를 부리는데도 가정을 지키기 위해 어쩔 수 없이 가정부 일을 하면서 생계를 유지했지만, 아들딸이 자신의 곁에 있어서 꿋꿋하게 일했다.

남편이 흥청망청 살면서도 외도 사건을 일으켰고, 이러한 문제에 대해 시댁은 도리어 그 책임을 며느리에게 돌렸다. 참고 살아왔는데 도리어 죄인 낙인까지 찍으므로 견디기가 어려웠다. 결혼한 지 30년 정도가 지나 나이 50줄에 이르자 여러 증상이 나타났다.

다른 사람들은 갱년기나 폐경기라면 그럴 수 있는 것이라고 하였다. 하지만, 자신의 증상은 그런 것이 아니었다. 오랜 세월 내내 억울하고 분한 삶을 살아오면서 차곡차곡 쌓인 감정의 응어리를 이제 더는 견딜 수 없었기 때문이었다.

정작 병원을 방문하게 된 이유는 자신의 병이 '화병'일 수 있다는 신문 기사를 보고서였다. 그동안 참는 것이 미덕이고, 당연하게 그래야 한다고 생각했는데, 참아서도 병이 온다는 소식은 과거의 자신을 돌아보게 하고, 한없이 눈물을 흘리게 했다. 자녀들이 가져온 기사 한쪽의 내용에 힘을 얻어 찾아온 것이었다.

지금의 고통, 어쩌면 이처럼 자신에게 위로를 주는 자녀들이 있기 때문에 지금까지 이어 온 고통을 해결할 수 있을 것이라는 희망을 품게 되었다.

*

이분의 증상은 의외로 이른 시간에 사라지는 것을 경험할 수 있었다. 자신의 고통이 스스로 문제가 아니라 그동안 받았던 억울함과 분함의 결과물임을 이해하며 크게 통곡하고 나서 어느 정도 마음 정리를 할 수 있었다. 얼마쯤 지나자, 증상 역시 웬만큼 사라지는 것을 느낄 수 있었다고 한다. 그러나 치료를 완료하지는 못했다. 증상이 어느 정도 사라지자, 문제가 해결되었다고 생각해서인지 이후 방문을 하지 않았기 때문이다.

몇 년 후 다시 병원을 찾아왔다. 그녀는 치료한 이후 잘 지내다가 자녀의 결혼 생활에 문제가 생기면서 스트레스를 받자 증상이 다시 나타났다는 것이다. 남편과 시댁 스트레스는 마음으로 추스를 수 있었는데, 자녀 문제는 도저히 정리되지 않고 또 창피하여 치료를 잘해 준 병원을 다시 방문할 엄두를 내지 못했다고 털어놓았다. 억울함과 분함은 반복이 되지만, 정작 자신이 잘 키웠다고 생각하는 자녀에게 문제가 발생하니 다시금 급격하게 무너져 버린 것이다.

⊙ 화병은 오랫동안 누적된 분노와 억울함에 부딪친 촉발 원인에 의해 폭발하면서 나타나는 현상이다. 현재의 정서와는 잘 맞지 않아도 초기 화병 연구의 결과를 보면, 억울하고 분함을 겪은 지 20~30년, 증상이 나타나고서도 10여 년을 훌쩍 넘기는 사례도 보고하고 있다. 억울하고 분함을 얼마나 참을 수 있을까? 현재의 시점에서는 이해할 수 없다고 할 수 있지만, 과거에는 이러한 일들이 비일비재했고, 사실 지금, 이 순간에도 누군가는 이와 유사한 고통을 받고 있을 수 있다. 분노는 매우 즉각적인 감정이어서 불과 같이 일어난다. 그리고 축적이 오랜 기간이고 또 높은 강도면, 그 반작용의 폭발은 더욱 크다. 나이가 들면서, 특히 여성의 경우 갱년기를 맞이하면서 그 증상은 뚜렷하게 나타나게 된다. 시대적으로 어쩔 수 없이 당하는 공통의 의식에 있는 스트레스는 오랜 시간 견딜 수 있다. 아마도 사회 자체가 견디어 나가는 것이기 때문일 것이다. 그래서 시대가 바뀌면 참는 시간은 점점 더 짧아지게 된다.

⊙ 화병은 자신의 문제를 이해함으로써 일시적으로 해결할 수 있지만, 정작 저변에 깔린 근본 문제의 해결이 중요하다. 또 화병의 문제가 해결되었다고 하더라도, 다른 촉발 원인에 따라 언제든 재발할 수 있다. 억울함과 분함

으로 인한 증상은 환자에 대한 위로와 이해를 통해 일시적으로 해결될 수도 있다. 특히 자녀들과 같은 존재들이 직접적인 도움을 주는 경우 억울함과 분함에 대한 보상으로 다가와 문제가 해결되는 듯 보이고, 또 그만큼 참는 기간도 연장할 수 있다. 그렇지만 증상이 개선되었다고 해도 이차적인 문제가 촉발하면 그 증상은 다시 나타나게 되고, 재발한 증상은 이전보다 더 치료가 어렵다. 특히 스스로 조절할 수 있다고 생각했는데 다시 좌절을 맛보게 되면 이후에는 이러한 현상이 반복하게 된다. 따라서 쌓인 문제는 애초부터 철저하게 해결해야만 한다. 생각과 감정은 밀접하게 연결되어 있다. 특히 신체증상은 여전히 과거의 문제를 그대로 기억하고 있다. 그러므로 문제가 해결되었다고 자신하더라도 슬금슬금 증상은 다시 나타날 수 있다. 과거의 문제에 대한 이해와 온전한 해결 없이는 증상이 거듭해서 나타날 가능성이 있는데, 특히 신체증상은 과거의 기억이 고스란히 몸에 새겨져 있기 때문이다.

> 화병의 고전적인 사례다. 억울하고 분한 것을 오랫동안 참고, 결과적으로 분노가 신체증상으로 변환되어 나타나고 있다.

분노와 화병의 변화

분노와 화병은 시대에 따라 변화한다. 시대에 맞는 접근이 필요하다.

03 화병의 역사

화병은 한의학의 질병 개념을 가지고 있다.

화(火)는 오행(五行) 가운데 하나로써, 불의 속성을 가진 질병의 개념으로 출발하였다. 그러나 정작 의학서적에서보다는 민간에서 더 많이 다루어졌다. 그것은 화병의 화가 불의 속성이라는 측면도 있지만, 분노 감정과도 관련이 있기에 억울하고 분함에 대한 고통을 화병으로 칭했기 때문으로 보인다. 그런데 정작 화병은 동아시아 국가 가운데 유달리 한국에서 더 많이 쓰이고 있다.

전통의학의 질병 개념이기는 하지만, 사회적 관점에서 더 많이 다루어지는 한국에서의 화병에 관한 연구와 임상현장에서의 적용이 유달리 많다.

《경악전서》는 화병이라는 용어가 처음 의학계에서 쓰였던 책

화병이 독립적인 질환으로 연구되기 시작한 것은 1980년대에 이르러서이지만, 그전에도 민간에서 화병이라는 용어는 계속해서 사용해 왔다. 불로 인한 병, 즉 '화병(火病)'이라는 표현이 한의학 고서에 등장한 것은 명나라의 대표적 의가였던 장개빈(張介賓)의 《경악전서(景岳全書)》(1640년)가 처음인 것으로 알려져 있다. 다만 오늘날 정신의학 범주에서의 화병과는 다소 차이가 있어, 주로 화의 양상을 가진 증후군을 총칭하여 쓰였다.

《조선왕조실록》에도
화병이라는 용어가 많이 보인다

오늘날 '분노가 쌓여 울체(鬱滯)되고 답답한 기운이 누적되고 폭발하여 화의 양상으로 드러나는 증후군'인 화병을 비교적 구체적으로 기술하고 있는 참고할 만한 고서로 《조선왕조실록(朝鮮王朝實錄)》(1603년)이 있다. 《조선왕조실록》의 기록을 보면, 조선 전기에는 다뤄지고 있지 않지만, 선조 이후에 화병이 본격적으로 등장하여 화병의 원인, 병리, 증상, 치료에 대한 설명이 광범위하게 기록되어 있는데, 특히 이 병이 화(火)의 속성을 가진다는 점, 정신적인 문제로 발생한다는 점, 환경적인 요인이 중요하다는 점 등은 오늘날 한의학에서 제시하고 있는 화병의 설명과 일치한다.[15]

전통의학에서 화병은 의학서적과 민간에서의 자료를 통하여 정립되었다. 특히 여기서 기술되기 시작한 화병은 기존의 분노에 대한 관점과는 다른, 즉, '장기간 누적된 울화(鬱火)가 쌓여서 병이 발생한다'라는 독특한 관점을 갖고 있다. 기존의 의서나 철학서에서 분노는 그 존재 자체가 통제의 대상으로 받아들여지거나, 양적(量的)으로 과도한 분노가 심신에 악영향을 미친다고 본 반면, 화병이라는 개념은 종적(縱的)인 관점에서 분노가 누적되어 병이 발생했다는 새로운 관점을 제시한다. 또한 해소되지 못한 분노(울화)가 병을 만들었다는 병리관(病理觀)으로 미루어볼 때, 이는 그 기저에 '분노라는 감정은 기본적으로 해소될 필요가 있음'을 시사하는 생리관(生理觀)이 있음을 짐작할 수 있다.

DSM-IV는 국제적인 정신장애의
진단 도구인데 화병이 소개되어 있다

1980년대 이후로 국내뿐 아니라 국외에서도 독립적인 질환으로써의 화병에 관한 연구가 진행됐으며, 이러한 노력의 결과물로써 화병이 공식적으로 독립적인 정신장애로 인정을 받게 된 기념비적인 국내

외 사건이 있다. 먼저 국제적으로는 1994년 미국정신의학협회(American Psychiatric Association)에서 발간하는 《정신질환 진단 및 통계 매뉴얼 (Diagnostic and Statistical Manual of Mental Disorders)》 제4판에 문화관련증후군(Culture-bound syndrome) 중 하나로 소개되었다는 점이다. 이후에 화병은 문화관련증후군으로써뿐만 아니라 분노장애의 일종으로 연구가 진행되고 있다.

《화병연구》는 정신의학 분야에서 화병을 정리한 책

민성길은 정신의학 분야에서 화병을 연구하며, 2009년 이전의 연구를 취합하여 《화병연구》[16]를 출간하였다. 화병은 심인성인 또는 반응성인 만성의 분노장애로 분노, 억울하고 분함, 증오, 한의 정신장애로써, 사회적으로 원만한 인간관계를 위험에 빠뜨리지 않게 하기 위해 참아야 하는 과정에서 발생한다고 설명하였다.

화병 특유의 증상을 분노 복합(anger complex)과 화 복합(fire complex)으로 제시하면서 감정 증상(분노, 억울/분, 화), 생리적 증상(열감, 심계항진, 구갈), 신체화 증상(답답함, 목가슴의 덩어리), 행동증상(분노 표출, 잘 놀람, 한숨, 눈물, 하소연, 밖으로 뛰쳐나감)으로 그 특징을 추출하였다. 특히 화병을 분노 관련 장애로 조작적 정의를 할 필요가 있음을 강조하면서, 화병과 유사한 타 문화권의 여러 분노 증후군의 공통 요소를 통합하여 분노장애라는 새 진단명을 구성하여 국제적으로 제안할 수 있다고 하였다.

《홧병》은 화병을 다룬 최초의 책

화병 연구 초창기에는 화병을 '홧병'이라고 기술한 경우가 많았다. 1997년에 출간된 《홧병》[17]은 우리나라에서 처음으로 '화병'에 대해 다룬

책이다. 그동안 의학계와 한의학계에서 수행된 당시까지의 연구 결과들을 정리하였고, 특히 한의학 임상현장에서 만난 화병 환자를 대상으로 실증적 화병을 다루고 있다.

화병이 한의학의 질병 개념을 가지고 있기에 그에 부합한 화병의 병리 기전을 한의학적으로 설명하면서 그간의 임상 경험을 바탕으로 화병의 극복 방법 및 치료법과 예방법 등을 제시하고 있다. 또 한 가지 중요한 것은 책 출간 이후 사회적으로 화병에 관심을 가지게 하는 계기가 되었다. 화병이 한국의 문화와 관련 있을 뿐 아니라, 분노와도 관련이 있기에 화병 치료를 통한 사회 갈등과 분노 문제해결 방안을 제시하는 데 주목을 받았다.

화병 진단 도구 및 척도 개발은 화병을 의학 및 한의학계의 연구를 촉진하는 계기가 되었다

화병이 문화관련증후군으로 인정되긴 했지만, 화병의 진단 표준화 작업이 필요했다. 이에 따라, 김종우 등의 연구에서는 정신질환 진단 및 통계 매뉴얼의 구조화된 임상 면담(Structured Clinical Interview for DSM) 형식을 사용하여, 화병을 진단하는 화병면담검사(Hwa-Byung Diagnostic Interview Schedule, HBDIS)를 개발하고 높은 전반적 일치도와 진단의 민감도를 확인했다.[18]

한편 2008년에는 권정혜 등이 화병을 측정하는 자기보고형 검사를 개발했는데, 화병 증상 척도는 화병 집단과 우울증 집단 간에 유의한 차이를 보이지만 화병 성격 척도는 연구자들이 예상한 바와 달리, 화병 집단과 우울증 집단에 차이가 없는 것으로 나타났다. 중요한 것은, 이 연구에서 화병 증상 척도의 절단점을 30점으로 제시하여 임상에서의 활용 가능성을 높였다는 점이다.[19] 이 외에도 임상에서 화병 및 분노 관련 문제에 사용할 수 있는 다양한 평가 도구가 있어 본격적으로 화병이 연구되기 시작하였다.

《화병임상진료지침》은 화병에 대한 한의학 진료의 가이드라인

국내에서의 기념비적인 사건으로는 보건복지부의 지원을 받아 한의약 선도기술개발사업의 일환으로 5년간의 연구를 거쳐 2013년에 《화병임상 진료지침》[20]이 발표된 것이다. 이 임상진료지침의 개발을 위해 화병연구 센터가 설립되고, 화병 환자의 코호트가 구축되어 역학 연구가 진행되 었으며, 화병 환자를 대상으로 한 한약, 침, 한방정신요법 등 한의치료 임상시험이 시행되었다. 이 진료지침에서는 화병을 '억울하고 분함이 장 기간 누적된 이후에 불의 양상으로 나타나는 증후군'으로 정의하고 있으 며, 화병의 유병률이 여성에서 4.2~13.3%, 남성에서 2.5% 정도로, 남성 화병 환자도 점차 비율이 증가하고 있다고 밝혔다.

《화병 임상진료지침》의 개발은 《조선왕조실록》에 처음 기술된 이후, 화병을 체계적으로 정리하고 정의했다는 데 의미가 있다. 이러한 체계적 정리를 통해 드러난 화병의 특징은 억울함이나 분함과 같은 정신증상뿐 아니라, 가슴답답함, 열감 등의 신체적 증상과도 밀접한 관련이 있음이 역학적 조사를 통해 발견되었고, 이를 기반으로 화병을 표준적으로 진 단할 수 있는 진단기준도 제시되었다. 《화병 임상진료지침》의 개발 이후 한의학 임상현장에서의 활용뿐 아니라, 한약 및 침과 한의학 정신치료의 임상연구와 함께 많은 임상 증례가 보고되어 화병이 본 격적으로 한의학계에서 중요한 질병 개념으 로 자리를 잡게 되었다.

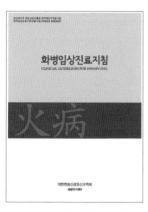

그림-1 《화병 임상진료지침》

이 《화병 임상진료지침》의 내용을 화병 환 자와 그 보호자에게 쉽게 설명하기 위한 목 적으로 대한한방신경정신과학회 화병연구센 터에서는 《화병 100문 100답》[21]이라는 책을 발표하기도 했다. 이 책에는 화병에 대하여 이해하고 이에 대한 치료 및 관리를 위해 어떻게 하는 것이 좋을지에 관한 내용이 전반적으로 담겨 있다.

《화병 임상진료지침》은 이후 개정되어 2021년 《화병 한의표준임상진료지침》[22]으로 발표되었는데, 축적된 임상연구 근거를 체계적으로 수집하고, 비평적으로 평가하여 권고문을 만드는 근거기반 임상진료지침 연구개발 방법론을 사용했다는 의의가 있고, 한의 임상에서의 표준화된 화병 진료 모델을 제공하고 있다.

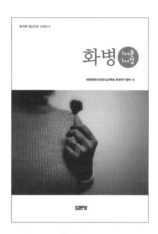

그림-2 《화병 100문 100답》

2021년에 발표된 《화병 한의표준임상진료지침》의 중요한 특징 중 하나는 '급속성 화병', 그리고 '급속 화병'에 대한 설명이 강조되었다는 점이다. 이 임상진료지침을 개발할 때, 급성 화병의 개념에 관한 질적 연구가 시행되었는데, 연구진은 단기 스트레스로 급격히 발생한 화병을 '급속성 화병', 증상 지속기간이 6개월 미만인 화병을 '급성 화병'으로 정의하되, 향후 '급속성 화병'으로 용어를 통일할 것이라고 밝혔다.

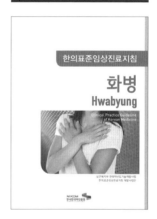

그림-3 《화병 한의표준임상 진료지침》

이러한 급속성 화병에 언급은 최근의 화병 발병 양상을 반영하는 것인데, 기존에는 장기간 분노의 감정이 축적되어 그것이 화병이 되었다면, 최근에 청장년층에서 발생하는 화병의 경우, 단기간의 분노 억제 이후 터져 나오는 분노와 화의 증상이 문제가 되고 있기 때문이다. 따라서 앞으로의 《화병 한의표준임상진료지침》의 개정은 이러한 급속성 화병에 대한 치료와 관리가 강조될 수 있을 것으로 생각된다.

화병의 다른 모습 격분증후군
- 급성 및 행동 문제 화병

40대 초반, 평범한 남자 B의 이야기다.

평범하기는 하지만, 이 남자의 표현대로 "운전대만 잡으면 헐크로 변하는 버릇이 생겼다." 바로 '분노의 질주'를 하는 운전자다. 별일 아닌데도 도로 한 가운데 차를 세워 놓고 상대편 운전자에게 삿대질하는 사람이다. 자극이 있으면 분노가 바로 폭발하고 그것이 행동으로 나타난다. 과거의 전형적인 화병과는 다른 모습이다.

주로 호소하는 문제는 운전대만 잡으면 화를 참지 못한다는 것이다. 운전대를 잡고 바라본 세상은 온통 상식과 배려가 부족한 사람들 천지라고 이야기한다. 우회전하면서 깜빡이 안 넣은 채 들어오고, 무단 횡단하면서도 뛰지 않고, 1차선으로 달리면서도 거북이 운전을 하고, 게다가 비싼 수입차를 모는 난폭한 초보운전자 등등 온통 불만이 생긴다. 다툼으로 법원을 수시로 드나들었고, 받은 벌금도 천여만 원이 넘는다고 한다. 사람들에게 화가 날수록 자신의 운전도 난폭해지고, 그럴수록 사람들과 분쟁은 더 잦아진다.

운전에만 해당하는 것이 아니다. 사람들의 잘못에 신경이 거슬려 집 앞에 CCTV를 설치하여 휴지나 담배꽁초를 버리는 사람을 신고하는 등 늘 경계 상태에 놓여 있다. 문제 행동을 하나도 받아들이지 못하기 때문에 친구는 물론 다른 사람들과의 소통도, 일상도 더 힘들어진다. 화가 화를 부르는 악순환이 계속된다.

병원에 온 이유도 이러한 분노를 가라앉히기 위해서이다. 불쑥 화를 내고 나서 금세 다시 생각해 보면 그렇게 화낼 일이 아닌데도 그 상황에서는 어쩔 수 없었다고 하소연한다. 게다가 점점 더 거칠어지므로 차분하게 통제하

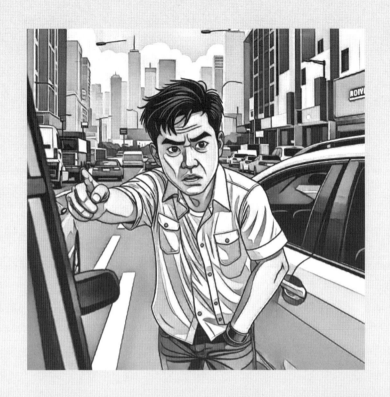

지 않으면 큰일을 낼 것만 같다고 불안해한다. 이러한 분노를 극복하기 위해 노력을 하지 않는 것은 아니다. 육식 대신 채식을 하고, 화를 가라앉히는 데 좋다고 해서 운동도 땀이 젖도록 자주 한다. 시간이 나면 절에 들어가 108배도 수도 없이 하면서 "참자" "참자"를 반복해 되뇌는데도 별반 소용이 없다. 큰 목소리 때문에 공연히 오해받는 듯싶어 목소리도 고치고 싶고, 너무 쉽게 화를 내는 자신이 항상 두렵다.

*

　B씨는 "항상 화를 낼 준비가 된 사람" "과거에 타인에게 받은 분노를 어딘가에 저장하고 있다가, 가장 자신 있어 하는 분야나 환경에서 그 분노를 터뜨리는 사람"이라고 설명할 수 있다. 종로에서 뺨 맞고 한강에서 눈 흘기는 이의 전형인 것이다. 이 문제를 해결하기 위해서는 마음속 깊은 곳에 자리

한, 처음 분노가 시작된 곳, 진짜 분노의 정체를 확인하고 풀어야 한다.

드러나는 것은 분노의 폭발과 노출하는 행동이다.
그러나 저변에는 화낼 준비가 항상 되어 있다는 점이 중요하다.

상담하면서 분노의 시작점을 찾아갔다. 어린 시절, 부모님은 철저하게 통제 교육을 했다. 조금이라도 잘못하면 매질을 하기도 했다. 남자는 차츰 자신의 행동에 조심을 넘어 불안해하기 시작했고, 스스로 일거수일투족에 주의하는 강박적인 행동으로 이어졌다. 늘 눈치를 보면서 자기관리를 하였다. 그렇지만 학년이 올라가면서 주위에 문제 되는 행동을 하는 친구나 후배가 자주 눈에 띄었고, 이를 강압적으로 제지하거나 심지어 응징하는 폭력으로 이어지기도 하였다. 마치 아버지의 모습과도 같았다.

좋은 대학을 나와서 직장에 취직했지만, 눈에 보이는 것은 부조리와 편법이었고, 이를 해결하기 위해 나선 행동이 결국 폭력으로 이어지면서 회사도 그만두게 되었다. 이런 모습이 스스로도 싫어서 은둔하는 삶을 살고 있지만, 밖에만 나가면 만나는 사람들에게 여지없이 분노를 터트리고 만다. 자극에 대한 반응이 일상화되어 버린 것이다.

⊙ 화병 환자와의 면담에서는 외부 스트레스 환경뿐만 아니라, 그 사람의 특성에 관해 검토하게 된다. 물론 외부의 자극이 빌미가 되기도 하지만, 오랜 기간 쌓아온 기질과 성격이 화병을 만들었다고 볼 수 있다. 체질적인 측면에서는 소양인에게 주목한다. 소양인은 다른 체질에 비하여 옳고 그름에 대해 앞서 정리하고, 감정이 즉각적으로 표현되며, 특히 분노와 슬픔의 감정 기복이 심하다. 성격적 측면도 고려 대상이 된다. 강박적 성격 경향은 완벽주의적 태도로 자기 일과 성과에 몰두하며, 수동공격적 성격 경향은 다른 사람이 자신을 인정하지 않는 것 때문에 불편해하고, 결국 이 고통을 다른 사람에게 폭발시킨다. 행동적 측면에서 목소리가 큰 것도 자신을 더 힘들게 하고, 즉각적 행동, 과도하게 드러나는 행동 패턴, 충동적 경향도 화병의 특징이다. 태어나면서 지니게 되는 기질이나 체질과 어린 시절의 여러 경험으로 만들어진 성격적 특징과 행동적 특징이 화병과 관련이 있다.

⊙ 화병을 해결하기 위해서는 과거와의 화해가 필요하다. 어린 시절의 경험은 누적이 된다. 그리고 그것은 현재의 감정과 행동에 고스란히 영향을 미친다. 부모님의 철저한 도덕주의와 체벌 역시 영향을 끼쳐 일상생활에서 바른 생활 소년으로 자라게 했고, 또 좋은 학교와 좋은 직장으로까지 이어졌다. 하지만 부모님의 행동을 그대로 이어받아, 질서를 지키지 않는 사람에게 감정과 행동으로 응징함으로써 관계가 멀어지고 점점 고립되면서 그런 경향은 더욱 강해졌다. 자신에게 심하게 대했던 부모님의 행동을 그대로 따라 하는 것을 발견하고, 그동안의 분노가 자신과 또 자신의 부모에게 향하고 있음을 알게 되었다. 두려움과 무서움의 대상이 된 부모님과의 관계가 부드러워져야 다른 곳으로 향하는 시선도 안정될 수 있다. 그리고 자신에게서 긍정적인 측면 찾기, 주위에서 자신을 도울 수 있는 지원자 찾는 작업이 중요하다. 오랫동안 자기 생각에 갇혀 있기는 했지만, 그래도 좋은 성과를 만들어 왔던 사람이다. 분노 역시 자신의 긍정적인 요소로 바꿀 수 있다. 분노의 에너지를 다른 사람에 대한 적개심이 아니라, 자신에 대한 추동력으로 활용할 수 있다면 좋을 것이다.

분노의 증상이 신체증상으로 나타나는 고전적인 화병의 사례와는 달리, 빠른 시간 내에 반응하고 정서나 행동 양상으로 드러나는 사례이다. 일반적으로 고전적인 사례에 비하여 젊은 사람에게, 그리고 남자에게 많이 나타난다.

04 분노의 역사

　화병의 핵심 정서는 분노다. 그렇기 때문에 일반적으로 분노는 질병과 관련이 있는 부정적 정서로 인식되고 있다. 그렇지만 분노는 인간이 가지고 있는 기능적 감정이다. 즉 분노는 인간의 생존을 위해 필요한 정서이고, 인류가 가지고 있는 핵심 정서이다. 그래서 분노는 정신의학이나 심리학뿐 아니라 철학에서도 다루는 주제다.

　한의학에서 분노는 최초의 서적이라고 할 수 있는 《황제내경(黃帝內經)》부터 시작되어 《동의보감(東醫寶鑑)》으로 이어졌고, 철학에서의 분노는 세네카에서 시작되어 폴 에크만에 이르러 심리학에서의 분노로 이어졌다. 분노는 이처럼 시간에 따라서도 변화했지만, 동서양에는 공통적인 분노의 역사가 있다.

《황제내경》에서는 분노가 유발하는 기(氣)의 변화에 관해 기술

　한의학에서 분노는 칠정(七情)이라는 기본적인 감정 카테고리에 포함된다. 이 칠정은 희(喜)-기쁨, 노(怒)-분노, 우(憂)-근심, 사(思)-사려, 비(悲)-슬픔, 경(驚)-놀람, 공(恐)-공포를 의미한다. 동양 전통의학 최고의 고전인 《황제내경(黃帝內經)》에서는 이 정서들을 오장육부(五臟六腑)에 배속하고, 각 정서가 유발하는 기(氣) 흐름의 변화에 주목했다는 특징이 있다.

　분노를 중심으로 살펴보면, 〈소문(素問)·음양응상대론(陰陽應象大

論)〉에서는 "폭노상음(暴怒傷陰: 급격한 분노는 음을 손상한다), 노상간 (怒傷肝: 분노는 간을 손상한다)"이라고 하였으며, 〈영추(靈樞)·본신(本神)〉에서는 "간기허즉공(肝氣虛則恐: 간의 기운이 부족하면 불안하게 된다), 실즉노(實則怒: 기운이 왕성하면 분노하게 된다)"라고 하여 오장 중 간(肝)과 분노의 관련성을 밝히고 있다. 또한 〈영추·거통론(擧痛論)〉 에서는 "노즉기상(怒則氣上: 분노하면 기가 치밀어 올라간다)"이라고 하여 분노가 유발하는 신체징후, 즉 기(氣)의 변화를 밝히고 있다.**

여기서 주목해서 볼 만한 것은 《황제내경》에 비록, 분노라는 감정이 우리 몸에 미치는 부정적인 효과에 대해 기술하기는 했지만("폭노상음"

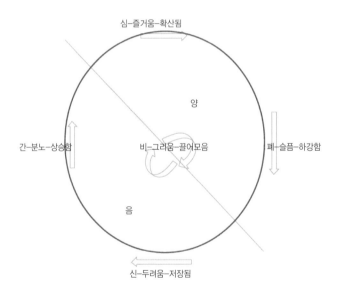

그림-4 기(氣)의 순환

*성우용, '칠정연구 – 황제내경의 정서론을 중심으로', 〈동의신경정신과학회지〉, 2013; 24(4): 451~468.에 서 인용.

** "노즉기상(怒則氣上)" 이외에 〈영추(靈樞)·거통론(擧痛論)〉에서 밝힌 칠정(七情)의 기(氣)의 변화 로는, "喜則氣緩" "悲則氣消" "恐則氣下" "驚則氣亂" "思則氣結" 등이 있다.

"노상간"), 분노로 인한 기(氣)의 변화를 "노즉기상"이라는 중립적인 표현으로 기술하고 있다는 것이다. 여기서 중립적이라는 것은 분노로 인해 발생한 "기상(氣上)" 작용이 우리 몸에 긍정적으로도, 부정적으로도 작용할 수 있음을 의미한다.

한의학의 인체관에서는 기본적으로 기(氣)가 잘 순환되는 것을 건강의 조건으로 삼는 까닭에, 기(氣)의 원활한 순환이 심신의 건강을 위해 필수적이며, 기(氣)의 원활한 순환을 막는 요인은 병인(病因)으로 작용한다.

인간은 누구나 크고 작은 여러 감정을 느끼며 살아간다. 이런 감정의 존재 자체는 자연스러운 것으로 받아들일 수 있는데, 위 그림에서 볼 수 있듯이 감정들은 건강 유지에 필요한 기(氣), 음양(陰陽)의 순환에 있어서 필수 불가결하다. 그중에서 분노라는 감정이 봄의 기운으로 상승 작용을 하고 있다는 것이다. 이에 대해서 성우용(2013)은 다음과 같이 설명하고 있다.[23]

> "일반적으로 노(怒)는 좋지 않은(負的) 감정으로 인식되어 주로 노로 일어나는 병리에 관해 설명되고 그 생리적 역할의 중요성에 대한 고려는 생략되고 있는 경우가 많다. 그러나 만일 노의 기운이 없으면 겨울의 응칩(凝蟄), 폐장(閉藏)된 기운을 풀어낼 길이 없으므로 노는 생리적으로 볼 때 매우 중요한 작용을 하고 있다."

이처럼 《황제내경》에서는 분노라는 감정을 긍정도 부정도 아닌 중립적인 입장에서, 오장 중 간(肝)과 연관을 지어 다루었으며, 분노로 인한 에너지(기의 변화를 "노즉기상")로 표현하며 이 감정이 갖는 생리·병리적 의미를 기술하였다.

폴 에크만은 분노를
기본 감정으로 설명

《황제내경》에서 분노 감정을 다루는 입장과 마찬가지로 감정 연구에 권위 있는 심리학자 폴 에크만(Paul Ekman) 교수 역시 그의 기본 감정 이론(basic emotion theory)에서 분노를 인간이 경험하는 기본적인 감정으로 분류했다.[24]

여기서 분노는 우리가 어떤 목표를 추구하는 데 있어서 방해되거나 부당한 대우를 받을 때 발생하는 감정으로 본다. 이외에도 많은 심리학자가 기쁨, 슬픔, 두려움과 함께 분노를 기본 감정으로 보는 데 동의하고 있다.

분노를 기본 감정이라고 보는 것은 이것의 기능적 역할이 있음을 암시하는 것이다. 그리고 분노를 포함한 많은 기본 감정들이 뚜렷한 진화적 이점을 가지고 있는 것이 사실이다. 예를 들어, 사람이 분노 감정을 경험하면 특정한 얼굴 표정을 하게 되는데, 에크만 교수는 이 분노와 관련된 표정이 다양한 문화에 걸쳐서 나타난다는 것을 발견했다.[25]

이처럼 분노는 매우 기본적이면서 원시적인 감정으로, 스트레스 요인 또는 위협하는 존재에 대하여 투쟁 또는 도피 반응을 촉발함으로써, 위협으로부터 도망가거나 맞서서 싸우는데 도움이 된다. 이런 관점에서 보면 분노 자체는 나쁜 것이 아니고, 분노가 우리에게 나쁜 것(또는 위협이 되는 것)을 알려주는 것이라고도 볼 수 있다.

세네카는 화를 감추고 가라앉혀야 할
통제의 대상으로 보았다

네로 황제의 스승으로 유명한 로마 시대 철학자 세네카(Lucius Annaeus Seneca)는 여러 서적을 집필했는데, 그중 하나가 네로가 황제로 등극하기 전 코르시카섬에서의 귀양 시절에 쓴 《분노에 대하여(De Ira)》이다.[26]

이 책은 세네카가 그의 동생인 노바투스에게 보내는 편지글 형식으로 작성되었는데, "인간은 꼭 화를 내어야 하는가?"라는 근본적인 질문을 던지면서, 인간이 화를 내는 이유를 고찰하고 화의 표출이 만들어 낸 부정적인 결과와 화를 가라앉히는 방법을 서술하고 있다.

이처럼 세네카가 화에 대해 가지고 있는 관점은 그가 스토아학파에 속한다는 것과 밀접한 관련이 있다. 스토아학파는 자연에 따르는 삶을 강조하며 감정 상태에서는 아파테이아(apatheia)라는 개념으로 대표되는 무념무상(無念無想)의 경지를 중시한다. 분노는 아파테이아 실현의 가장 큰 장애가 되었는데, 이는 반대로 분노라는 과제를 다스림으로써 아파테이아에 도달할 수 있다는 의미를 가지는 것이다.[27]

이 같은 관점에서 보자면 세네카를 비롯한 스토아 철학자들이 가진, 분노에 대한 태도는 감정에 대한 도교적 관점과도 일맥상통하는 면이 있다. 하지만 도교적 양생관에 기반한 《동의보감》과의 차이를 살펴보면, 세네카의 《분노에 대하여》는 분노가 개인의 생리적·병리적 상태에 미치는 악영향보다는 존재론적으로 분노를 고찰하고 인간의 개인적, 관계적 삶에 있어서 분노가 미치는 악영향을 강조했다는 것이다.

이처럼 세네카는 《분노에 대하여》를 통해 분노를 뿌리부터 뽑아내야 한다고 강조했다. 그에게 있어서, 분노는 조금도 허용되지 않는 통제 대상이었다.

《동의보감》에서는 마음을 비우고 감정으로부터 자유로울 것을 강조

조선 최고의 의학서적인 《동의보감》은 도교적 양생을 기반으로 하고 있어서,[28] 감정 및 정신의 허정(虛靜)한 경지를 강조하고 있다.[29]

이러한 특징은 《동의보감》의 〈조문〉에도 그대로 드러나는데, 《동의보감》에서는 '과도한' 정지(情志)가 기(氣)의 순환뿐 아니라, 입, 가슴, 어깨, 옆구리, 피부, 생식기계, 호흡기계에 이르기까지 신체 각처에서 질병을 일으킬 수 있음을 서술하고 있다. 이 중, 분노에 대해서는 지나친 분노가 기(氣)를 위로 치밀어 오르게 하고, 간기(肝氣)가 성(盛)해지는 것으로 그 병기(病機)가 설명되고 있으며, 간(肝)에 병이 들었을 때도 지나치게 화내는 증상이 발생할 수 있다고 설명되었다.[30]

이처럼《동의보감》에서는 도교적 양생의 관점에서 감정이 다루어지고 있어서, 분노를 비롯한 모든 감정이 과도했을 때 발생할 수 있는 부정적인 측면이 강조되고 있다. 또한 이는 임상에서의 실용성을 중시하는《동의보감》의 성격상,《황제내경》에 비해 감정으로 인한 병리적인 측면이 강조되었다고도 볼 수 있다.

《동의수세보원》에서도 분노를 주목

이제마의《동의수세보원(東醫壽世保元)》으로 대표되는 한국 한의학 고유의 사상의학에서도 분노는 중요하게 다뤄지고 있다.

사상의학은 성리학을 기반으로 만들어진 의학이었기에 인간 본성으로의 사단(四端)인 인의예지(仁義禮智)와 이로부터 드러나는 애로희락(哀怒喜樂)을 기본 본성과 정서로 설정하였다. 여기에서 주목할 점은 인간의 본성과 정서를 성정(性情)으로 설명하고 있을 뿐만 아니라, 슬픔, 노함, 기쁨과 즐거움인 애로희락도 본성으로서의 성(性)과 드러나는 감정으로서의 정(情)을 모두 포괄하고 있다는 것이다. 바로 정서에 대한 기능적인 측면과 부정적인 측면을 함께 다루고 있는 것이다.

여러 체질 가운데 소양인은 자연스럽게 분노하는 본성을 가지고 있는데, 이는 의로움을 기본 본성으로 가지고 있기 때문이다. 그리고 스트레스를 받는 시간이 되면 우선적으로 슬픈 마음에 빠지기 쉽다고 설명하고 있다. 바로 소양인이 노성(怒性)을 본성으로 가지고 있고, 애정(哀情)을 감정으로 가지고 있는 까닭이다.

05 개인의 분노, 사회의 분노

　분노는 인간의 정서이고, 화병은 정신장애이기 때문에 이 둘은 모두 개인 차원의 문제이다. 특히 화병의 경우에는 주로 분노를 참았기 때문에 다른 사람에게는 전달되지 않고 개인에게 머물러 있는 경우가 많았다. 그렇지만 시대가 바뀌며 참아서 넘기기보다는 드러내고 분출하는 환경이 되면서 분노가 다른 사람에게 전달되고, 이 분노는 또 다른 사람에게 전달되어 결국 분노가 마치 전염병처럼 번지면서 종국에는 분노 사회로까지 이어져 개인의 분노가 이제 사회의 분노로 확장되는 것을 볼 수 있다.

　과거에는 화병 환자에게 "화를 참으면 병이 됩니다. 분노를 계속해서 쌓아 놓기만 하면 화병에 걸립니다"라고 하면서 분노는 참으면 병, 드러내면 화병으로부터 벗어날 수 있다고 설명하였다. 점차 시간이 흘러서는 "화를 내지는 않아야 하지 않을까요? 나에게 스트레스를 준 사람에게 직접 화를 내면 싸움이 더 커집니다. 또 받은 스트레스를 다른 사람에게 풀어내면 정작 상대방은 억울하고 분할 수 있습니다"라고 하면서 분노를 드러내지 않는 편이 좋을 거라고 권하기도 했다. 하지만 요즘은 화를 드러내는 것, 화를 참는 것이 아닌 "화를 내는 것도 참는 것도 문제입니다. 화는 조절할 수 있어야 합니다. 화를 다른 사람에게 풀어냄으로써 분노 사회를 만들지 말고, 스스로 해결하는 방법을 찾아야 합니다"라는 입장으로 선회하였다.

　분노 사회의 끝장은 바로 테러와 전쟁이라고 할 수 있다. 21세기 들어

와서는 더이상 인류에게 전쟁은 없을 것이라고 기대했는데, 그 소망은 산산이 무너졌다. 이러한 상황은 이전에는 화병을 없어질 질병으로 인식했는데, 화병이 여전한 것은 분노가 표출되어 드러나 점차 다른 사람에게 전달되고 증폭되면서 마침내 사회 현상으로까지 이어진 것과 같은 맥락이다.

문화와 관련된 병, 화병

화병은 문화와 관련된 병이다. 이것을 "화병은 특정 문화에서만 나타난다"라고 정의하면 너무 좁게 해석하는 것이다. 문화와 관련되어 있다는 것은 화병을 사회와 문화적 관점에서 봐야 한다는 의미이며, 화병의 발생과 관련한 사회적 또는 문화적인 병리가 있다는 것을 뜻하기도 한다. 그래서 문화가 바뀌면 화병도 달라지며, 화병을 잘 치료하기 위해서는 사회적 문제의 선결이 필요한 경우도 있다.

최근 한국의 서구화는 독특한 분노 현상을 초래했다. 전통적인 한국 문화에서는 유교 문화와 집단주의 영향을 크게 받아 분노를 억제함으로써 고전적 의미에서의 화병이 발생해 왔다면, 오늘날에는 부조리에 대한 강한 거부감과 함께 나타나는 분노의 표현, 그리고 집단주의로 인한 사회적 분노가 쉽게 형성되고 있어서이다. 더욱이 통신 기술의 발전으로 말미암아 개인의 분노가 빠르게 대중에게 확산될 뿐 아니라, 서구와 견주어 집단주의적 경향이 강하고 공감을 중시하는 한국 사회에서는 개인의 분노에서 시작하여 사회적 분노로 번지는 경우가 더 빈번하게 나타나는 것으로 보인다.

최근 분노의 문제들은 개인을 넘어 사회에 영향을 미치고 있다

한국에서는 2000년대로 들어선 이후, 분노조절장애가 사회적 문제로 크게 떠올랐다. 특히 강력범죄의 원인으로써 개인의 분노조절장애가 주요 원인으로 대두됨에 따라, 분노조절에 대한 사회적 관심이 폭발적으로 증가하였다.[31]

한편 《화병 한의표준임상진료지침》에서는 이를 '급속성 화병' 또는 '급성 화병'의 범주로 설명하고 있다.

최근 화두로 떠오른 정당성 및 공정성 역시 화병과 밀접한 관련이 있다. 즉, 사회적 맥락에서 경험한 불공정에 대해 부당함을 느낀 개인이 화병에 걸릴 수 있다는 것인데, 같은 사회에 있더라도 개인의 특성, 또는 집단의 특성에 따라 그 영향이 다를 수 있다. 그렇기 때문에 화병에서 바라보는 사회적 문제는 단순하지 않고, 전체적인 맥락과 개인 및 집단의 맥락을 모두 감안해야 한다.

예를 들어, 2016년에 발표된 한 연구에서는 정당한 세상에 대한 믿음이 성인의 화병 증상에 미치는 영향을 분석했는데, 흥미롭게도 소득이 낮은 사람의 경우 절차(과정)가 공정하다고 생각할 때만 분배(결과)의 공정성이 높아짐에 따라 화병 정도가 줄어드는 것으로 나타난 반면, 소득이 높은 사람의 경우 절차(과정)가 공정하지 않다고 생각하더라도 분배(결과)의 공정성이 높아짐에 따라 화병 정도가 줄어드는 것으로 나타났다.[32]

즉, 개인이나 집단이 사회를 어떻게 바라보느냐에 따라서 정당성과 공정성에 대한 가치판단이 다를 수 있고, 이것이 곧 개인의 화병으로 이어질 수 있다는 점이다.

또 문화 및 사회적 지위에 따라 분노 표현이 달라질 수도 있는데, 미국인과 일본인을 비교한 연구에 따르면, 일본인은 사회적 지위가 높을수록 분노를 표출할 수 있는 특권이 주어진다는 가정에 따라 더 많은 분노를 표현했다. 반면 미국인은 사회적 지위가 낮을수록 삶의 역경과 좌절감이 커진다는 가정에 따라 더 많은 분노를 표현하는 것으로 나타났다. 즉, 일본인은 객관적인 사회적 지위로, 미국인은 주관적인 사회적

지위로 분노 표현을 예측할 수 있다는 흥미로운 연구이다.[33]

이처럼 정당성 및 공정성의 문제는 어느 문화 또는 사회에서건 다양한 모습으로 나타날 수 있는데, 그것은 인종차별, 성차별, 계급차별, 장애차별 등 여러 가지 요인에 따라 발생할 수 있고, 이로 인해 발생한 억울함과 분함이 화병의 씨앗이 될 수 있다. 예를 들어, 영국에서 시행한 대규모 역학 연구에서는 런던의 20개 공무원 부서 8,298명의 직원을 대상으로 부당함을 느끼는 수준을 조사했다. 부당함을 경험하는 수준이 '높다'라고 응답한 비율이 9.85%였으며, 이들에서는 관상동맥심질환의 발생 위험이 크고 신체적 및 정신적 기능 저하의 위험도 큰 것으로 나타났다.[34]

그런데 이 연구가 2007년에 발표한 비교적 오래된 연구이며, 공정성 문제는 최근에 더 불거지고 있음을 감안할 때, 오늘에 이 문제로 고통을 겪고 분노를 참으며 화병을 키우는 사람들은 더 많을 것으로 생각된다. 따라서 화병은 한국 사회만의 문제가 아니라, 오히려 인류가 보편적으로 경험할 수 있는 분노 관련 정신장애이자, 때로는 사회적 문제의 지표라고도 할 수 있을 것이다.

분노문제 해결에
사회문제 해결이 도움

다행인 점은 사회적 요인에 따라 화병을 예방할 수도 있다는 점이다. 한국인 성인 남성을 대상으로 한 연구에서는 사회적 지지가 개인의 자아존중감을 높이고, 이를 통해 스트레스로 인한 화병 발생을 예방하는 것으로 나타났다.[35]

또한 인도에서 시행한 연구에서는 13세부터 16세 사이의 청소년들에게 정규 교육상 분노조절 교육 프로그램을 6회를 시행하였다. 이 학령기 청소년들에게서 분노조절 교육 프로그램이 분노 수준을 낮추고, 문제해결 능력, 의사소통 능력, 적응력을 향상하는 데 효과적이라는 것을

확실히 확인했다.[36]

사회적 안전망을 형성하여 분노와 관련된 피해를 예방하는 것 역시 분노문제 해결을 위해서 사회적으로 접근할 수 있는 방법이다. 특히 오늘날 한국 사회처럼 감정조절 능력 부족에 따른 범죄나 무차별적 범죄가 벌어지는 상황에서, 사회적으로 안전망을 구축하고 분노 및 공격성과 관련된 문제를 예방하는 것은 매우 중요한 사회의 역할이다.[37]

이처럼 다양한 사회적 요인이 개인의 화병 발생을 촉진할 수도 예방할 수도 있는데, 오늘날처럼 전 사회적으로 분노가 문제가 되는 때야말로 사회적 문제 해결을 통한 개인의 화병 또는 분노 관련 문제를 예방하는 데 관심을 기울여야 할 것이다.

분노는 더이상 개인의 문제에 국한되어 있지 않다. 분노 감정이 다른 사람에게 연쇄적으로 건네져 증폭되면서 사회문제가 되어버렸다. 화병도 이제는 개인의 문제에 한정되어 있지 않다고 봐야 한다. 결국 사회가 화병을 양성하고 있으며, 사회 문화의 변화가 화병의 양상도 바꿔 놓고 있다.

종합하여 보면, 화병이 분노 사회를 해결하는 중요한 역할을 담당할 수 있다. 화병의 모습이 우리 사회를 그대로 반영하고 있으며, 우리 사회의 변화에 따라 화병 역시 바뀔 것이기 때문이다. 화병을 치유하면서 얻은 지혜가 개인의 분노뿐 아니라 분노 사회를 해결하는 데 도움이 되기를 조심스레 기대해 본다.

TIP 1

나는 화병인가?

Q1 화병은 실제로 존재하는 병인가요?

"화병은 우리나라에만 있는 병인가요?"는 화병에 대한 첫 번째 질문이다. 이어서 다른 질문이 이어진다. "화병은 한국이 전통적 사회에서 벗어나 발전하면 결국 없어질 병은 아닌가요?" 그리고 나서 "아예 화병이라는 병이 있기는 하나요?"라며 질문의 공세를 한층 높인다. 화병은 한국에만 있는 문제이고, 현대 사회로 넘어가면 화병이 없어지리라는 희망을 품고 던지는 질문이다.

대답은 명확하다.

- 화병은 한국에만 있는 병이 아니고, 분노를 대변하는 정신장애로서 전 세계적인 문제다.
- 화병은 전통적인 문화가 사라지더라도 존재할 것이다. 스트레스와 분노가 사라지지 않기 때문이다.
- 화병은 분노의 문제를 다루는 정신장애로 불안과 연관된 불안장애, 우울과 연관된 기분장애와 함께 중요하게 다뤄야 할 질환이 될 것이다.

《국제질병사인분류》 11판(ICD-11)에서는 전통의학 질병분류체계(ICD-11-TM)를 신설하고, 전통의학의 병명 가운데 정신 및 정서장애의 하나로 화병을 등록했다. 한국의 《한국표준질병사인분류(KCD)》에서는 특수목적 코드인 U코드에서 화병을 확인할 수 있다. 다른 정신장애의 진단기준에도 분노의 문제는 항상 다뤄지는 문제이기에 아직 '분노장애'로 진단체계를 가지고 있지는 않지만 "격분증후군"과 같이 분노로 인한 정신장애를 진단하고 있다.

Q2 요즘같이 화가 많은 세상에 살고 있으니, 나도 화병이 들었나요?

화병은 전통의학 질병 개념에서 시작했으며 환자의 고통을 기반으로 하여 이해한다. 실제 화병 환자는 다양한 증상을 호소한다. 단지 분노라는 정서 문제에 국한한 것이 아니라 억울하고 분함이라는 인지적인 문제가 있고, 열이 치받는 신체증상이 있으며, 때로는 고함을 치는 행동증상까지 있게 된다.

요즘같이 스트레스가 많은 시대에는 화병으로 이행되는 경우가 많은데, 화병에 대하여 자가진단을 해보면 다음과 같다.

• 인지증상: 화병의 진단을 위한 첫 번째 질문은 "억울하고 분함이 있는 가?"이다. 일단 이런 생각을 가질 만한 스트레스 사건이 있다. 그리고 그 사건이 현재까지 영향을 미쳐서 기억에 남아 있고, 자신에게 부정적인 영향을 끼치고 있으며, 그것을 떠올리거나 연관된 상황이 발생하면 억울하고 분하다. 또한 문제해결을 위한 용서의 과정이 진행되지 않고 마음 속에 남아 있어서 언제든 폭발할 수 있는 동력이 된다.

• 정서증상: 화병은 분노를 가장 중요한 정서로 본다. 불안과 우울이 각기 해당하는 정신장애가 명확하게 있지만, 분노는 자극에 대하여 급격하게 반응을 한 후 비교적 빨리 사라진 듯하기 때문에 어느 시점에서 지속하는 장애로 진단하기 어려운 점이 있다. 그렇지만 분노의 정서는 자학, 공격성 등의 다양한 형태로 지속하게 되며, 이것이 지속되면서 성격으로 굳어지기도 한다.

• 신체증상: 화병이 다른 정신장애와 구별되는 특징 가운데 하나가 신체증상을 명확하게 가지고 있다는 점이다. 특히 화병의 특징적 신체증상인 치밀어 오름, 가슴답답함, 얼굴의 열감은 화병 진단의 기준 준거로도 활용된다. 전통의학적 관점이 추가되어 입 마름, 피부의 건조, 빈뇨, 변비 등 다양한 신체증상이 동반되는 경우가 많아서 도리어 정신적 문제를 놓치는 경우도 있다.

- **행동증상**: 행동 문제는 의료기관에서 다루기가 쉽지 않다. 일단 의료기관에서 문제를 일으키는 경우가 많지 않기도 하지만, 문제를 일으키더라도 특별하게 조치를 취할 방도가 없다는 점이 그러하다. 화병 환자가 실제 병원을 방문하는 경우에도, 이전에는 그렇지 않았는데 요즘 들어 다툼이 잦고 때로는 자녀나 배우자에게 폭력을 행사하고는 이러다가 큰일 나겠다 싶어서 찾아오기도 한다. 분노는 이렇게 행동으로 이어져서 사회적 문제로 발전하기도 하기 때문에 화병 치료는 중요하다.

화병 자가 진단법

신체증상	정서증상	인지증상	행동증상
불을 상징하는 증상으로 치밀어 오름, 가슴 답답함, 얼굴의 열감과 함께 입마름, 피부의 건조, 빈뇨, 변비 등이 있다	분노를 기본으로 하는 감정으로 공격성이나 자학과 같은 양상이 있다.	억울하고 분함을 가지고 있으면서 살아가고 있다.	분노 폭발의 행동증상이 있는 반면, 분노 억제의 행동이 있기도 하다.

자신이 화병에 들었지를 확실하게 알아보는 방법은 한의학 의료기관에 방문하여 진료를 받아보는 것이다.

한의학에서 설명하는 침자리 경혈은 기운이 많이 모이는 곳이다. 주로 막히는 문제가 발생하기 때문에 침치료를 시행하여 풀어주는 경우가 많고, 부족한 경우에는 뜸을 활용하여 보충해 준다.

화병 환자의 경우 스트레스로 인하여 가슴 정중앙 부위인 단중(膻中)에 이상 반응이 나타나는데, 이곳을 가볍게 눌러도 심한 통증을 호소하므로 화병을 진단하는 데 용이하다. 여러 신체, 정서, 인지, 행동증상을 검토하고, 단중혈을 눌러 통증이 있다면 화병으로 진단해도 무방하다.

정신장애 스펙트럼

정신장애는 시간 축을 따라 변화한다. 분노에서 시작하여 화병으로 이어지는 스펙트럼이다.

06 분노, 불안, 우울로 이어지는 정신장애 스펙트럼

우리는 하루하루를 리듬에 맞춰 살아가고 있다. 아침에 눈을 뜨고는 생기를 북돋우면서 상행 곡선을 그리고, 낮시간에는 일하고, 저녁이면 하행 곡선을 그리며 잠자리에 들게 된다. 리듬과 파동으로 살아간다는 것이다.

물론 1년의 춘하추동은 더 큰 리듬이고, 평생의 생로병사는 더더욱 큰 리듬이다. 그런데 이런 리듬 속에 어떤 자극이 들어오면, 그만 리듬이 흐트러지게 된다. 자극에 대한 반응으로 리듬의 그래프에 변화를 주는 것이다. 그 자극이 짧고 작으면 반응 역시 살짝 변하고 이내 다시 원래 리듬으로 돌아간다. 그렇지만 자극이 크거나 지속하거나 반복되면 그에 따른 반응 역시 그대로 영향을 받아 리듬이 크게 변화하고, 어느 정도 시간이 지나서야 다시 원래 리듬으로 돌아오게 된다.

자극과 반응으로 설명되는 것이 스트레스다

스트레스는 워낙 다양하여 단지 자극이라는 말로 설명하기 어렵지만, 그런데도 반응은 비슷하다. 가장 심한 스트레스로 알려진 배우자의 죽음이나 실직 같은 것에서부터 퉁명스러운 전화 통화까지 일상에서의 스트레스는 각양각색이다. 그렇지만 이에 대한 반응은 심장이 두근거리고, 혈압이 오르고, 얼굴이 화끈거리고, 가슴이 답답한 것과 같이 대부분 유사한 반응이 나타난다. 이런 스트레스 가운데 가장 먼저 나타나는 인간의 감정이 바로 분노다.

자극에 대한 저항으로 우리는 즉각 반응하기 마련이다. 그리고 몸은 이미 반응을 했다. 이후 짧은 시간 동안 스트레스를 평가하고, 어떻게 반응할지를 결정한다. 분노할 것인가, 그냥 넘어갈 것인가?

분노의 모습은 다양하다.

짜증이나 삐짐처럼 개인이 가지는 불편함도 있지만 적개심, 공격성과 같은 행동으로 이어지는 감정이기도 하다. 더구나 분노를 표출하고 싶어도 드러내지 못하거나 화를 낼까 말까를 망설이다 보면 불안이라는 감정이 자리를 잡으며, 정작 분노 드러내기를 포기하고 어쩔 수 없이 받아들여야 하면 무기력에서 시작하여 결국 우울이라는 감정으로 나타나게 된다. 분노에서 시작하여 불안을 지나 우울로 이어지는 정서의 문제가 순차적으로 일어나는 것을 알 수 있다.

그런데 분노는 반응으로는 드러나지만, 지속적이지는 않다고 설명한다. 계속 분노를 터뜨리기는 어려운 노릇인 까닭이다. 그러다 보니 반응적 감정이 차츰 줄어들었다가 가끔 표출하게 되지만, 시간이 지나면 어쩔 수 없이 지속적 감정으로 변화하게 된다. 하지만 지속적 감정은 분노 감정 자체보다는 도리어 불안이나 우울로 변화한다.

거기에 추가하여 감정뿐 아니라 신체증상의 변화도 일어난다.

가슴이 답답하다, 얼굴에 열이 오른다는 것은 모든 사람의 공통적인 증상이지만, 머리가 아프다, 잠이 오지 않는다, 소화가 안 된다 등의 여러 증상들은 사람에 따라 다르게 나타난다.

이럴 때 고혈압이나 당뇨가 나타나기도 하지만, 직접적으로 드러나는 병은 화병이다. 화병은 이처럼 감정이 신체적 증상으로 이어지면서 나타나는 현상이다. 전통적인 화병의 경우는 그에 더하여 분노 억제로 인한 신체증상을 주로 설명하고 있다. 그렇지만 요즘의 상황은 꼭 그런 것만은 아니다. 오늘날에는 분노 폭발과 그로 인한 행동적 변화가 문제로 드러나고 있다.

정서는 계속해서
변화하게 된다

하나의 정서에 머물러 있지 않고 계속해서 변화를 겪다가 결국에는 이러한 정서가 섞이고 증상으로 변화하여 병원을 방문한다. 그리고 정신장애 진단을 받게 된다. 흔히 말하는 기분장애(우울증), 불안장애가 그것이고 또 화병으로 진단하기도 한다.

정신장애 진단은 현재 상태를 기초로 환자에게 드러나는 증상에 기반하고, 특히 이를 범주화하는 진단 준거를 토대로 내린다. 그런데 이 환자는 장애를 가질 수 있는 성격이나 기질 그리고 환경의 조건이 있을 수 있고, 정신적 혹은 신체적인 증상은 수시로 변화한다. 그렇기에 이러한 환자를 종합적으로 설명하기 위해 다축진단을 활용한다.

다축진단은 연구를 진행하거나 질병 통계 혹은 보험 적용 등에 있어서 혼란을 초래할 문제가 있기는 하지만, 범주적 진단의 약점을 보완하고 환경에 따라 변화하는 문제와 개인이 가진 특성을 고려하여 환자에 대한 전인적 접근을 시도한다.

표-2 다축진단으로 보는 화병

축	설명	화병 예
임상적 장애 진단	범주화된 진단에서 내려지는 진단명	화병
성격장애 또는 정신지체	개인이 가지고 있는 특성에 대한 문제로, 성격과 지적 상태를 본다. 18세 이후, 안정된 상태에서도 지속되는 양상을 기초로 평가	쉽게 화를 내는 성격, 화를 참는 성격
의료 또는 신체적 조건	신체 질병으로 인한 이차적 정신 문제인지를 확인하는 작업	심장 문제가 있는지에 대한 검토
환경 또는 심리적 요인	장애를 유발하는 데 관여하는 스트레스 문제에 대하여 정리하는 작업	억울함과 분함을 유발하는 스트레스
기능적 전체 평가	0~100점으로 기능 수준 또는 적응력에 대한 평가로 고통을 정량화하는 작업	일상생활에서 갈등이 많은 50점

하지만 DSM-5에서는 DSM-Ⅲ와 DSM-Ⅲ-R을 거쳐 DSM-Ⅳ에서 사용했던 다축진단체계가 임상적 유용성과 타당성이 부족하다는 이유로 폐기되었다. 아울러 범주적 진단체계의 한계를 보완하기 위해서 차원적 평가를 도입한 혼합 모델을 적용하여 모든 환자의 주된 증상과 다양한 공병 증상을 심각도 차원에서 평가하도록 수정하였다.[38]

**범주화 진단과는 다르게 다양한 축을
활용하는 다른 진단 방식이 있다**

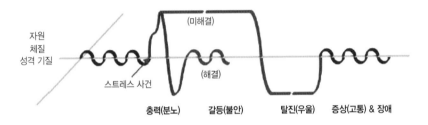

그림-5 정신장애 스펙트럼

스펙트럼 장애란 여러 가지 연결된 상태를 포함하는 정신장애이며, 때로는 단일 증상 및 몇몇 특성을 포함하도록 확장되기도 한다.

화병을 이해하기 위해서는 스펙트럼의 관점이 필요하다. 스펙트럼을 여러 질환의 공병(共病)으로 설명할 수도 있다. 그리고 그 사람의 전체 인생을 고려하여 평가할 필요도 있다. 정신장애의 경우, 다른 장애와는 달리 과거의 트라우마나 기억이 현재의 시점에 영향을 미치기 때문에, 시간을 고려하는 것도 중요하다. 그리고 그 사람이 가지고 있는 기질이나 성격을 보게 되며, 한의학에서는 체질에 대한 검토도 따르게 된다. 체질은 그 사람이 가지고 있는 질병에 대한 취약성 뿐만 아니라, 질환을 극복하는 특성이나 장점도 모두 포함하게 된다.

스펙트럼의 관점에서 정신 및 정신장애를 검토할 때 여러 항목을 검

표-3 스펙트럼적 관점에서의 조사 내용

예) 소음인 여성 화병 환자

항목	세부 항목	화병 예
개인이 가지고 있는 내재적 요인	기질/체질 (태어나서 변하지 않는 것)	위험 회피 / 소음인
	성격 (변하는 것)	꼼꼼한 성격
	지능과 능력	보통
	기본적인 체력이나 건강	소화 기능이 약함
개인이 가지고 있는 환경적 요인	외부 환경 (지역, 경제)	경제적으로 어려움
	인간 환경 (가족, 친구)	남편과 시댁 문제로 어려움
스트레스 사건	큰 충격 (트라우마)	남편의 외도
	소소한 충격 (일상에서의 스트레스)	남편과의 갈등
스트레스 사건에 대한 반응(and/or 이후 스트레스 때마다 재현되는 현상)	분노	차지하는 비중 30%
	갈등	차지하는 비중 30%
	불안	차지하는 비중 10%
	우울	차지하는 비중 10%
	무기력	차지하는 비중 10%
	신체반응	차지하는 비중 10%
결과로 남게 된 증상	심리적 증상	억울함과 분함
	신체적 증상	가슴답답함, 치밀어 오름, 얼굴의 열감

토해 보아야 한다.

첫째, 개인이 가지고 있는 내재적 요인을 알아보는 것으로, 개인이 가지고 있는 정체성에 대한 조사이다. 기질과 체질은 잘 변화하지 않는 개인의 특성이다. 기질과 체질을 구분하자면, 기질은 주로 개인의 정신적 특성을 의미하고, 체질은 개인의 신체적 특성과 정신적 특성을 모두 아우르는 특성을 뜻한다. 한편, 개인이 환경에 적응하면서 만들어진 특성은 성격이다. 개인의 강점과 취약성에 대해서도 알아야 한다. 여기에는 정신적인 능력과 신체 능력을 모두 포함한다.

둘째, 개인이 가지고 있는 환경에 대해 알아보는 것이다. 개인이 가진 외부 환경으로 사는 지역이나 경제 상황이 있고, 개인이 가진 인간 환경으로 가족, 친구 등의 인간관계 등이 있다.

셋째, 개인이 경험한 스트레스 사건에 대해 알아보는 것이다. 지금의 문제가 과거의 비교적 큰 충격인 트라우마와 관련되어 있을 수도 있고, 혹은 과거 일상에서의 소소한 경험과 연관이 있을 수도 있다.

넷째, 스트레스에 대한 반응으로 현재의 상태를 알아보는 것이다. 반응이 자연스러운 현상이기는 하지만, 점차 낮은 강도에도 반응하고 이후에는 자극이 없는데도 반응하게 되어 분노, 갈등, 불안, 우울, 무기력, 신체반응이 나타난다.

다섯째, 결과적으로 남게 되는 증상을 알아보는 것이다. 다양한 신체적 증상과 심리적 증상이 있을 수 있다.

이러한 항목들을 종합적으로 검토하면서, 각각이 차지하는 비중을 알아보면 스펙트럼적 관점에서 정신장애를 포괄적으로 이해하게 된다.

화병은 스펙트럼적 관점에서 볼 수 있는 대표적인 정신장애

화병의 발생에는 개인이 가지고 있는 내재적 요인이 작용한다. 그러므로 화를 잘 내는 성격인지, 걱정을 많이 하여 위험을 회피하는 체질인지 등에 대해 알아보아야 한다. 개인이 지닌 환경적 요인을 찾아보면 그 사람이 가지고 있는 화병에 취약한 환경이나 인간관계를 알 수 있다. 당연히 스트레스 사건도 중요하다.

트라우마와 같은 큰 충격도 있지만, 일상에서의 소소한 사건들도 화병을 일으킬 수 있다. 스트레스 사건 이후에 드러나는 반응을 알아보면 환자의 문제가 두드러지게 나타난다. 특히 분노의 시기에 있는지 혹은 이미 탈진이 되어 우울의 시기나 증상의 시기로 넘어갔는지도 알 수 있다. 그리고 현재 가지고 있는 증상도 검토해야 한다. 이런 항목들을 조사하고, 각 항목이 현재의 장애와 고통에 영향을 주는 비율을 산정해 보면 화병에 대하여 충분히 이해할 수 있게 된다.

이 과정에서 특히 중요한 것은 환자의 과거 경험과 현재 상황, 그리고 환자의 개별적 특성을 종합적으로 분석하는 것이다. 예를 들어, 유년 시절의 억압된 감정으로 성인이 된 후에도 지속적으로 영향을 미치는 경우가 많다. 따라서 환자가 어떤 방식으로 스트레스에 반응하는지, 그리고 분노를 표출하는 패턴이 어떠한지를 이해하는 것이 중요하다. 또한 화병의 증상은 개별적 차이가 존재하므로, 단순한 분노 조절의 문제가 아니라 신체적 및 심리적 증상과 함께 나타나는 복합적인 문제로 접근해야 한다. 이를 위해 환자의 전인적 상태를 고려하는 한의치료와 심리치료를 병행하는 것이 효과적이다. 이러한 치료는 궁극적으로 환자 개인이 자신의 정서를 이해하고 조절할 수 있도록 돕는 것을 치료의 핵심 목표로 한다.

분노-불안-우울로 이어진 화병

50대 후반의 여성 C는 지금 아무것도 하기 싫다.

시도 때도 없이 붉어지는 얼굴과 열감, 가슴의 답답함, 여기저기 나타나는 통증으로 견디기 어렵다. 지금까지 왜 참고 살았는지 남들은 뭐라고 하지만, 그럼 어떻게 살면 되느냐고 반문을 하고 싶다. 어느새 늪에 빠진 것 같고 아무것도 할 수 없다.

어린 시절 별다른 일은 없었다. 그저 일상에서 남들처럼 부지런히 살았다. 근면과 성실, 그리고 참고 지내는 것을 어릴 적부터 배웠다. 결혼하고 나서도 잘 지낼 수 있었다. 가정을 위해 정말 열심히 생활했고, 남편의 회사 출근과 자녀 교육에 최선을 다하면서 그저 정신없이 지냈다. 그런데 남편의 외도 사건이 발생했다.

자신은 가정을 위해 많은 것을 희생하며 최선을 다했다고 자부하는데, 남편은 다르게 살아오고 있었다. 남편은 사소한 일이었다면서 용서를 구했지만, 지나온 세월을 생각하니 분노가 가라앉지 않아서 도저히 용납할 수 없었다. 자신은 오로지 가정을 위해 끊임없이 10여 년간 묵묵히 살아온 만큼, 외도라는 사건을 받아들일 수 없었다. 남편은 백 번도 넘게 사과했지만, 쉽게 받아들여지지 않았다. 억울함과 분함이 있을 뿐 아니라, 반복하여 떠오르는 생각이 계속 괴롭혔다. 그렇지만 정작 치료를 받아볼 생각은 하지 않았다. 도리어 누군가에게, 특히 자녀에게 알려질까 두려워 그저 숨기면서 지낼 수밖에 없었다.

시간이 지나도 자꾸만 떠오르는 기억이 고통스러웠지만, 더욱더 괴로운 것은 마음속 갈등이었다. 용서하고 넘어가야 한다는 생각이 들다가도 억울함과 분함으로 말미암아 쉽게 받아들여지지 않았고, 더욱이 가정을 꼭 지켜야 하는가에 대한 반문이 이어졌다. 그러다가 어쩔 수 없이, 아이들이 아직 어린 만큼 자신이 참고 견뎌야 한다는 결론에 다다랐다.

이혼도 몇 번이나 생각해 보았지만, 자식들을 떠올리면 그럴 수도 없었다. 그나마 남편이 이전보다는 잘해주어, 때때로 이제는 잘 살 수 있을 것 같기도 했다. 그렇지만 여전히 그 기억이 떠오르면 언제든 다시 그런 일이 벌어질 것만 같은 생각이 들어 불안했다. 이러한 불안은 자신도 모르는 사이에 행동으로 이어졌다.

남편에게 수시로 전화를 걸어 확인하고, 또 집에 조금이라도 늦게 오면 다툼이 반복되었다. 남편은 이런 행동에 꼼짝달싹 못 하는 듯한 태도를 보이다가도, 어느 때는 이제 제발 그만할 수 없냐면서 불만을 터뜨리곤 했다. 그런 날이면 어김없이 싸움으로 이어졌다.

어느덧 세월이 제법 흘렀다. 첫 충격에서부터 10년이 지났는데, 일상생활을 잘하고 있는 듯하다가도 불쑥 분노가 치밀어 오르기도 하고, 또 불안이 스멀스멀 나타나기도 한다. 이런 생활을 이어가는 동안, 어느새 아이들이 제법 자라서 할 일은 그만큼 줄어들었다. 대신 그 자리에 들어앉은 무기력감이 자꾸 커져만 갔다. 억지로 참고 지냈지만, 결국은 아무것도 할 수 없는 자

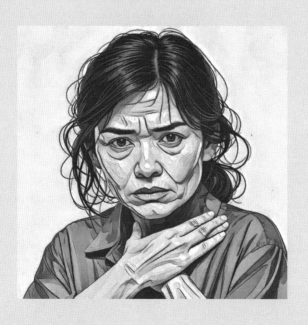

신을 만나고 있다. 그동안 자녀 때문에 살았는데, 시간이 지나면서 아이들은 점점 아빠 편이 되어 갔다. 자신을 무시하며, 능력 없는 여자라고 몰아붙이기도 했다. 무기력감이 걷잡을 수 없이 밀려오고, 이전에 남편에게 쏟았던 분노도 이제는 더이상 힘을 잃어버린 듯하다.

이제 와 남은 것은 신체증상이다. 정신적으로 보면 그동안 반복되었던 분노와 불안보다는 무력감과 우울함이 더 심한 듯하다. 갱년기 이후에 생겼던 증상들은 고스란히 남아 벌써 5년 이상 지속되고 있다. 몸의 후끈거림과 상열감, 가슴의 두근거림과 답답함, 관절 여기저기를 왔다 갔다 하는 통증들….

산부인과에서의 갱년기 장애 판정, 내과에서의 류머티스 진단, 갑상샘 기능항진 등 여러 진단도 함께하고 있다. 그렇지만 진단만 내려졌을 뿐 별다른 호전은 없다. 정신건강의학과에서는 우울증, 한의원에서 화병이라는 진단을 받고 나서 새삼 별다른 기대도 하지 않는다. 이런 삶을 살아온 지 너무 오래되어 나아지리라는 희망도 없다.

환자가 병원을 방문한 시기에는 증상만이 고스란히 남아 있었다. 그동안 분노, 불안, 우울의 시기를 겪으면서 보인 어쩔 수 없는 반응이라는 생각이 들었다. 정작 이렇게 여기저기 아프고 일상생활을 할 수 없을 정도가 되니, 이전의 감정이 하나둘씩 꿈틀거리며 나타나는 것이다.

⊙ 오래된 화병이 있는 사람들은 여러 감정을 겪어왔다.

화병의 시작은 분노이지만, 결과는 여러 가지 고통이다. 화병은 억울하고 분함으로 발생하기 때문에 외부 자극에 대한 분노반응으로부터 시작된다. 그렇지만 분노의 감정을 오랫동안 지속하기는 어렵다. 분노의 감정은 불의 성질을 가지고 있어서 폭발하면 자연스럽게 그 힘이 줄어들게 된다. 분노에 이어서 갈등이 벌어진다. 갈등은 기본적으로 그 상황을 받아들일 것인가, 말 것인가를 결정해야 하는 상황에 놓이게 한다. 물론 그 상황에서 벗어나는 방안이 있을 수도 있지만, 자신의 환경에서 벗어날 수 없는 입장에 놓일 수도 있다. 삼킬 수도 뱉을 수도 없도록, 목에 딱 걸려 있는 그런 상태이다. 그런 상황에서는 불안이라는 정서가 발생한다. 안정되지 못한 형편, 즉 안절부절못하는 국면이다. 그런 상태가 오래가다 보면 견딜 힘이 없는, 탈진 상황에 놓이게 된다. 이런 경우 심해지면 인간이 가진 기본 욕구마저 없어지면서 우울증으로 이어지게 된다. 그리고 이후에는 여러 증상이 발생하게 된다. 의학적으로 설명되지 않는 증상들이다. 대표적인 것이 통증이다. 두통과 같이 특정 부위에 나타나기도 하지만, 여기저기의 통증, 그야말로 고통으로 이어지는 것이다.

⊙ 화병 극복을 위해 나의 위치를 알아본다.

정신장애를 스펙트럼의 측면에서 볼 때, 현재 자신의 위치가 어디인지를 살펴볼 필요가 있다.

스펙트럼은 일생에 걸쳐 나타나기도 하지만, 그보다 훨씬 짧은 주기로 나타나기도 한다. 젊은 시절의 분노와 불안, 중년 이후의 우울 같은 경우는 일생을 지배하는 큰 리듬이다. 그렇지만 일주일에 한 번, 때로는 하루에 한 번, 분노와 불안과 우울이 짧은 주기로 반복되기도 한다. 자극에 대하여 나타나는 분노반응, 그것을 해결하지 못하고 갈등하는 불안, 해결하지 못한 상태에서 포기하는 우울, 그리고 결과물로 드러나는 고통이다. 지금 자신이 어디에 속해 있는가를 알아보는 것은 반드시 필요하다. 자신의 감정이 어떠한가를 헤아려 보면 역으로 자신이 어떤 상황에 놓여 있는지를 판단할 수 있다.

화병 환자를 정신의학의 진단기준에 따라서 살펴보면, 불안장애, 기분장애, 신체형 장애 등 다양한 진단명이 나온다. 시간상으로 변화하기도 하지만, 때로는 이들이 공병되기도 하는 것이 스펙트럼으로 보는 화병의 모습이다.

07 스트레스로 보는 분노

화와 스트레스. 이 두 단어는 닮은 용어이다. 거의 동의어 수준이다. 다만 스트레스는 자극에서 출발한 용어이고, 화는 반응을 설명하는 용어이다. 또한 스트레스는 물리적 개념에서 출발하고 의학 영역에서 다뤄져 많은 연구가 누적되어 있지만, 화는 전통적 개념에서 출발하고 일상에서 다뤄진 용어라 넓게 활용되고 있다.

화는 분노라는 정서로 심리학 영역에서, 또 화병이라는 정신장애로 한의학 임상에서 적용되고 있다. 그렇기 때문에 화병을 과학적으로 이해하기 위해서는 분노라는 심리학적 접근과 스트레스라는 의학적 연구가 필요하다.

스트레스는 화만큼이나 아니 화보다 더 넓게 활용되고 있는 용어이다. 외부 자극을 모두 스트레스로 설명하기도 하고, 또 이에 대한 반응역시 스트레스 현상으로 설명한다. 인체에 대한 자극과 반응은 결국 의학에서 연구하고 있다. 싸울 것인가, 도망갈 것인가, 그것도 아니면 얼어붙을 것인가? 외부 자극에 대한 인간의 반응은 싸울 것인가, 도망갈 것인가 극단적으로 나눠진다.

화병을 앓고 있는 환자의 첫 반응도 이와 유사하다. 싸워서 이길 수있다면 싸울 것이다. 그렇지만 질 수밖에 없는 싸움에서는 도망을 가게된다. 이렇게 싸우든가 도망가든가에 대한 결론이 나면 의외로 문제는간단하게 해결될 수도 있다. 그렇지만 현실은 이렇게 단순하게 이분법적이지 않다.

싸워 이길 것 같아서 싸우다가 더 큰 실패를 볼 수도 있고, 도망간다고 해결이 되지 않아 다시 싸울 수밖에 없는 상황에 놓이기도 한다. 그리고 이런 선택 외에 어쩔 수 없이 '그대로 멈춘 상태'를 만들어 내는 경우도 있다. 마치 위협적인 곰이 나를 덮칠 때 그저 죽은 듯 꼼짝하지 않고 얼어붙은 상황을 만드는 것이다. 이른바 얼어붙음(freezing)의 방법을 선택한 것이다. 선택이라기보다는 어쩔 수 없이 받아들이는 경우라고 할 수 있다. 스트레스에 대한 일차적 반응으로도 이렇게 다양한 모습이 나타난다.

캐논의 '항상성'

불균형한 스트레스는 인체가 가지고 있는 항상성을 깨뜨릴 수 있다. 스트레스에 대한 가장 초기 캐논(Canon)의 연구에서는 외부 자극에 대한 인체의 반응을 개념화하였다.

가장 기본적인 인체의 반응은 '투쟁-도피 반응'이라고 불리는데, 자극에 대하여 싸울 것인가, 혹은 도망갈 것인가로 나뉘게 된다. 매우 즉각적인 반응으로 먼저 저항을 선택하여 투쟁하거나, 바로 도피로 이어지기도 한다. 이 상태에서 관여하는 것이 바로 자율신경계와 면역계이다. 이들은 인체를 일정한 상태에서 꾸준하게 유지하는 항상성을 위해 작용하는 시스템들이다.

캐논의 연구 이후 '투쟁-도피 반응'에 '얼어붙기 반응'이 추가로 설명되기도 한다.[39] 이는 아예 꼼짝하지 않는 반응으로, 스트레스 상황에서 그야말로 죽은 척하면서 위험한 순간을 모면하려는 상태다.

이와 같이 스트레스에 의한 즉각적인 현상을 급성 스트레스 반응이라고 할 수 있는데, 이는 치명적인 위협에 대한 '투쟁-도피 반응'으로써, 교감신경계를 활성화하고 스트레스 상황에서 우리가 어떻게 대처해야할지 신체적 준비를 하게 된다. 이 상태라면 스트레스에서 벗어나는 것이 최선이다. 스트레스가 정서와 기억으로 이어져서 트라우마로 변화하기 전에 벗어나, 원래의 상태로 회복되는 것이 중요하다는 것이다.

화병도 처음은 이런 스트레스 자극에서 시작된다. 자신의 리듬을 유지하는 상황에서 그 리듬을 깨는 자극을 만나게 되고, 이때 인체는 반응한다. 정신적인 증상이나 신체적인 증상 이전에 싸울 것인가, 피할 것인가의 행동적 선택에 놓이게 된다.

어떤 행동을 취한다 해도 몸은 과도하게 긴장하여 교감신경계가 흥분하는 반응이 일어나고, 이에 대한 저항으로 면역 반응도 일어나게 된다. 교감신경계의 반응으로 심장이 뛰고, 혈압이 오르며, 호흡이 빨라진다. 거기다 면역계의 반응으로 열이 오르며, 식욕이 떨어지고, 시간이 지나면서 통증이 뒤따라 민감해지고 피로해진다. 아예 얼어붙기 반응처럼 화를 내지도 않고, 또 피하지도 않고 그저 꼼짝하지 않는 행동을 하기도 한다.

투쟁, 도피, 마비 모두 화병 환자에게 늘 있는 급성적이고 단기적인 반응들이다. 투쟁과 도피, 그리고 마비는 스트레스에 대한 즉각적 반응이면서 정서와도 연관이 된다. 단기간의 반응이지만 자세하게 나눠보면 투쟁의 분노, 도피의 불안, 그리고 마비의 놀람이다.

한스 셀리에의
"일반적응증후군"

스트레스 연구가 진행되면서 한스 셀리에(Hans Selye)는 일반적응증후군(general adaptation syndrome)을 "생물학적 체계 내부에서 비특이적으로 유발되는 모든 변화로 이루어진 특별한 증후군으로 나타나는 상태"라면서 스트레스 요인에 의해 각 개체에 주어진 적응 요구에 대한 반응을 시간에 따라 설명하였다. 스트레스를 받은 후 나타나는 경고반응-저항 단계-탈진 단계로 이어지는 일련의 과정이 스트레스로 인한 공통적 반응이고, 이에 따라 공통적 증상이 나타나는 것이다.

경고반응의 시기에는 교감신경이 활성화되어 싸울 것인가, 도망갈 것인가를 결정하는 생존 전략이 급성 스트레스 반응으로 이어진다. 저항 단계에서 겉으로는 정상으로 복귀한 듯하지만, 내부적으로 신경 및 호르몬의 변화가 지속되어 코티솔과 인슐린의 증가, 지방의 축적이 진행되며 만성 스트레스 상황이 된다. 탈진 단계에서는 지속적인 저항의 결과로 부교감신경의 기능뿐 아니라 신체의 모든 기능이 저하되어 가용한 자원과 에너지 소진 상태가 되어 버린다.

만성 스트레스의 결과로 나타나는 일반적응증후군은 시상하부, 뇌하수체, 부신피질 축의 호르몬 변화와 각종 질병을 일으킨다. 즉, 스트레스는 자율신경 반응을 일으키고, 스트레스가 장기화하였을 때는 다양한 2차적 문제들을 유발할 수 있다. 이 상태에서는 결과로 남게 되는 증상에 대한 치료가 필요하다. 이미 신경계, 내분비계의 기능적 이상을 지나서 신체적인 증상을 유발한 상태에서는 이에 대한 치료가 중요한 것이다. 여기에는 고혈압이나 당뇨와 같은 생활습관병도 있지만, 뇌졸중이나 암처럼 다시 원상태로 돌이키기 어려운 질환이 되기도 하는데, 이런 경우는 결국 치료에 전념해야 한다.

스트레스에 대한 경고-저항-탈진의 순서는 화병에도 그대로 적용된다. 처음 받는 스트레스 상황에서는 이에 대해 놀람 반응을 보이면서 과도하게 긴장한다. 이런 국면이 지나면 저항 반응을 보인다. 겉으로는 스트레스를 잘 처리하는 것처럼 보이기도 하는 시기이다. 그렇지만 시간이 지나면서 저항하는 힘은 점차 약해지고 결국 탈진 단계에 접어드는데, 이때 여러 신체적 증상도 동시에 나타나게 된다.

탈진의 시기를 만나면 인체의 저항력이 떨어져 있으므로 개인이 가지고 있는 취약성에 따라 각기 다른 다양한 증상이 나타나게 된다. 경고와 저항, 탈진 모두 화병 환자에게서 나타나는 만성적이고 지연적 반응들이다. 경고와 저항, 그리고 탈진은 스트레스를 받으면서 나타나는 순차적인 반응이면서 정서와도 연관이 된다.

순차적으로 연관하여 보자면 경고의 시기에는 놀람과 연관되는 불안이나 즉각적인 반응을 위한 분노가 있고, 저항의 시기에는 문제를 극복하기 위한 노력으로의 분노와 안절부절못하는 불안이 있으며, 탈진의 시기에는 포기하여 나타나는 우울의 정서가 동반된다.

라자루스의 '인지'

스트레스를 물리적으로 자극과 반응의 관계로만 설명하는 데는 한계가 있다. 심리학자 라자루스(Lazarus)는 스트레스를 인간과 환경과의 상호 작용이라는 측면으로 보고 인간이 가진 인지가 중요하게 작동되는 것으로 설명하였다. 즉 스트레스를 개인이 어떻게 받아들이냐의 문제가 중요하다는 것이다.

먼저 스트레스에 대하여 그것이 자신과 관련이 있는가, 부정적인가 혹은 긍정적인가, 나에게 어느 만큼의 손상을 주고 위협적인가를 판단해야 하고, 이어서 이런 상황을 극복할 수 있는가, 혹은 극복할 수 없는가, 어떤 극복 방법이 있는가를 찾아보는 인지적인 작업을 하는 것이다. 이는 인간이 가지고 있는 인지 능력이라는 점에서 단순한 물리적 설명과는 다르게 스트레스를 설명한다.

스트레스는 지속적으로 영향을 미친다. 계속 변화하여 때로는 강력하게 때로는 약하게, 어느 경우에는 이런 모습으로, 또 다른 경우에는 저런 모습으로 변화하면서 늘 우리 곁에 있다. 인간은 그러한 가운데 자신의 고유성을 지키려고 한다. 최적 상태에서 감내할 수 있는 범위까지의 한계 사이에서 자신을 지키려고 한다. 하지만 그러한 한계를 벗어나 고유성이 깨어지면 증상이나 질병으로 이어지는 것이다.

이 상태에서는 스트레스에 대한 해석이 중요하다. 드러난 고통과 증상, 그리고 이와 연관된 스트레스의 문제를 원인과 결과의 문제로 해석하지만, 이를 극복하기 위한 해석 역시 필요하다. 극복을 위한 정신적,

육체적 자원을 확인하고 이를 활용한 극복이 필요하다.

화병에도 역시 이런 인지적 모델을 적용할 수 있다. 스트레스를 받는 상황에서 이 스트레스가 어느 정도인지, 극복할 수 있는지, 그리고 혹 긍정적인 측면은 있는지를 우선 판단한 다음에 극복하는 방법을 찾아야 한다. 이렇게 스트레스를 극복하는 과정을 겪으면서 화병을 해결할 뿐 아니라 때로는 성숙한 혹은 성공한 인간으로 나아갈 수도 있다.

화병은 이렇게 스트레스 모델로 설명이 잘되는 질병 개념

전통적인 개념의 '화'를 '스트레스'로 대치하여 설명해도 타당하다. 화병 환자가 처음 접하는 분노 상황에서는 외부 자극에 대한 인체의 반응으로 캐논의 반응을 보게 된다. 싸울 것인가, 도망갈 것인가, 혹은 그냥 얼어붙어 버릴 것인가이다. 이어서 셀리에의 스트레스로 인한 경고–저항–탈진이 순차적으로 일어나게 된다. 억울함과 분함에서 시작하지만, 불안과 우울로 이어지고, 결국 가슴답답함, 치밀어 오름, 얼굴의 열기 등의 증상으로 이행된다. 그리고 라자루스의 개인 특성과 취약성이 여기에 관여한다.

이렇게 화병의 발생 전 과정을 보게 되면 분노로 시작되어 나타나는 단기적인 반응, 지속된 스트레스 상황에서 적응해 가며 나타나는 후속 반응, 그리고 그러한 반응에 대하여 가지고 있는 개인의 취약성을 보면 화병으로 이행되는 전 과정을 이해할 수 있게 된다.

08 분노의 법칙 – 시간

"참을 인(忍) 자가 셋이면 살인도 피한다."

"참는 자에게 복이 있나니."

동서양의 격언들은 참기를 권하지만, 요즘의 한국 사회에서 참는 모습을 보기가 힘들어졌다. 분노는 화살처럼 빨라서 채 돌아보기도 전에 나를 지나가고, 엎질러진 물처럼 어느새 쏟아져 있다.

분노는 자극에 대한 사고의 반응이지만, 결과는 감정과 행동으로 고스란히 드러나게 된다. 매우 짧은 시간에 사고, 감정, 행동을 모두 지배하고 나서 또 바람처럼 사라진다. 그렇지만 타고 남은 재가 그렇듯이 때로는 심각한 잔해를 남긴다.

변화하는 분노를
과학으로 풀어본다

스트레스로 인한 인간의 변화, 특히 신경계와 뇌의 변화를 순차적으로 보면 분노가 어떻게 변화하는지 뇌과학[40]을 통해 알 수 있다. 먼저 외부로부터 자극을 받아들인 감각 기관들은 고유의 기능으로 단순하게 중립적으로 수용한다. 이처럼 시각, 청각, 촉각 등의 자극이 인체에 주어지면 인간은 그에 대해 반응한다.

반응은 교감신경계와 같이 의식과 관련이 적은 자율신경계의 반응이 우선해서 나타난다. 이는 거의 무의식에 가깝고, 인간뿐 아니라 동물들도 가지고 있는 공통적인 반응이다. 매우 짧은 시간 안에 스트레스의 반응으로 투쟁–도피–마비 가운데 하나로 드러난다.

이러한 반응을 일으키는 편도체는 고통 자극에 대한 반응을 학습할 수 있고, 학습된 자극은 공포 반응을 유발할 수 있다. 또 암묵적으로 처리되는 감정적 자극들을 의식 속으로 보내는 통로 역할을 한다. 물론 대뇌피질의 판단이 들어간 반응도 나타난다. 이 반응은 조금 더디게 나타나기는 하지만, 신체적이고 무의식적인 반응이 아니라 의식적 반응이 일어난다. 이때는 과거의 기억을 참고하여 반응한다. 즉, 판단이라는 것이 들어가는데, 이 역시 그다지 긴 시간이 걸리지는 않는다.

이어지는 순차적인 반응은 감정을 일으키는 변연계를 통해 처리된다. 감정은 무의식적 반사로 표출되고, 느낌은 전전두엽의 넓은 피질 영역이 동원되는 의식적 상태인데, 이 둘은 본능적 욕구를 표현하고 행동의 동기를 만든다. 변연계의 이중 회로에서 내부 회로(파페츠 회로)는 경험 기억을 생성하고, 외부 회로는 감각 입력에 대한 감정적 반응과 느낌을 만드는데, 인지 처리 과정은 본질적으로 감정에 물든 기억으로 구성된다.

사건의 사실적 기억에 한정되는 것도 있고, 정서가 강하게 연합하여 장기적 기억으로 변환하는 것도 있다. 과거의 기억이 현재의 반응을 증폭시키는 것이다. 때로는 기억의 왜곡이 나타나기도 하고, 감정을 완화시키기도 한다. 해마는 정서적 사건의 사실적 내용을 기억하고, 정서적 측면은 편도체에서 장기간 기억으로 남게 된다.

반응으로 드러나는 현상은 행동으로 바뀌는 과정에서 다시 대뇌피질을 거친다. 이때 대뇌피질은 감정이 표출되는 것을 여과하는 작용을 한다. 때로는 채 결정하기도 전에 반응하는 경우도 있지만, 일반적으로는 의식으로 드러나는 과정에서 행동을 결정한다. 여과 작용을 거치면서 감정은 있지만, 행동은 자제하는 경향이 있다. 대뇌피질은 지휘자로서 행동을 강화하기도 하지만 통제하기도 한다.

뇌의 작용은 이제 외부 자극에 대한 반응으로서가 아니라, 이미 받은 스트레스에 대한 재해석이 남아 있게 된다. 감정과 기억이 섞인 상태에서 장기 기억으로 더욱 공고하게 만들어질 것인지, 아니면 여기서 감정과 기억이 따로따로 분리되어 옅어질 것인지가 결정된다. 시간이 지나면 현재의 경험뿐 아니라 과거의 경험까지 덧붙여져서 덩어리가 되기도 한다. 그래서 무작정 시간을 보내기보다는 될 수 있으면 이른 시일 안에 직면한 문제를 풀어나갈 필요가 있다. 감정과 기억이 뒤섞이고 이에 대한 해석과 판단, 그리고 행동으로 이어지기 때문에 이 과정에서 그 사람의 특성이 드러나게 된다.

분노가 정점에 도달하는 시간, 15초에서 90초

분노가 일어서 정점에 도달하는 시간은 불과 15초에서 시작하여 90초에는 마무리를 짓는 것으로 알려져 있다. 감정회로를 촉발하는 일이 반복되지 않는다면, 감정회로는 화학 성분이 중성화되는 90초가 지나면 작동을 끝내고 멈추게 된다.[41]

자극이 오면 가장 먼저 신경계, 특히 자율신경계의 하나인 교감신경이 먼저 작동한다. 매우 짧은 이 순간은 아주 단순하게 반응하게 된다. 이른바 "싸울 것인가, 도망갈 것인가"이다. 매우 짧은 순간이지만, 분노했다고 하더라도 도저히 감당하기 어려운 경우에는 도망을 가게 된다.

도망에 성공하여 다시 그 상황에 놓이지만 않는다면 분노는 사라져 버린다. 도망가지 않고 싸우기로 작정하는 경우, 치달은 분노를 조절하지 못하면 몸에 변화가 생긴다. 마치 헐크처럼 온몸의 신경과 호르몬은 분노를 표현하기 위해 작동한다. 그리고 분노 호르몬은 정점을 찍는다. 바로 아드레날린으로 대표되는 호르몬이 작동하는데 이 호르몬은 머리부터 신장으로 이어지는 시상하부–뇌하수체–부신 축이라는 내분비 호르몬 시스템을 통하여 작동한다. 그래서 전신에 여러 반응과 증상이 나타나게 된다. 때로는 이런 것이 종합하여 초인적인 힘을 내기도 하고, 이 과정에서 분노가 감정과 행동으로 드러나게 된다. 그러나 이때부터는 사람에 따라 양상의 차이를 보인다.

폭력적인 행동으로 이어지는 사람도 있고, 화를 밖으로 드러내지 못하고 꾹꾹 참으면서 더 힘들어할 수도 있다. 그러나 참고 있는 사람일지라도 이 호르몬 분비가 안 되는 것은 아니다. 도리어 이 분노가 자신을 공격하여 다른 질병을 일으키기도 한다.

분노 행동을 결정하는 시간
불과 3초

그런데 15초 중에서도 불과 3초 동안, 분노와 짜증을 증폭시키거나 잠재우기를 결정한다. 하나, 둘, 셋 이렇게 1초에 하나씩 숫자를 세어보면 알 수 있듯이 매우 짧은 시간이다. 그런데 그 짧은 3초 동안 인체 내에서의 분노는 기름에 불을 붙인 것처럼 화라락 타오르기도 하고, 채 불이 붙지 않고 꺼지기도 한다.

분노가 치솟는 것을 막기 위해 긍정심리학자 데이비드 폴레이는 타인의 부정적인 감정이 내게 영향을 미치지 못하도록 만드는 3단계의 '3초 법칙[42]을 제시하였다.

1단계에서는 지금 내뱉고 싶은 말이 원래 집중해야 하는 것인지 스스로에게 질문하고, 2단계에선 미소를 지으며, 3단계에서는 다른 일로 주의를 돌리는 방법이다.

감정에 속아서 자신에게 가장 중요한 것을 놓치지 않도록 감정의 길을 잡아주는 것이다. 이 과정이 불과 3초 동안 작동하고, 다음 단계로 넘어가지 않는다면 분노와 짜증을 잠재울 수 있다고 했다.

분노에서 벗어나 다시
일상으로 돌아가는 시간은 15분

이렇게 분노에 대한 초기 대처를 한 이후에는 분노의 현장에서 벗어나야 한다. 이때 정서조절을 위해 15분이라는 시간이 필요하다는 연구[43]

가 있다. 15분 정도 지나고 나면 최소한, 신체적으로 분노의 호르몬은 사라지므로 일단 그 자리를 피하고 봐야 한다. 물론 호르몬이 사라졌다고 해서 분노가 완전히 가라앉는 것은 아니다.

신체의 반응만 우선 없어진 것이고, 정신적 충격이나 기억은 아직 남아 있기 때문에, 이 문제를 해결해야 분노로부터 비로소 자유로워질 수 있다.

＊

화병의 시작은 분노의 감정으로부터 출발한다. 외부 자극에 대한 즉각적인 반응은 누구나 마주할 수 있는 자연스러운 반응이다. 문제는 이 반응은 매우 빠르게 나타난다는 것이다. 정서 가운데 분노가 가장 빠르게 반응하고 이어서 불안, 우울도 섞이게 된다. 이때 몸은 이미 자극에 대한 반응을 보인다. 가슴 두근거림, 치밀어 오름, 얼굴이 붉어지고, 근육은 긴장한다. 이 순간이 지나면서 반응은 행동으로 구체화된다. 이 시간이 짧게는 3초에서 시작하여 90초에 이른다.

이 상황에 어떻게 대처할 것인지 판단하고 결정할 시간이 주어진다고도 볼 수 있다. 신체는 이미 반응하고 있지만, 뇌의 전두엽은 감정을 조정하는 지휘자 위치에 있으므로 상황을 판단하고 그에 부합한 행동을 지시한다. 어떤 행동을 할지 결정하면 정서적 문제가 완화된다. 그렇지만 이를 결정하지 못하면 고민하고, 갈등하며, 이어 안절부절못하며 불안이라는 감정에 휩싸이게 된다. 때로는 행동하지 못하는 자신을 자책하면서 무기력해지고 우울해지기도 한다. 결정의 시간이 늦어질수록 다양한 반응과 고통이 함께 한다.

행동은 자극에 대한 반응을 어떻게 하느냐에 따라 달라진다. 예전 화병 환자의 경우에는 대부분 참았다. 같은 스트레스가 반복될수록 참는 데 익숙해지기도 한다. 그렇다고 참는 것이 문제해결로 곧바로 이어지지는 않는다. 축적되기 때문이다. 신체증상은 이러한 축적의 결과물이다. 그래서 화병 환자들은 유달리 여기저기에 신체증상이 다양하게 나타난다. 물론 최근에는 참는 경우가 줄고 반응하는 편인데, 그러므로 신체증상보다는 정서적 증상, 혹은 행동 양상이 뚜렷하게 나타난다.

분노 문제를 해결하기 위해서는 시간이 필요하다. 물론, 마주친 분노를 그날그날 푸는 것이 가장 이상적이다. 스트레스 호르몬이 안정되는 시간이 될 때, 재점화가 되지 않도록 하는 것이다. 편안한 이완이나 수면이 문제를 해결에 도움을 준다. 그렇지만 반복되는 자극은 호르몬을 안정시키지 못하기 때문에, 점점 더 민감해진다. 사소한 자극에도 이내 신체가 반응하는 것이다. 그렇게 되면 반응을 넘어 증상으로, 증상을 넘어 장애로 이어지게 된다. 즉, 화병이 확실해지는 것이다.

이제 남는 것은 기억이다. 자극은 기억으로 남게 된다. 스트레스에 대한 반응 가운데, 비교적 큰 스트레스는 '트라우마'로 설명을 한다. 트라우마는 사건과 정서가 뭉쳐서 생긴 결과이고 기억으로 각인되는데, 각인된 기억은 언제든 다시 반복해서 일어나게 된다. 트라우마로 남으면 타임라인이 무색해진다. 아무리 없애려고 해도 지워지지 않는 기억이 되어 버린다.

⁕

분노의 시간 법칙에 따라서 분노 상황에서 화병으로 이행되지 않기 위해서는 그 순간의 즉각적인 노력이 필요하다.

① "자문자답의 시간을 갖는다."

지금 내가 무엇 때문에 분노하고 있는지 생각할 시간을 가지고, 무엇 때문에 화가 나는지 모를 경우 일단 현장에서 벗어나 생각할 시간을 확보한다.

② "우선 가볍게 미소를 짓는다."

비록 헛웃음이라 할지라도, 마주한 현상에 대해 "그럴 수도 있지" 하는 여유를 가져야 한다. 분노의 감정에서 벗어나 사건을 다른 시각에서 보는 것이다.

③ "무엇에 집중할지를 찾아본다."

문제에서 벗어났다면 내가 관심 가져야 할 일, 때로는 문제해결을 위해 내가 해야 할 일에 대해 알아보는 것이 바람직하다. 해결할 수 있는 일이라면 적극적으로 노력한다. 아니라면 어차피 그 일에 집중할 필요가 없으므로 다른 일을 알아본다.

④ "시간을 조절할 수 있어야 한다."

자극에 따른 반응은 시간에 따라 달라진다. 그러므로 시간을 조절할 수 있다면 문제해결이 가능하다. 빠르게 변화하는 모습을 관찰하면서 의도적으로 시간을 보낼 수 있는 능력이 필요하다.

09 분노의 법칙 – 확산

"주는 사람 따로, 받는 사람 따로." 분노가 그렇다. 나에게 분노를 안긴 사람에게 풀지 않고, 다른 사람을 찾아서 풀어내는 것이다. 회사에서 받은 스트레스를 부인에게 풀었다면, 그 스트레스는 또다시 어디로 갈까? 분노는 A로부터 받지만, A에게 풀지 않고, B에게 전달되고 이것이 C, D, E로 확산된다. 이런 분노는 더군다나 어디로 튈지 모른다.

스트레스는 늘 우리 주위에 있게 마련이다. 특히 많은 인간관계가 이루어지는 회사라면, 스트레스를 주는 사람도 그만큼 많다. 마치 정글처럼 스트레스는 곳곳에 도사리고 있다. 그런데 회사에서 받은 그 스트레스를 집으로 가져왔다고 생각해 보자.

그런데 그 스트레스를 풀어야 한다면, 풀 수 있는 대상을 찾게 된다. 부인? 자녀? 애꿎은 강아지? 아마도 그 스트레스를 받는 대상은 이미 정해져 있을 것이다. 만일 스트레스가 부인에게 전해졌다면, 부인의 스트레스가 또 자녀에게 전달되었을 때 자녀의 스트레스는 어디로 갈까? 다음 날 학교에 간 자녀에게 스트레스를 풀 대상은 한둘이 아니라 갑자기 많아질 수도 있다. 그리고 스트레스를 푸는 모습도 다양하게 표출될 것이다.

스트레스를 어디에선가 멈추지 않으면 이렇게 여러 곳으로 전전하고, 또 다양한 모습으로 드러나게 마련이다. 그래서 처음에는 사소하게 풀어내었던 스트레스가 결국 분노 사회를 만들어 낼 수도 있다.

개인 성향에 따라
달라지는 분노 유형

이처럼 분노를 밖으로 드러내고 또 다른 사람에게 전달되는 과정에서 그 양상은 개인의 분노 성향에 따라 달라진다. 분노 심리학에서는 분노의 성향을 공격적, 수동적(혹은 회피적), 수동 공격적, 투영 공격적으로 나눠 설명하고 있다.

공격적 분노 성향을 지닌 사람이라면 직접적이고 또 우격다짐으로 화를 풀어낸다. 수동적 성향이라면 화를 부인하거나 혹은 자책하며 자신에게 분풀이한다. 수동 공격적 분노 성향을 지닌 사람은 직접적이지는 않지만, 표면적인 공격성은 숨긴 상태에서 어떻게든 분노를 풀어낸다. 투영 공격적 성향이라면 상대방을 슬슬 화나게 하여 결국 다시 화를 내게 만들고, 이를 꼬투리 삼아 그 사람과의 관계를 끊어 버리기도 한다.

표-4 분노 성향[44]

분노 성향	세부 유형	일상에서의 모습
공격적	분출형, 격노형, 비난형, 통제형, 학대형	욕이나 물건을 던지는 행동
수동적	부인형, 회피형, 대체형, 자책형	참거나 피해 버림
수동 공격적	몰래 화내기형, 탈출 전문가형, 삐침형, 가장형	짜증, 신경질
투영 공격적	복화술사형, 무고한 피해자형, 자석형	상대방의 화를 돋움

우리는 이런 상황을 일상에서 늘 마주치게 된다. 마트에서 계산을 위해 줄을 서 있는데, 누군가 내 앞으로 새치기를 했다. 이때의 행동 양상으로 그 분노 성향을 알아볼 수 있다.

- 상대방에게 직접, 혹은 마트 직원에게 이야기하여 새치기한 사람의 행동을 막는다. 자신의 분노를 행동으로 옮긴 것이다. 공격적 성향이다.

- 화가 나지만 그냥 참고 넘어간다. 나만 손해 보면 문제가 해결된다고 생각하기도 한다. 수동적 성향이다.
- 그 사람 앞에 내가 산 물건을 슬쩍 올려놓고, 내가 그 사람보다 앞서서 계산하는 데 만족한다. 그 사람보다 앞서 계산했으므로, 별문제가 없다고 생각한다. 수동 공격적 성향이다.
- 상대방에게 직접 이야기하지 못하므로, 뒷사람한테 이야기하면서 투덜거린다. 뒷사람에게 문제를 슬쩍 떠넘기고 나는 빠져 버린다. 투영 공격적 성향이다.

화병의 사례에서도 이러한 성향을 쉽게 볼 수 있다. 직장 내에서 상사의 반복되는 부당한 지시에 억울하고 분함이 계속되는 상황에서 벌어지는 일이다.
- 상사에게 직접, 혹은 인사과에 이러한 사실을 이야기하고 해결책을 요구한다. 자신의 분노를 행동으로 옮긴 것이다. 공격적 성향이다.
- 화가 나지만 그냥 참고 넘어간다. 나만 손해 보면 회사는 잘 돌아갈 것이라고 위안 삼거나, 때로는 자신이 못나서 생기는 문제라고 자책한다. 수동적 성향이다.
- 그 사람 앞에서는 웃으며 대하지만, 그 위의 상사 혹은 노동청에 고발한다. 그러면서 이 사실은 비밀로 해주기를 바란다. 수동 공격적 성향이다.
- 다른 동료들에게 상사에 관해 험담하여 그들도 분노하게 하고, 때로는 그들이 상사에게 화를 내도록 유도한다. 투영 공격적 성향이다.

유형은 다르지만
모두 분노의 표현

비록 이렇게 네 가지 유형으로 나뉜다고는 하지만 결국 어쩔 수 없이 분노에 따른 반응은 일어나게 마련이고, 화를 내는 것도 마찬가지이다. 일상에서의 모습을 관찰하면, 분노와 그다지 관련이 없어 보이는 행동도 분노의 한 유형임을 알 수 있다. 몰래 화를 내거나, 상대방의 화를 돋우는 일, 그리고 심지어 자신을 자책하는 것조차도 분노의 일종이다.

만약 자신이 화를 내는 유형이 아니라고 생각한다면 수동적, 수동 공격적, 투영 공격적 유형이 아닌지 검토해 보아야 한다. 이 세 유형 역시 다른 형태로 화를 낼 수밖에 없는데, 스스로 화를 내지는 않으면서 다른 사람의 분노를 돋울 수 있다는 면에서 때로는 더 위험하다고도 할 수 있다.

분노는 다른 감정에 비해 유독 타인에게 영향을 미치게 된다. 분노는 감정에서 시작하지만, 화를 곱씹으면서 증폭이 되고, 밖으로 표현하면서 행동으로 드러나게 되는데, 이것이 상대방의 감정, 생각, 행동을 자극하며 확장되면 사회문제로 이어지는 위협적인 감정이 된다.

사회적 관점에서 분노는 약자로 향하게 된다. 화병의 경우에도 가정이나 학교, 직장, 사회에서 가장 약자에게로 이어지는 것을 볼 수 있다. 자신이 가지고 있는 억울함을 어디엔가는 드러내야 하기에 스트레스 풀 대상을 찾고, 결국은 약자에게 전달되는 것이다. 분노가 강자에서 약자에게 전달되어 화병으로 이행되는 과정은 전통적인 동양의 위계적 문화에서는 쉽게 나타나는 현상이다.

가정에서는 자녀 혹은 부인이 받는 경우가 가장 흔하다. 직장 내에서는 부하 직원이 스트레스를 받게 된다. 사회에서도 마찬가지여서 그 사회의 가장 약자가 모든 스트레스를 감내하게 되는 것이다. 물론 사회 변화에 따라 약자가 바뀐다고도 한다. 상하가 바뀌고, 갑을이 바뀐다고 이야기하기도 한다. 그렇지만 사회 변화란 실제 당하는 약자의 처지에서는 남의 이야기인 경우가 많다. 바뀌는 현상은 분명 있을 수 있지만, 사회 변화는 일상에서의 개인 변화만큼 빠르지 않다.

분노가 확산되는 문제는 그 양상이 달라지기도 한다. 점차 심각해지고 있는 난제이기도 하지만, 불특정인을 대상으로 하는 분노 표출이 사회적 문제가 된다. 이른바 '묻지 마 분노' '증오 범죄' '혐오 범죄'가 바로 이러한 분노 표출의 문제로 나타난다. 화병의 양상이 참는 데서 표현하는 양식으로 바뀌고, 감정과 사고의 문제에서 행동의 문제로 그 추세가 바뀌고 있는 것을 보면 병원 장면이 그대로 사회에 옮겨지고 있음을 알 수 있다.

이전에는 화병이 거의 확산되지 않았다. 참는 문화에서는 약자가 오롯이 감내하였기 때문이다. 그러나 오늘날의 사회는 감내를 더이상 미덕으로 생각하지 않는 편이다. 그래서 감내보다는 표현을 권장하고, 심지어 폭발마저 용인하기도 한다. 그렇지만 폭발은 또 다른 분노를 만들어낼 가능성이 높다. 폭발은 스스로의 조절 범위를 넘어서 드러나는 감정이기 때문에 플러스(+)알파가 있게 되고, 그 플러스(+)알파는 상대방으로서도 납득하기 어려우므로 또 다른 분노의 불씨를 상대방에서 전달하는 결과를 낳기도 한다.

특히 SNS의 발달로 인해 분노의 확산 속도와 범위가 과거와는 비교할 수 없을 정도로 커졌다. 한 사람의 분노가 순식간에 수천, 수만 명의 분노로 증폭되는 현상이 일상이 되었다. 댓글이나 실시간 채팅을 통해 분노가 실시간으로 전파되고, 이것이 다시 오프라인의 분노로 이어지는 악순환이 반복된다. 더구나 온라인상에서는 상대방의 표정이나 감정을 직접 마주하지 않기 때문에, 분노를 표출하는 강도가 더욱 거세지는 경향이 있다. 이러한 현대적 특성을 고려할 때, 분노 관리와 감정 조절은 그 어느 때보다 중요한 과제가 되었다. 개인의 작은 분노가 사회적 재앙으로 번질 수 있다는 점을 인식하고, 더욱 신중하게 감정을 다스릴 필요가 있다.

분노의 확산을 막기 위한 전략이 필요

분노의 확산 법칙에 따라서 분노는 어떻게든 멈춰야 하고, 확산이 일어나지 않도록 해야 한다.

① 자신의 분노 유형을 알아본다. 자신이 화를 잘 내지 않는다는 사람일수록 더 자세히 알아봐야 한다. 분노 행동을 직접 드러내지는 않지만 짜증이나 불평을 늘어놓음으로써 상대방을 더 화나게 만든 경험이 있다면, 이러한 행동 역시 분노의 한 유형임을 확실하게 인지해야만 한다. 그리고 내가 어떤 방식으로 화를 내어 상대방에게 전달하고 있는지 알아차려서 분노 행동을 조절해야 한다.

② 화를 제3자에게 넘기지 말아야 한다. 화가 나면 실제 화를 내야 할 사람에게서 문제를 해결해야 한다. 당사자가 아닌 사람에게 넘기면 그 화는 계속해서 또 다른 사람으로 이어지며 점점 다른 모습으로 변하게 된다. 더구나 약자를 그 대상으로 만나면, 자신이 받은 화보다도 더 크게 화를 내기 십상이므로 주의해야 한다.

③ 화가 나더라도 자신의 성향대로 분노를 드러낼 게 아니라, 스스로 조절할 수 있는 언어와 행동으로 그 화를 표현해야 한다. 분노가 타오르더라도 시간을 내어 가라앉히고, 문제해결을 위해 애써야 한다. 화가 더 이상 약자에게 전달되거나 사회로 전염되지 않게끔 하기 위한 노력이다.

엄마로부터 이어받은 화병
- 전염되는 화병

30대 중반의 여성 D는 어머니가 병원으로 데리고 온 환자다.

어머니는 그동안 착했던 딸이 달라진 것 같다면서, 자신에게 폭언과 욕설을 하는데 딸이 예전처럼 돌아갔으면 좋겠다고 하소연한다. 그렇지만 정작 딸은 그동안 너무 많이 참아왔다고 이야기하면서, 이제는 그만 자신을 내버려 두기를 바란다고 호소한다.

모녀는 서로 눈만 마주치면 어느새 욕설과 폭언이 오간다. 딸은 엄마가 화를 돋운다며 막말을 일삼고, 엄마는 딸 때문에 억울하다면서 눈물이 마를 새가 없다. 일상적인 일, 식탁에 마주 앉아 밥을 먹을 때도 반찬 하나로 이야기를 꺼내다 보면 서로에게 비난을 퍼붓기 일상이며, 과거의 일화를 하나씩 꺼내면서 꼬리에 꼬리를 무는 다툼이 시작된다.

두 사람이 같이 살게 된 것은 3년 전의 일이다. 엄마도 이혼한 상황이고 딸도 역시 이혼을 한 뒤부터 둘이 함께 살게 되었다.

화의 씨앗은 엄마에게 있었다. 엄마는 오래전 이혼을 했는데, 그 사유는 남편의 폭력이었다. 20년 넘게 지속되어 온 가정 폭력에 엄마와 남동생은 이유 없이 당했고, 딸은 아무런 저항 없이 당하는 두 사람의 모습을 지켜볼 수밖에 없었다. 그 상황이 끝날 때까지, 어쩔 수 없이 골방에서 숨을 죽인 채 귀를 막고 시간이 지나가기만을 한없이 기다릴 수밖에 없었다. 마음속에서는 뛰쳐나가 싸우고 싶은 생각이 굴뚝 같았지만, 자칫 저항이라도 하면 "자식 교육을 어떻게 했냐?"라고 하면서 그 보복은 배가 되어 엄마를 향했다. 마음은 있지만, 저항하지 못하는 자신이 한스러웠다. 저항을 못하는 엄마 역시 한스러웠다. 분노는 밖으로 나오지 못한 상태에서 그 응어리의 강도는 점

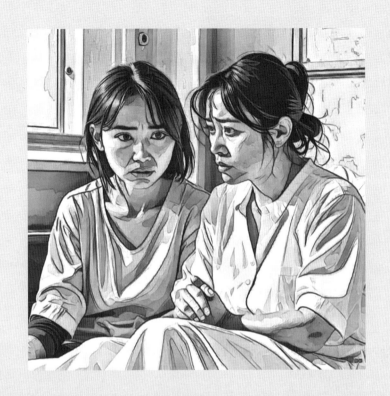

점 강해졌다. 처음에는 엄마가 불쌍하다는 마음이 들었지만, 시간이 지나면서 아무런 저항 없이 그저 당하고만 있는 엄마가 원망스러웠고, 심지어는 그렇게 당하는 이유가 정작 엄마의 잘못 때문이라는 생각조차 들었다.

　나약한 자신을 탓하던 딸은 엄마와의 관계에서 수동적인 애착 관계가 형성됐고, 부모님을 일찍 여의고 친정도 없이 남편의 폭력을 견뎠던 엄마 또한 딸에게 의지할 수밖에 없었다. 그래서 둘이 남게 되면 서로에게 의지하였다. 그러나 의지에서 시작된 애착이 때로는 서로에 대한 불신으로 연결이 되었다. 엄마는 딸을 보호하기 위해 어쩔 수 없었다고 이야기했고, 딸은 엄마의 그러한 무능력 때문에 자신도 피해자라고 항변을 한다.

　딸은 4년 전, 엄마에게서 벗어나고 싶어 결혼하여 아들까지 낳았지만, 정작 자녀를 뺏긴 채 남자와 헤어지고 다시 엄마에게 돌아오게 되었다. 불행의 원인을 모두 엄마 탓이라고 생각하게 된 딸은, 집으로 돌아와서는 가장 가까운 존재인 엄마에게 '화'를 폭발하기 시작했다.

엄마는 젊은 시절 지속되었던 남편의 폭력을 참으면서 딸을 지켜온 데 자부심을 가지고 있지만, 딸이 자신의 그런 고통을 이해하지 못하는 것에 대해 속상해한다. 더구나 그동안의 힘든 삶을 딸로부터 보상받고 싶어 한다. 딸은 폭력적인 가정에서 벗어나고자 결혼을 했지만, 실패한 후에 다시 엄마와 같이 살게 되면서 이렇게 사는 인생이 모두 다 엄마 때문에 벌어진 일이라며 탓하기 일쑤다.

딸과 엄마의 다툼은 이전 남편과 아내의 싸움과 아주 비슷하다. 남편은 이성적인 태도로 항시 아내를 무시했었다. 한마디 대꾸도 제대로 못하는 엄마의 모습이 딸에게는 무능함의 징표였다. 다시 돌아온 집에서도 그런 문제는 반복이 되었다. 엄마는 늘 잘 견뎌서 이만큼 가정을 꾸려 왔다고 자부하지만, 딸의 처지에서는 그저 참고만 살아온 탓에 이 지경이 되었다고 분노한다. 과거의 일을 이야기하다 보면 대화는 항상 같은 얘기로 이어지고, 결국 남는 것은 서로에 대한 비난이다. 같은 피해자로서의 연대감을 가지고 있으며 또 서로 의존적이면서도, 정작 힘든 상황에서는 서로에게 잘못의 비난을 퍼붓고 있다.

⊙화병을 앓으면서, 화가 날 때마다 서로에게 책임을 돌리고, 누가 더 심한지에 대해 다투게 된다.

의존과 연대에서 서로가 공통된 측면이 있기는 하지만, 감성적인 엄마와 이성적인 딸이 똑같은 상황에서도 서로 간의 판단이 다르다. 어쩔 수 없이 당했다는 엄마와 그렇게 당했으니까 이런 결과가 나올 수밖에 없다는 딸의 생각은 다툼으로 이어진다. 그리고 과거 어느 시점을 이야기하면서 그때 그런 행동만 하지 않았다면 이렇게까지 되지는 않았을 것이라고 서로를 비난한다. 인내와 위로를 함께 하면서 오랜 세월 잘 참고 넘어갔지만, 정작 서로가 피해자로 남으면서 문제가 발생한 것이다. 지금의 현실이 좋지 않으니까 과거의 잘못을 다시금 일깨우게 되고, 결국은 반복되는 다툼으로 이어진다. 엄마의 화병은 딸의 화병으로 그대로 이어졌다. 같은 서러움을 가지고 있으면서도, 또 그런 서러움으로 인해 서로가 피해자라는 것을 알고 있으면서도, 정작 억울함과 분함은 차츰 더 커져만 가고 분노 역시 화병과 함께 매번 반복되고 있다.

⊙같은 피해자로서 서로의 아픔을 새삼 확인하고, 그동안 잘 견뎌 온 것에 대하여 서로 간의 지지가 필요하다.

화병은 엄마가 먼저 앓고 있었지만, 해결하지 못한 문제는 고스란히 딸에게 이어졌다. 참는 것 역시 그대로 이어지고 있다. 서로가 연대하면서 견뎌왔지만, 현재의 상태로 과거를 바라보면서 화병은 더 심해졌다. 억울함과 분함이 더욱 뚜렷하게 드러나고 있다. 화병의 극복을 위해서는 현재 상황과 연결시키지 않으면서 과거 서로의 노력에 대한 다른 평가가 필요하다. 서로에 대한 격려와 이해가 필요한 것이다. 과거 기억들은 각자의 관점에서 해석이 되는데, 분명한 것은 각자 그 환경에서 나름대로는 최선을 다했다는 것이다. 엄마는 가족을 지키기 위해 엄청난 인내를 가지고 참아왔던 것이고, 딸 역시 그 상황에서 엄마를 위로했다. 또 서로에게 의존하면서 과거의 부정적인 경험을 반복하는 상황이라면, 제각기 독립하여 살아갈 필요도 있다. 서로에 대한 원망보다는 각자의 장점을 확인하는 계기가 될 수도 있다. 둘 가운데 누구라도 화병을 극복하는 모습을 보이면, 또 다른 한 편도 이를 기반으로 화병을 극복할 수 있을 것이다.

이처럼 화병이 대를 이어 다음 세대에게 전달되기도 한다. 각자의 삶 속에서 최선을 다했지만, 서로가 보는 관점에서는 답답하고, 억울하고, 분한 감정이 든다. 그런 만큼 얼마간 거리를 두고 상대방의 처지에서 이해하는 것이 필요하다.

---

10 분노의 법칙 - 증폭

"화를 내지 않고, 화가 났더라도 더이상 나아가지 않고 멈춰야 한다."

로마제국 스토아학파 창시자 세네카가 '화'에 대해 전한 이야기다. 왜 그럴까? 화가 어디로 튈지 몰라서, 그리고 얼마나 커질지 몰라서이다.

화를 내 본 경험이 있는 사람이라면, 화는 무조건 참아야 한다는 말에 어느 정도는 수긍할 수 있을 것이다. 화(火)를 내고 나서 도리어 더 큰 화(禍)로 돌아온 경험을 한 사람이라면 더욱 그럴 것이다.

화병클리닉에는 화를 참기 어렵다고 호소하면서 치료를 원하는 분들이 있다.

"처음에는 별로 대수롭게 생각하지 않았어요. 그런데 요즘 제가 아들에게 화내는 모습을 돌아보며 도리어 깜짝 놀랐어요. 정말, 이 정도로 내가 화를 내는지 몰랐는데, 막상 화를 내고 나서는 크게 후회가 되더라고요, 그런데 엎질러진 물처럼 담기가 어렵네요. 아들과 좋았던 관계가 깨질 것 같아 두렵습니다."

남편에게서 받은 화를 자녀에게 내면서 깜짝 놀랐다는 40대 초반 주부의 하소연이다.

화를 객관적으로 평가해 본다

화가 나 있는 상황을 돌이켜 본다. 도대체 얼마만큼의 에너지를 가지고 있는 화일까?

오늘 직장 상사로부터 비위 상하는 말을 들었다.

"네가 하는 일이라고는 ㅉㅉ!"

정말 화가 났다. 주말을 거의 반납하고 준비한 일에 대한 평가를 이렇게 들으면서 하마터면 "그런 너는 얼마나 잘났는데?" 하고 쏘아붙이고 싶을 정도로 화가 났다. 그런데 점심때가 되자, 아침 일은 생각에 없는지 아무렇지도 않게 같이 밥 먹으러 가자고 하니 더 열을 받는다.

이런 상황은 회사에서 흔히 벌어지는 일이다. 병 주고 약 주는 그런 모양새다. 그런데 이 경우를 조금 더 찬찬히 살펴볼 필요가 있다. 상사가 그 말을 할 때, 어느 정도 화가 나서, 어느 정도의 에너지를 가지고 나에게 그 화를 풀어냈을까? 그리고 나는 그 사람이 낸 화만큼 스트레스를 받고, 그 정도의 에너지로 충격을 받았나? 혹 스스로 증폭하거나, 도리어 왜곡한 것은 아닐까?

화는 증폭되는 경향이 있다
그리고 변화무쌍하다

상사가 나에게 준 화의 에너지가 10이라면 10의 스트레스만 받고, 나도 10 정도만 화를 내는 것이 합리적이지 않을까?

증폭하거나 왜곡하지 않고, 딱 그 정도만. 그런데 우리는 10의 정도를 50이나 100으로, 아니 그 이상으로 증폭하여 열을 받는다. 그 순간만큼은 확 회사를 때려치우고 싶을 만큼 화를 낸다. 때로는 그 화를 다른 사람에게 폭발시키기도 한다. 집에 돌아오면 부인이나 자녀가 그 화의 희생양이 되기도 한다.

※

분노는 감정이다. 순각적으로 생겼다가 곧 사라지는 감정이다.

그런데 과거의 기억이 개입하면 분노는 다시 부활한다. 그리고 이처럼 부활할 때는 현재 상황에 맞는 분노가 아니라 과거의 기억이 추가된 분노가 함께 일어난다.

스트레스를 받게 되면 억울하고 분한 감정을 가질 수 있다. 즉각적으로 일어나는 현상은 질병이나 장애라고 하지 않고 반응이라 이름 붙인다. 그래서 스트레스 후에 나타나는 현상을 '급성 스트레스 반응'으로 설명한다. 그런데 이런 반응이 3일 이상 지속될 때는 '급성 스트레스 장애'라며, 비로소 장애라는 이름이 붙는다. 나아가 한 달 이상 지속되면서 만성화될 때는 '외상 후 스트레스 장애'라고 이름하게 된다.

스트레스를 받더라도 시간이 지나면 반응이 점차 줄어드는 게 일반적이다. 그렇지만 이처럼 일반적이지 않은 때도 있다. 시간이 지나면서 점점 더 심해지는 양상을 보이는 경우다. 그 경험에 관한 악몽을 꾸고, 생각하고 싶지 않은데도 자꾸만 그 상황이 떠오른다. 그리고 그 상태를 피하려고 애쓰면서 주변을 살피거나 경계하게 된다. 이런 상황에서 다른 일상생활을 하지 못하게 되거나, 심한 경우 그 일에 대한 죄책감이 들며 문제를 일으킨 사람이나 당사자인 자신조차 원망하는 상황에까지 이르게 된다. 단순 반응에서 시작했지만 증상으로 그리고 장애로 발전하는 모습이다. 이는 화병 환자에게서도 일어나는 일이다. 억울하고 분함이, 시간이 지나면서 상대방에 대한 원망뿐 아니라 자신에 대한 책망으로 이어지는 것이다.

이렇게 스트레스가 증폭되는 과정에는 스트레스에 관한 판단과 해석이 먼저 있게 된다. 받은 스트레스에 비하여 스스로 점수를 높게 주면서 나타나는 현상이다. 여기에 시간이 지나면서 사건에 대한 왜곡이 발생하면 그 증폭의 정도는 더욱 커지게 된다. 이른바 트라우마가 개입하는 것이다.

트라우마를 단순하게 번역하면 사건이다. 그렇지만 이른바 심각한 사건으로 설명을 하게 되는데, 신체적 폭행이나 교통사고와 같이 생명의 위협을 느낄 정도의 강한 자극을 의미한다. 그리고 이것이 단기간 해결이 되지 않은 상태에서 그 기억이 반복되고, 때로는 꿈에도 나타나 악몽을 꾸게 되고, 사건과 연관된 상황을 피하려거나 무기력해진다. 점차 자율신경계가 과각성(過覺性)되어 쉽게 놀라거나 집중력이 저하됨으로써 일상생활을 하기 어려워지기도 한다. 이렇게 사건이 심각한 장애로 이행되는 과정에는, 불안이나 분노의 감정 그리고 사건에 대한 기억이 하나가 되고 다른 감정과 기억이 한데 섞이면서 왜곡과 증폭이 함께 일어나게 된다.

또한 감정에 중독되는 감정중독 현상[45]이 나타난다. 감정은 점점 강해지면서 주변의 뇌 활동 영역을 잠식하여 결국 감정 상태에 점령당하게 되는 것이다. 뇌 작용이 반복되는 폐회로를 맴도는 현상으로 설명하기도 한다. 우리의 뇌는 가설 부풀림 현상으로 매번 입력값이 증가하고, 그 결과 감정 출력은 계속 확대되어 뇌의 전 영역을 장악해 버리게 된다. 이때 제어와 억제를 담당하는 뇌 부위인 전전두피질과 전대상회가 역할을 함으로써 분노가 더이상 증폭되는 것을 막아야 한다. 그리고 감정이 그대로 표출되는 것을 막고 이성적 판단을 하게 됨으로써 문제를 해결할 수 있게 된다.

분노가 인간에게 영향을 미치는 과정은 한의학에서의 '심의지사려지'라는 인지 과정[46]으로 설명이 된다. 이 과정은 화병 환자에게도 그대로 적용될 수 있다.

- 심(心)은 대상에 대하여 마음을 두는 것으로, 화난다는 것에 대하여 감정이 생기는 단계다.
- 의(意)는 마음에 두었던 것을 기억하는 것으로, 뜻을 마음에 품는 단계이며 감정이 마음에 영향을 주기 시작한다.
- 지(志)는 장기 기억으로 변화하는 단계로, 정서와 기억이 합하여 머릿속에 남게 되는 기억으로 변하게 된다.
- 사(思)는 반복적으로 사고하는 과정으로, 분노를 곱씹게 되는 상태이다.

- 려(慮)는 경험하지 못했던 개념이나 형상까지 추론한 것으로, 이전의 기억을 다른 기억과 혼합하여 새로운 감정으로의 변화가 되며 이때 증폭이 일어난다.
- 지(智)는 일련의 사고 과정을 통합하여 자기 의지를 발현하는 단계로, 자신이 해석한 것을 바탕으로 행동에 옮기는 것을 말한다.

화를 객관적으로 평가할 수 있는 지혜가 필요하다

분노의 증폭 법칙에 따라서 분노를 빠른 시일 내에 처리하지 못하면 다른 기억과 혼재되어 왜곡 현상이 일어나기 때문에 증폭되지 않도록 주의해야 한다.

1 일단 점수를 매겨 본다. 상대방이 내는 화가 그 사람의 성격이나 기질 때문이라면 당연히 점수를 빼야 한다. 50만큼 화가 나더라도 20이나 30으로 줄여야 한다. 별다른 생각 없이 그저 습관적으로 뱉는 것이라면 점수를 더 내려놓는다. 요즘 중고등학생, 심지어 초등학생들의 입에서 나오는 '욕' 때문에 충격을 받은 분들이 많을 것이다. 물론 '욕'을 줄이는 환경은 모두가 노력해야 한다. 그렇지만 '욕' 때문에 스트레스를 받지는 말아야 한다. 이는 학생들이 처한 환경에서의 괴로움을 해결하기 위한 하나의 행위로 인식하여야 한다. 열받기보다는 측은한 마음을 가지는 것이 도리어 합당한 감정이다.

2 그다음으로는 상대방의 화 점수, 에너지 점수뿐 아니라, 나의 반응 점수, 나의 화 점수도 매겨 본다. 아들이 잘못해서 내가 화가 나 있을 때, 내가 아들에게 뱉어내는 화의 점수가 어느 정도인지를 냉정하게 알아본다. 내가 열받은 점수보다 더 많은 것을 돌려주고 있는 것은 아닌지 헤아려보는 것이다. 그리고 그 점수를 알려면, 내가 어느 정도 화를 내야 공평한지를 헤아릴 시간을 벌어야 한다.

③ 그래서 화를 내는 시간을 버는 것이 중요하다. 화는 불과 같이 일어났다가 불과 같이 사라지는 것이다. 다른 곳으로 옮겨붙지만 않으면 자연스럽게 사그라지는 것이다. 내가 화를 다른 곳으로 옮기지 않는지, 그 문제에만 집중하고 있는지도 알아봐야 한다. 다른 곳으로 옮겨붙는 순간 화는 걷잡을 수 없이 커지게 된다. 잠시 시간을 두고 화를 평가하는 것도 화를 다른 곳으로 옮기지 않고 스스로 소멸하는 시간을 기다리는 것이다.

*

세네카는 "화(火)가 폭발할 때는 거울로 당신의 얼굴을 보라!"라고 설파하였다. 바로 객관적으로 차분하게 자신의 화를 관찰하라는 이야기다. 화를 받으면 화를 내기 마련이다. 받은 것이 있으면 돌려줄 수밖에 없다. 그렇지만 화를 증폭하고 있지는 않은지, 원래의 문제가 아닌 다른 곳으로 옮겨붙은 것은 아닌지 화를 낼 때마다 한번쯤 생각해 봐야 한다. 그것이 화로 인하여 스스로 화를 당하지 않는 방법이다.

나는 분노하고 있는가?
나의 분노에는 문제가 있는가?

Q1 분노가 정신 문제에서 중요한 이유?

분노는 외부 자극에 대하여 일차적으로 반응하는 감정이다.

외부 자극이 주어지면 매우 짧은 시간에 판단하게 된다. 그렇지만 판단하기에 앞서 일단 자극에 대하여 거부를 하게 되는데, 이는 인간이 가지고 있고 자신의 항상성을 깨뜨리는 자극에 대하여 나타나는 자연스러운 반응이다. 이처럼 자연스러운 반응으로, 신체적으로는 자율신경계의 반응이 쉽게 관찰되는데, 특히 교감신경계의 항진이 두드러지게 나타난다.

신체증상과 대별하여 정서적으로는 분노가 가장 먼저 반응을 하게 된다. 그런데 분노반응에서는 판단이라는 과정이 선행된다. 신체적으로 움찔한 반응 이후, 이에 대한 대처방식으로 정서가 활용되는데, 짧은 판단의 시간 이후에 정서는 자극에 대한 즉각적인 반응으로서는 첫 번째로 나타나게 된다. 만일 상대방이 있는 문제라면 자극에 대한 첫 번째 반응은 상대방에게 영향을 주게 되는데, 여기서 나타나는 정서가 분노이므로 분노는 매우 중요한 감정이 된다.

분노 정서가 표현될 때에는 자신의 괴로움과 연관된 증상도 있지만, 상대방에게 영향을 미치는 행동도 따르게 된다. 정서 표현이 행동으로 드러날 때에는 표정이나 언어, 그리고 신체적 행동까지 다양하게 표출되어 상대방에게도 즉각적인 영향을 끼치게 된다.

내가 화가 나는 이유를 찬찬히 돌아볼 수 있다면 외부 자극에 대한 분석뿐 아니라 상대방에 대한 평가, 그리고 자기 자신을 만나볼 기회가 주어진다는 점에서 매우 유용한 정서라고 할 수 있다. 어떤 자극에 대하여 민감한가, 유독 어떤 대상에 대하여 화를 내고 있는가, 나에게서 나타나는 분노의 형태는 어떤가, 그 분노는 어느 정도 지속하는가, 정작 그 분노를 해결하지는 못하는가? 등등이 모두 사색과 공부의 주제가 될 수 있다.

분노는 다양한 모습을 가지고 있다. 화와 연관되기도 하고, 공격성, 적개심 등과도 관련된다. 분노를 설명하는 다양한 단어들 가운데 자신에게 해당하는 것을 조사해 보면 자신의 분노를 더욱 잘 이해할 수 있다.

Q2 그래서 분노는 내어야 하는가, 참아야 하는가?

분노는 자극에 대한 반응이다. 결국 인간이 자신의 생존을 위한 저항의 감정으로, 누구나 가지고 있는 일차적 감정이며 자연스러운 감정이다.

자연스러운 감정이라고는 하지만 어느 경우에나 용납되고 허용되는 감정은 아니다. 특히 분노가 주로 상대방에 대한 저항의 문제를 가지고 있고, 이때의 분노반응은 상대가 있는 감정이기에 다음과 같은 질문이 주어진다.

"분노, 내어야 하는가, 참아야 하는가?"

"분노에도 좋은 분노와 나쁜 분노가 있는가?"

"그렇다면 어떻게 분노를 내어야 하는가?"

● 분노는 상대가 있는 감정이기 때문에, 기본적으로는 상대방에게 주는 영향을 최소화하기 위해 참아야 한다는 게 가장 보수적인 대답이다. 분노를 다루는 대부분의 철학서와 의학서에서도 분노를 내는 것은 좋지 않다를 기본으로 하고 있다. 특히 분노의 감정이 자기조절 범위를 넘어서면 자신이 원하지 않는 그리고 예측하지 못하는 결과가 나오기 때문에, 그리고 신체반응에서도 교감신경계의 항진으로 말미암아 자율신경계의 불균형을 초래하기 때문에 그러하다. 그렇지만 분노를 참는 것이 자신에게 꼭 좋은 것만은 아니다. 당연히 외부 자극에 대하여 저항하지 않고 당하게 되는 것이고, 결국 상대방의 의도에 따라가는 것이다. 더구나 분노를 참는 과정조차 신체적으로 문제를 일으키는데, 역시 교감신경 과항진으로 대표되는 자율신경계의 불균형을 일으킨다.

● 그래서 좋은 분노와 나쁜 분노를 나눠봐야 할 필요가 있다. 나쁜 분노는 상대방에 대한 공격으로 이어지고, 결과적으로 자신에게도 악영향을 미치

게 마련이다. 문제해결 없이 분노만 남게 되면 그 분노는 자신에게 더 큰 영향을 미치게 된다. 좋은 분노는 문제해결을 전제로 한다. 분노를 폭발하여 상대방을 제압하고 문제를 해결해 버리는 것이라 할 수 있다. 그렇지만 분노를 통한 문제해결이 일시적인 해결이라면, 또 그 분노가 상대방에게 새로운 분노를 만드는 것이라면 이 역시 좋은 분노라고는 할 수 없다. 분노가 나와 상대방에게서 모두 사라지는 경우여야만 좋은 분노가 되는 것이다.

● 그렇다면 좋은 분노를 조금 더 명확하게 할 필요가 있다. 감정이 자신의 손에서 떠나가지 않도록 해야 한다. 자신의 조절 범위 안에 있어야 한다. 감정이 자신의 조절 범위를 벗어나면 감정 자체가 이리저리 옮겨가면서 결국 자기 자신까지도 공격하게 된다. 자기조절 범위 내의 분노는 우선 강도 조절이 필요하다. 그리고 시간을 확보하여, 감정에 이끌려 가지 않고 자신이 이끄는 상태를 유지해야 한다. 내 손안에 두는 감정이 결국 좋은 감정이고, 효과적인 분노로 내가 활용할 수 있는 정서가 된다.

좋은 분노와 나쁜 분노

분노 연관어	좋은 분노 (내야하는 분노) vs 나쁜 분노 (참아야 하는 분노)
슬픔, 증오, 절망, 고통, 짜증, 아픔, 좌절, 상처, 복수, 공포, 화난다, 화남, 시련, 질투, 화 anger, rage, fury, resentment, indignation, wrath	공격적인가? 자기조절이 가능한가? 문제 해결이 가능한가? 사라질 수 있는가?

분노 연구

분노는 단순하게 지나가는 감정이 아니다. 분노를 알아야 정신장애가 해결된다.

11 연구의 대상이 된 분노

분노는 자극 때문에 생겼다가 사라지는 자연스럽게 변화하고 흘러가는 감정이다. 그러므로 무심히 흘려 버리면 아무런 문제가 될 게 없다. 이처럼 바로 사라지는 감정이기에 연구 대상이 되기 어려웠다.

연구는 보편성과 재현성을 담보로 한다. 일반적으로 일어나는 현상이고, 또 비슷한 사건이 발생했을 때 같은 현상이 반복되어야 연구가 가능하다. 그렇지만 분노와 같은 감정은 자극으로 일어나는 반응이어서 개인마다 다르고, 또 개인에게서조차도 때에 따라 다르게 반응하기에 연구의 대상으로 삼기 어려운 것이다.

더구나 분노라는 감정을 전후의 비교를 통하여 판단하는 것을 전제로 가설을 수립해야 하는데, 즉 분노가 개인에게 어떤 부정적인 결과를 초래하리라는 것을 가정해야 하는데, 분노라는 감정 그 자체는 사실 기능적이고 중립적이기에 가설을 설정하는데 어려움이 있다.

여러 제한점 때문에 분노 연구는 한계가 있을 수 있다

그렇지만 분노가 사회문제로 떠오르고, 또 질병을 유발하기까지 하므로 분노 연구는 중요한 주제이기는 하다. 분노를 연구하는 데 중요한 역할을 한 것은 다음과 같다.

분노가 자극에 대한 반응으로 끝나는 것이 아닌, 개인에 따라 지속적이고 반복적인 것을 관찰하게 되었다. 바로 개인이 가지고 있는 특성이다. 그 특성에 따라 분노는 일관성과 지속성을 가진 감정으로 설명될 수 있다. 이러한 일관성과 지속성은 성격과 기질, 그리고 한의학에서는 체질로 설명한다.

분노를 적대감이나 공격성의 특징으로 정의하면서 연구가 발전하게 되었다. 이는 개념을 명료하게 할 수 있을 뿐 아니라 분명하게 부정적인 결과를 초래하게 된다. 더구나 그 결과와 의학적 문제 간의 관련성이 관찰되었다. 그럴 뿐만 아니라 그런 감정의 조절은 필요한 심리치료의 목표가 되기도 한다.

본격적으로 분노에 관한 연구를 진행하게 된 단초는 역시 뇌과학의 발전이 중요하게 작용했다. 정서가 자극으로 생겼다가 그냥 사라지는 게 아니라 뇌의 변화를 가져왔고, 이로써 분노가 인체에 영향을 미치는 기전을 설명하게 된 것이다. 여기에는 단순히 뇌가 분비한 화학물질적 접근과 함께 뇌에 머물면서 감정이 기억과 융합되어 발생하는 문제를 함께 드러내게 된다.

분노를 정의하고 건강과의 관련성을 찾아본다

분노는 다른 감정들과 비교할 때 개인뿐 아니라 공동체를 이루고 살아가는 사회에도 부정적인, 때로는 치명적인 결과를 가져왔으므로 이 감정을 이해하고 예방하거나 조절하기 위한 여러 연구가 시행됐다. 분노를 연구대상으로 하기 위해서는 다른 감정들처럼, 이 감정을 조작적으로 정의하는 것이 선행되어야 했는데, 이 과정에서 분노와 관련된 인지적, 행동적 반응들도 분노와 구분되어 정의되었다.

대표적인 것이 적대감(hostility), 공격성(aggression)이다. 그래서 분노(anger)와 적대감, 공격성의 영어 첫 글자를 합쳐서 AHA신드롬(syndrome, 증후군)이라고 부르기도 한다. 여기서 적대감이 일반적으로 다른 사람에게 갖는 부정적인 태도나 인지적인 특성을 의미한다면, 분노는 감정 상태로 그 정도에 따라 가벼운 짜증에서 강렬한 분노에 이르기까지 다양하게 나타날 수 있다.

공격성의 경우, 언어적 또는 신체적 행동 패턴으로, 분노와 함께 나타날 수 있지만, 이 감정이 동반되지 않은 상태에서도 나타날 수 있다. 즉, 분노는 정서(affect), 공격성은 행동(behavior), 적대감은 인지(cognition)에 해당한다고 보아, 영어 첫 글자를 합쳐서 ABC 모델로 설명하기도 한다.

분노 감정, 그리고 관련 인지적 및 행동적 특성은 모두 건강상의 부정적 결과와 관련이 있는 것으로 조사됐다. 대표적으로 알려진 관련 질환으로는 심혈관계 질환(특히 고혈압과 관상동맥심질환), 당뇨병, 식이장애(특히 폭식 행동), 물질사용장애, 화병 등이 있으며, 의도적(총기 사고, 묻지 마 범죄 등) 또는 비의도적(난폭 운전 등)으로 타인에게 해를 가할 수 있는 문제 행동과도 관련이 있는 것으로 알려졌다.[47]

분노 이후에도 남겨진 변화가 있다

다른 감정들과 마찬가지로 분노 감정 역시 일어났다가도 시간이 지나면서 사라지게 마련이지만, 반복적인 분노 감정은 우리의 인지, 행동 그리고 생리적 반응에 변화를 야기한다.

인간이 경험하는 감정은 동반된 생각, 행동 그리고 생리적 반응(신체적 각성)과 동적으로 관련되기 때문에 반복적으로 분노 감정을 경험할 경우에는 인지, 행동, 생리적 반응 모두에서 편향을 발생시킬 수 있다. 즉, 분노와 관련된 반응들이 더 쉽게, 더 강렬하게, 더 길게 나타나게 된다는 것이다. 이 과정에서 분노 특성이 높은 사람들에서는 이러한 편향 발생이 더 쉽게 나타나는 것으로 알려졌다.

뇌과학이
분노를 설명한다

fMRI를 활용한 최근 연구 결과에 따르면, 분노를 유도하는 것은 배측 뇌교(dorsal pons)의 활성을 강화하고, 시각 후두측두피질(visual occipitotemporal cortex) 및 주의 관련 두정피질(attentional parietal cortex)의 활성을 약화하는 것으로 나타났다. 여기서 뇌교는 교감신경계 각성의 조절과 관련된 영역으로 분노가 교감신경계 활성을 일으키면서, 시각 주의(visual attention) 등 객관적으로 상황을 바라보는 데 필요한 영역들의 활성은 저하시킴을 알 수 있다.[48]

분노에서 시작하여
끝에서 화병으로 설명이 된다

해소되지 못한 분노는 다른 감정을 만들어 내거나, 지속되는 신체증상을 만들어 낼 수도 있다. 화병에 대한 통합적 모델[49]에서는 스트레스 상황에서 발생한 분노 감정이 해소되지 못했을 때, 억울함, 분함, 우울함의 감정이 동반되거나 가슴답답함, 치밀어 오름, 열감 등의 신체증상이 지속될 수 있음을 설명한다.

1단계는 심리적 외상 사건으로 어떤 스트레스를 받는가에 대한 문제로, 부당한 대우, 부정적 사건이나 충격으로 화가 만들어진다.

2단계는 스트레스에 대한 반응으로, 화를 당하고 나서의 반응이다.

- 인지적으로 자존심이 상하고 가치가 상실되면 분함과 열등감이 발생한다.
- 감정적으로 분노, 우울, 불안 등의 부정적인 정서가 발생한다.
- 신체적으로 마비, 통증, 치밂, 상열감 등의 증상이 나타난다.
- 이 상태에서 폭발이 발생하면 급성 화병이나 격분증후군으로 이행한다.

표-5 화병에 대한 통합적 모델

TIME →

심리적 외상사건	반응	적응 과정	결과	지속인자
부당한 대우 부정적 사건, 충격	(인지) 가치 상실, 자존감 훼손 –분함, 열등감	대처방식 기질 성격		
	(정서) –분노, 우울, 불안 (신체) –마비, 통증, 치밂	적극적 반응 수용 ➡	전략 성공 전략 실패	
	급속성 화병 회상 후 격분증후군	소극적 반응 회피 ➡	화병(신체증상중심)	
화병 모델		좌절 포기	화병(심리증상중심) 반응성 우울증	
			기타 정신장애	환경 신체증상 억울함, 분함 기억의 반추, 억압, 억제
어떤 스트레스를 받았나?	스트레스에 대한 반 응은 어떠한가?	스트레스에 대하 여 어떻게 대처 하나? 성격과 기질은 어떠한가?	어떤 고통을 받고 있 는가? 어떤 질병과 증상을 호소하는가?	무엇이 화병을 지 속시키는가?

3단계는 스트레스에 대처와 성격과 기질 등 개인의 특성에 따른 적응
의 과정이다.

- 개인의 성격이나 기질에 따라 적응 과정이 달라진다.
- 적극적으로 반응하거나 적절하게 수용하는 방법을 활용하기도 하
  고, 소극적으로 반응하거나 아예 회피하기도 한다.
- 좌절이나 포기를 하기도 한다.

4단계는 적응에 관한 결과가 나타난다.

- 적극적 반응이나 적절한 수용의 방법이 성공하면 병으로 이행하지
  않는다.

- 전략이 실패하면 병으로 이행된다.
- 소극적으로 반응하거나 회피하면 증상 중심으로 화병이 발생한다.
- 좌절이나 포기를 하면 심리증상 위주의 화병 혹은 반응성 우울증이 발생한다.
- 화병이 지속하면 여러 다른 정신장애도 동시에 나타난다.

5단계는 화병의 지속이다.

- 환자의 증상, 환경 변화 그리고 억울하고 분한 기억 등이 지속 인자가 된다.

12 연구 주제 Ⅰ – 평가

분노는 순간적으로 일어났다가 사라지는 감정이어서 연구에 어려움이 있었다. 그래서 분노를 정의하였고, 또 분노가 인간에게 미치는 영향을 고려하여 공격성이나 적개심과 같은 개념을 연구의 주제로 삼았고, 이어 나타나는 고통과 증상으로 연구 영역을 넓혔다. 뇌과학을 통해 분노의 현상을 설명하였고, 화병이라는 질병 모델을 통해 분노의 시간적 변화를 모델화하였다.

이러한 연구들이 진행되는 가운데 분노의 평가가 중요한 역할을 하게 된다. 분노를 조작적으로 정의하고, 그 정의에 부합한 측정 방법들을 개발한 것이다. 분노는 시간에 따라 변화하는 것이므로 분노 상태를 평가하는 것이 우선적으로 필요했고, 그러한 분노가 일어나기까지 개인이 가지고 있는 분노와 관련된 특성을 찾아내는 것이 중요했다. 즉, 지금, 이 순간의 분노 점수와 함께, 상황에 따라 분노를 일으키는 개인 특성, 그리고 분노와 관련된 개인 행동을 관찰하는 분노 표현방식 등이 평가의 대상이 된다.

물론 분노를 객관적으로 측정하는 도구들 역시 존재한다. 그렇지만 그 도구는 분노를 직접적으로 측정하기보다는 분노로 인하여 나타나는 인체의 생리적 변화를 측정하는 것이다.

분노의 평가를 위해 화병을 측정하는 방법도 활용된다. 분노의 시작부터 결과까지 분노로 인한 개인의 여러 병리적 현상과 고통이 화병에 잘 반영되기 때문이다.

STAXI와 STAXI-2를 통해 분노 상태와
특성 그리고 표현을 측정한다

분노는 주관적인 감정이지만, 그 특성과 상태를 평가하는 검증된 도구들이 존재한다. 대표적인 것이 1988년에 개발된 스필버거(Spielberger) 등의 상태-특성 분노 표현 척도(State Trait Anger Expression Inventory, STAXI)이다.[50] STAXI는 분노의 경험과 표현을 측정하는데 사용하는 자가 평가도구로써, 44개의 질문으로 구성되어 있다. 그중 10개의 질문은 상태 분노에 대한 것이고, 다른 10개의 질문은 특성 분노에 대한 것이며, 24개의 질문은 분노 표현에 대한 것이다.

여기서 상태 분노와 특성 분노가 분노 경험을 평가하므로, STAXI가 분노의 경험과 표현을 측정하는데 사용된다고 한다. 이처럼 분노의 경험과 표현을 구분하는 것은 어떤 의미를 가지고 있는가? 연구에 따르면, 분노의 경험은 비교적 문화와 성별에 관계없이 동일하게 나타날 가능성이 높지만, 분노의 표현은 문화와 성별에 따라 뚜렷한 차이를 보인다.[51]

STAXI의 문항을 세분화하면, 특성 분노에 관한 질문 10개는 분노 기질에 대한 것(5개)과 분노반응에 대한 것(5개)으로 구성된다. 한편, 분노 표현에 관한 질문 24개는 분노 억제(anger-in)에 대한 것(8개), 분노 표출(anger-out)에 대한 것(8개), 그리고 분노조절(anger control)에 대한 것(8개)으로 구성된다. 즉 이 평가도구에서는 분노 감정의 표현을 억제, 표출, 그리고 조절이라는 3가지 측면에서 살펴보는 것이다.

한편, 1999년 스필버거는 STAXI의 두 번째 판인 STAXI-2를 개발하며[52] 그 문항을 57개로 증가하였다(상태 분노 15개, 특성 분노 10개, 분노 표현 32개). 여기서 특기할 만한 변화는 분노 표현에 관한 질문인 기존 분노조절(anger control)이 내부적인 조절과 외부적인 조절로 세분화되었다는 점이다. 따라서 STAXI-2에서는 분노 감정의 표현을 더 세분화하여, 억제, 표출, 내적 조절, 외적 조절이라는 4가지 측면에서 보고 있다.

Aggression Questionnaire는
분노의 공격성을 측정

분노와 관련된 공격성을 평가하는 도구도 있다. 여기서 공격성은 분
노 감정과 함께 발생할 수 있는 행동으로, 1992년 Buss와 Perry가 개발
한 공격성 설문지(Aggression Questionnaire)[53]는 29개 문항으로 신체적
공격성(9개), 언어적 공격성(5개), 분노감(7개), 적대감(8개)을 평가한다.
여기서 신체적 공격성과 언어적 공격성은 행동적 차원에 해당하고, 분
노감은 정서적 차원, 그리고 적대감은 인지적 차원에 해당하여, 이를 명
료하게 구분하고 있다는 특징이 있다.

이외에도 트라우마 사건 경험 후 발생하는 분노반응을 측정하는 트
라우마 분노반응 척도-5(Dimensions of Anger Reactions scale-5)나 분
노와 관련해서 다양한 측면을 측정하는 다면적 분노 척도 등이 존재한
다.

화병척도를 통하여
분노를 측정한다

한국 고유의 문화관련증후군이자 분노증후군인 화병에 대해서도,
2008년 권정혜 등에 의해 그 성격과 증상을 평가하는 화병척도[54]가 개
발되어 있다. 31개 문항으로 구성된 이 화병척도 중, 성격척도(16개)는
화병의 발생에 기질적, 성격적 요인이 영향을 미치기 때문에 화병에 걸
리기 쉬운 개인적 특성을 평가하기 위해 개발되었고, 증상 척도(15개)는
화병 환자들이 특이적으로 호소하는 증상의 중증도를 평가하기 위해
개발되었다. 특히 화병 증상 척도는 절단점 30점이 제시되어 있으므로,
화병 진단을 위한 선별에 활용할 수 있다.

2008년 한방신경정신과 교수로 구성된 전문가 회의에서 개발된 화병

변증도구[55]는 앞에 기술한 척도들과는 달리 면접자 평가 방식의 평가도구다. 38개 문항을 통해 화병 환자들의 변증 유형을 간기울결(肝氣鬱結), 간화상염(肝火上炎), 심신불교(心腎不交), 기혈양허(氣血兩虛), 담울담요(膽鬱痰擾)로 구분할 수 있고, 2010년에 개발한 화병 한의 평가도구[56]를 통해 각 변증 유형별 증상의 정도를 평가할 수 있다.

화병과 관련된 척도가 다른 분노, 공격성 등의 평가 척도와 구분되는 점은 한국인의 문화적 특성에 맞게 분노 표현을 평가한다는 것과 분노에 동반된 정신증상과 신체증상을 유형화하고, 그 중증도를 평가한다는 것이다. 이에 따라, 화병 관련 평가 척도들은 분노 자체의 인지적 특성 또는 행동적 특성보다는 관련 정신 및 신체증상을 평가함으로써, 임상적으로 더 관련된다는 특징이 있다.

《화병 종합평가 검사지》[57]는 화병을 이해하고 진단하기 위해 여러 가지 요인들을 고려한다.

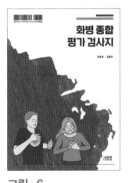

그림-6
화병 종합평가 검사지

*화병을 종합적으로 평가한 《화병 종합 평가 검사지》가 개발되었다.

①화병은 억울하고 분한 생각과 분노의 감정이 함께한다. 그리고 이와 인과관계가 있는 사건이 있다. 그래서 사건에 대하여 정리해야 하는데, 이를 위해 사건 질문지가 있다.

②화병은 독특한 증상이 있는 정신장애이다. 특히 일반적인 정신장애에 비하여 뚜렷한 신체증상을 특징으로 하고, 분노와 관련된 정서증상이 있다. 주목할 점은 분노 통제의 어려움을 호소하는데, 이 점은 화병의 최근 모습인 단기간의 반응, 연령이 낮아지고, 남성에게서 나타나는 화병에서 두드러진다. 이를 위해 화병 증상 척도가 필요하다.

③스트레스에서 분노, 그리고 화병으로 이어지는 과정에서 심리적 특성이 있다. 사회적 소외감, 대인관계 과민성, 문제해결 효능감 부족이 그것인데, 화병 환자가 가지고 있는 특징이다. 이를 위해 심리 특성 척

도가 필요하다.

《화병 종합평가 검사지》는 사건 질문지, 화병 증상 척도, 그리고 화병 심리 척도를 종합하여 화병을 진단 평가하는데, 특히 분노와 관련된 내용을 강조하고 있다.

화병을 진단하거나 평가하는 검사기기는 없을까?

임상에서 화병 환자분들을 진료하다 보면, 스스로 체크하는 설문지 외에 화병을 진단하거나 평가하는 검사기기가 없는지 질문하는 분들도 있다. 이 경우, 화병의 진단을 대신하는 것은 아니지만, 화병의 진단에 참고하거나 화병의 정도를 평가하기 위한 목적으로 몇 가지 검사기기들이 활용될 수 있다.

① 적외선 체열검사[58]

: 이 기기는 열감 등 신체의 한열과 관련된 증상이 두드러진 경우, 보조 진단 기기로 활용할 수 있다. 화병 환자들은 얼굴, 목, 가슴, 등처럼 상체의 열감을 호소하는 경우가 많은데, 이 기기를 통해 신체의 체열 분포를 시각적으로 확인할 수 있다. 이 검사는 시각적 효과가 명확하여 화병에 대한 현상적 설명이 잘 반영되며 임상현장에서 활용하고 있다.

② 심박변이도(수양명경경락기능검사)[59]

: 이 기기는 스트레스에 대한 저항력과 함께 자율신경계 균형을 평가할 수 있다. 이에 따라, 화병 환자 중에도 스트레스에 취약하고 자율신경계 불균형 증상이 있는 경우 보조적으로 활용한다. 화병 환자들의 경우 전반적으로 자율신경활성도의 감소가 관찰되고, 중증 환자의 경우 스트레스 저항력이 뚜렷하게 저하되어 있는 경우가 많다. 이 검사를 시행하면 초기 화병 환자와 만성적 화병 환자를 구별할 수 있다. 초기 화병 환자는 분노와 긴장이 높기 때문에 교감신경의 과항진을 확인할 수 있고, 만성적 화병 환자는 지쳐 있는 상태에서 교감신경의 활성도는 낮아지고,

도리어 부교감신경의 과항진을 관찰할 수 있다.

③ 압통 측정기[60]

: 한의사의 진단 중에서 촉진(觸診)은 중요한 요소이다. 신체의 민감점을 촉진하며 환자의 압통 호소 정도로 진단하기도 하는데, 화병에서 중요한 민감점은 양쪽 유두 사이 중앙에 있는 단중혈이다. 임상연구에 따르면 이 단중혈의 압통이 화병 증상의 정도와 상관관계를 보였다고 할 정도로 화병의 진단과 치료에서도 중요한 혈위이다. 연구 현장에서는 압통 측정기와 같은 기기를 사용하지만, 임상에서는 일반적으로 한의사의 촉진으로 확인한다.

13 연구 주제 ② - 성격

성격은 자신의 환경 속에서 살아가면서 만들어진 개인의 특성이다. 그러므로 어려운 환경을 헤쳐나가는 과정에서 만들어진 성격은 개인 본래의 모습에 환경이 합쳐진 결과물이다. 화병 환자들은 오랜 기간 스트레스를 받고, 이를 해결하지 못하며 보내는 시간 동안 그 환경에 적응하고 극복하기 위한 개인의 성격이 만들어진다. 그러므로 그 사람의 성격은 어떤 의미에서 개인의 생존을 위한 결과이기도 하다.

화병 환자의 성격을 알아보는 작업은 그 사람의 특성뿐 아니라 그 사람의 환경을 이해하는 과정이므로, 그와 같은 환경에서 만들어진 그 사람만의 생각, 행동, 감정의 특성을 비판하기보다는 이해해야 할 것이다.

분노의 상황에서 변화하는 각기 다른 개인의 모습을 관찰하면, 현재받는 고통 역시 이해할 수 있게 된다. 공격적인 태도나 수동적인 모습 모두 다른 사람에게는 이해되지 않을 수 있지만, 오랜 기간 스트레스의 결과물로 나타난 개인의 성격을 환경과 연결하여 듣다 보면 저절로 고개가 끄덕거려진다. 화병 환자의 모습이 이와 같다.

현재의 고통과 증상, 그리고 스트레스에 대하여 반응하는 분노의 폭발 혹은 지나치게 참아 내는 모습은 고스란히 그 사람의 성격으로 드러나게 된다.

사람마다 분노를 표현하는
방식이 다르다

분노 억제와 분노 표출은 그야말로 명확하게 대별된다. 일상에서 욕을 하거나 물건을 던지는 행동으로 분노를 표출하는 쪽과 참거나 그 자리를 피함으로써 분노를 억제해 버리는 쪽이 그것이다. 이를 공격적 성향, 수동적 성향이라고 말한다.

수동적 성향을 가진 사람은 끝까지 참고 상황을 피하거나 아예 부인하는 경우도 있으며, 심지어는 자책하는 경향을 보이기도 한다. 정작 자신에게 스트레스를 준 사람은 따로 있는데, 이것조차 자신이 못나서 생긴 결과라고 여긴다.

수동적 성향처럼 화를 오로지 참고 넘어가는 것은 매우 어렵다. 어떻게든 화를 풀어내어야 한다. 그래서 스스로는 직접 화를 내지 못하고 제3자를 향한 짜증과 신경질 혹은 상대방에게 화를 유도함으로써, 결과적으로는 자신의 화를 풀어내게 된다. 이를 수동 공격적 성향, 투영 공격적 유형이라고 설명하였다. 분노는 어떻게든 밖으로 나올 수밖에 없다.

다양한 분노 표현방식

분노를 경험하는 사람마다 그 표현 양식은 다를 수 있다. 그래서 이러한 분노 표현을 구분하고 정량화하기 위해 시도했던 연구자가 스필버거로, 분노의 평가도구 중 STAXI와 STAXI-2를 개발한 학자이다.

이 도구를 소개하며 STAXI에서는 분노 표현을 크게 분노 억제(anger-in), 분노 표출(anger-out), 분노조절(anger control)로 구분했다고 소개했다. 한편, STAXI-2에서는 분노조절을 더 세분화하여, 억제, 표출, 내적 조절, 외적 조절로 보았다고 소개했다.

이처럼 분노는 다양한 양상으로 표현될 수 있다. 여기서 중요한 것은 사람마다 경험한 분노를 표현하는 방식이 다르다는 점이다. 그리고 많은 연구에서 다양한 분노 표현방식을 조사해 왔는데, 대부분이 STAXI

나 STAXI-2의 분류인 분노 억제, 분노 표출, 분노조절 또는 분노심리학에서 제안된 분노 성향으로 공격적, 수동 공격적, 수동적, 투영 공격적의 범주에서 설명된다.

표-6 다양한 분노 표현방식

분노 표출 유형	대표 양상	특징
직접적 공격 표출형	"기분이 나빠서 감정을 실어 욕설을 마구 퍼붓는다." "나를 화나게 한 상대방에게 기분이 나쁘고 증오심에 불타서, 자존심 상하는 말이나 약점을 말하고 나면 후련하다."	분노를 느끼는 순간에 자신의 감정 표현을 중요하게 생각하고 상대방에게 감정을 쏟아냄으로써 해소하는 유형
숙고형	"화를 직접적으로 표현하지 못하고, 화난 상황을 혼자서 돌이켜 생각해 보며 화가 풀릴 때까지 속앓이를 한다." "화가 날 때 친구에게 하고 싶은 말을 하다 보면 위로가 되고, 내 편에서 도움을 줄 거라 생각하며 의견을 듣고자 친구들에게 이야기한다."	분노를 느끼는 상황에서 즉흥적으로 표현하지 않고, 자신의 분노 표현으로 인해 초래될 수 있는 결과를 신중하게 고려하고 반응하는 유형
수동적 간접 표출형	"화가 나면 너무 서러운 기분이 들어서 베개에 얼굴을 파묻은 채 이불을 뒤집어쓰고 소리 안 나게 운다." "서로 싸우는 것도 싫고 원만한 대인관계 유지를 위해서 겉으로 드러내지 않고 속으로 무어라 중얼거리며 삼킨다."	분노 대상에게 직접 표현하지 않으며 기본적으로 분노를 억제하고 스스로 해소하는 방향으로 간접적으로 분노를 표출하는 유형
회피 전환형	"짜증이 났을 때 음악을 듣고 있으면 마음이 편안하게 순화되는 것 같아서 조용히 방에서 음악을 듣는다." "배가 부르면 기분이 좋고 포만감, 충족감이 들어서, 화가 나고 짜증이 날 때 이것저것 먹게 된다." "기분이 좋아지고 잊어버릴 수 있어서 화날 때 TV나 게임에 집중한다."	공격적인 행동을 통해 분노가 해결되지 않음을 인식하고 상황 회피 행동을 통해 분노 감정을 전환하며, 대안 행동을 통해 분노를 순화시키는 유형
표출 제어형	"원인을 제공한 대상자와 무엇 때문에 화가 났는지 솔직하고 명확하게 이야기하다 보면 잘잘못을 가릴 수 있고 풀 수 있는 것은 곧바로 해결하고 넘어갈 수 있어서 바로 대화를 시도한다." "화를 많이 내면 내가 지는 듯한 생각이 들어, 내 의견과 상태를 합리적으로 설명하면서 차분하고 진지하게 상대방을 대하려고 노력한다."	겉으로 드러내 표현하는 공격표출 행동을 지양하여 분노 감정을 감소시키고, 이성적으로 냉정을 유지하며 분노를 통제한 상황에서 상대방과 대화를 시도함으로써 분노 감정을 해결하고자 노력하는 특성을 보이는 유형

국내에서 시행된 연구 중에, 사춘기 여성을 대상으로 한 심층 면담을 통해 분노 표현의 유형을 구분하기 위한 흥미로운 시도가 있다.[61] 이 연구에서는 심층 면담 결과, 분노 표현의 유형을 직접적 공격 표출형, 숙고형, 수동적 간접 표출형, 회피 전환형, 표출 제어형으로 구분했는데, 이는 앞에서 설명한 분류와 다소 차이가 있으나 참고해 볼 만하다.

분노 표현의 유형은
화병 환자에서도 그대로 재현

- 직접적 공격 표출형은 화병의 최근 모습이다. 이전 화병 환자에게는 없던, 주로 젊은 사람, 남자에게서 많이 나타나고 이른바 급성 화병의 특성이기도 하다.
- 숙고형은 이전 화병의 전형적인 모습이다. 결국, 참는 것이 자신에게 유리하다고 생각하는 것이 성격으로 자리 잡은 것이다. 직접적인 해결보다는 자녀나 친구의 도움에 의지하는 경향을 많이 보인다.
- 수동적 간접 표출형은 누적된 분노를 어떻게든 밖으로 내보내야 하는 절박한 상황에서 나온 성격이다. 혼자서 '참자'를 되뇌거나 몰래 울면서 자신을 위로하며 넘어간다.
- 회피 전환형은 화병의 변화된 모습이다. 어차피 해결하지 못할 문제에 매달리지 않고, 과감하게 자신의 스트레스 해결 방식을 선택한다. 좋은 방법이기는 하지만 해결을 미루는 문제를 가지고 있다.
- 표출 제어형은 임상현장에서 환자에게 강조하는 방법이다. 스트레스 사건과 감정을 잠시 분리하고 문제를 해결하는 것이다. 이런 방법으로 분노를 해결할 수 있다면 화병으로 이행되지는 않는다.

문제를 해결하기 위한
의사소통이 중요

화병은 결국 분노를 해결해야 나아지므로, 이를 위해서는 상대방과 대화를 나눠야 한다.

사티어(Satir)의 의사소통 방법을 통해 화병 환자를 연구[62]한 내용을 살펴보면 화병 환자들의 특성을 알 수 있다. 의사소통의 방법을 분류하면, 타인이나 그 당시의 상황을 존중하면서 자기 생각을 무시하고 내적 감정을 존중하지 못하는 '회유형', 자신을 보호하기 위해 타인을 괴롭히거나 비난하고 환경을 탓하는 '비난형', 지나치게 합리적인 상황만을 중요시하여 기능적인 것만을 말하고 객관적인 자료나 논리에 근거해서 의사소통하는 '초이성형', 앞뒤가 맞지 않는 이야기를 하고 산만한 행동을 보이며 심리적으로 혼돈된 상태를 보이는 '산만형' 그리고 소통의 내용과 내면의 감정이 일치하여 진솔하게 의사소통을 하는 '일치형'으로 나뉘는데, 화병 환자의 경우에는 회유형, 비난형, 초이성형이 특징적으로 나타난다.

화병 환자는 문제를 해결할 때 상황에 맞춰 자신의 분노 표출을 회피하거나 이와는 반대로 지나치게 이성적으로 해결하려고 하며, 해결하지 못하는 경우 사람이나 환경을 비난하는 특성이 있음을 알 수 있다.

성격별 분노 표현방식

개인의 다양한 성격도 분노의 표현방식에 영향을 미친다. 현재까지 가장 많이 연구되어 온 성격 유형 중 하나는 Big Five 성격 특성이다. 즉, 5가지 성격 분류인데, 이 분류체계는 1980년대부터 꾸준히 심리학계에서 받아들여져 온 성격 이론이다.

이 5가지 성격은 OCEAN의 약어로 자주 설명되고, 각각 경험에 대한 개방성(Openness), 성실성(Conscientiousness), 외향성(Extraversion), 우호성(Agreeableness), 신경성(Neuroticism)을 의미한다. 이 중에서 분노와 관련하여 주로 연구된 성격 특성은 신경성과 우호성이다.

연구에 따르면, 신경성(정서적 불안정성) 경향이 높고, 우호성이 낮은 것이 특성 분노와 가장 관련이 있는 특성이다. 특히 우호성은 신경성과 분노조절 간의 관계를 조절하는 것으로 나타났다. 즉, 신경성이 높더라도, 우호성이 높으면 분노조절에 보다 쉬웠다는 것이다.[63]

이외에도 여러 결과를 종합할 때, 신경성은 분노와 적대감의 강력한 예측인자로, 특성 분노와 관련된다. 또, 분노의 표현 방법과 관련해서는 특히 내부로 표현된 분노와의 상관관계가 더 높다고 알려져 있다. 반면, 우호성이 높은 경우에는 분노를 경험하더라도 외부적으로 분노를 표출하는 것보다는 공감의 태도로 분노를 표현하는 것과 관련이 있다.

체질과 성격에 따라 달라지는 화병

○30대 청년 E씨는 어린 시절부터 화가 많았다고 호소하였다. 몸 자체의 열도 많아 차가운 음료를 좋아하고, 곧잘 긴장했으며, 무슨 일이든 빠르게 처리하려 했는데 조금이라도 늦으면 짜증부터 났다고 한다. 최근에는 젊은 나이에도 불구하고 혈압이 높다는 이야기를 듣고 관리가 필요하다 생각되어 병원을 방문하게 되었다.

○40대 여성 F씨는 꼼꼼하기 그지없다. 어떤 일이든 철저하게 마무리하는 것에 익숙해 있다. 몸은 원래 찬 편인데도, 일하면 긴장이 되어 초조하고 불안해서 짜증으로 이어지며 열이 난다고 했다. 요즘 들어서는 왜 나만 이렇게 살아야 하나 자신을 곱씹게 되면서 억울하고 분한 생각이 들고 자주 분노가 폭발하는 바람에 병원을 방문하게 되었다.

E씨는 건장한 체격의 청년

어린 시절부터 규칙을 잘 지키는 모범생이며 리더 역할을 해왔다. 화가 많은 것은 원래 특징이었다. 자신의 모습을 편안하게 유지하면 열도 특별하게 많지 않고, 주위로부터 대접받으며 성실한 덕목을 지니고 비교적 일도 잘한다는 평가를 받았다.

그렇지만 스트레스를 받으면서 사정이 달라졌다. 직장에 신입으로 들어가면서 리더의 모습이 아니라 막내로서 회사 생활을 해야 했다. 물론 타고난 성실함으로 일을 잘했지만, 몇 차례 실수로 자존감이 떨어진 이후에는 긴장이 배가되었다. 꾸준한 성격에 긴장하면서 남들보다 더 열심히 일했지만, 도리어 실수가 잦아졌다. 이전까지는 주위에서 자신을 편안하게 바라봐 주는 것 같았지만, 이제는 자신이 주위의 눈치를 보면서 힘들어한다. 가슴답답함

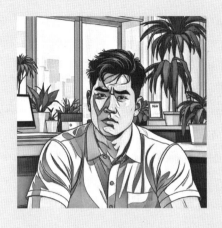

이 나타나고, 목덜미가 뻐근하고, 두통이 생기면서 불면증으로 이어졌다. 열심히는 하는데도 능률이 떨어지면서 간혹 무력감에 빠져 집에서 꼼짝도 하지 못하는 상황이 벌어졌다.

무엇보다 신체증상이 뚜렷하다. 특히 가슴 두근거림이 심해진 후 불안해서 방문한 정신건강의학과에서 공황장애 진단을 받기도 했다. 건강한 체격이라 주위에서 자신의 고통을 별로 알아주지 않는 탓에 분노가 폭발하여 직장 동료와 크게 다투기도 하였다. 젊은 나이에 혈압까지 오른다고 하니 차츰 걱정이 쌓이고 있다. 화병의 증상은 신체적으로 명확하다. 가슴의 답답함과 치밀어 오름, 그리고 분노의 폭발이다. 신체증상으로 고스란히 혈압을 올리고 있다.

F씨는 마른 체격의 소유자

어린 시절부터 꼼꼼하고 내성적인 성격으로 일 마무리를 잘하는 편이었다. 문제의 시작은 아마도 강박적인 성격 때문인 것 같다고 이야기한다. 무엇이든 철저하게 점검하며 임하는데, 일이 많아지면서 스스로 감당하기 어렵다는 생각이 들면서부터라고 한다.

처음에는 직장 동료에게 도움을 청했다. 원래 성격이 여럿과 잘 어울리지는 못했기 때문에 가장 가까운 동료에게 의존하였는데, 그 친구가 다른 친구와 친해지면서 나와 멀어지는 것 같은 이후로 그만 소원해졌다. 이후에는 직장에 나가는 것이 부담스러웠다. 혼자서 일을 다 처리해야 한다는 부담감을 안고 있는데, 최근에는 그야말로 일이 너무 많아졌다. 동료들은 그저 슬렁슬렁 일하는 것 같고, 결

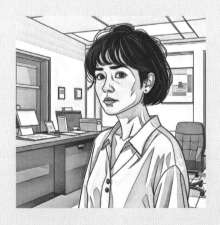

국 모든 일은 내가 책임져야 한다는 생각이 들면서 억울하고 분한 생각이 자주 들었다. 업무에 관해 이야기하는데 동료들이 대뜸 핀잔을 놓으면서부터는 그들과 점점 더 거리가 멀어졌다.

업무는 팀워크가 중요한데 동료들과의 교류가 없어지자 일이 점점 더 힘들어지고, 급기야 다 때려치우고 싶은 생각으로 하루하루를 보낸다고 했다. 화병의 증상은 정신적으로 명확하다. 억울함과 분함이 많아지고, 강박적인 행동으로 이어진 후 분노가 폭발하므로 화병이 심해지는 것이다.

⊙E씨는 태음인 화병의 모습으로, 신체 상황에 미루어 화병으로 이행될 여지가 많다. 태음인이 태음인의 모습을 잘 유지하면, 비교적 열이 많다 하더라도 조절 범위 내에 있게 된다. 그렇지만 스트레스를 지속해서 받으면서 다른 체질의 모습을 띠게 되면, 은은한 열을 넘어 폭발하는 열이 나타나게 된다. 즉, 태음인이 소양인의 모습을 띠게 되면 열이 더욱 두드러지게 드러나게 된다. 이런 경우 행동이 게을러지면서도 밖으로 드러내는 마음은 더 강화되기 때문에 분노의 양상은 보다 뚜렷하게 된다. 다른 사람에게 지지 않으려는 모습을 곧잘 드러냄으로써 사치스러운 자세로 비치기도 한다. 태음인이 태양인의 모습을 띠게 되면 폭군처럼 변하기도 한다. 교만한 태도가 심해지기 때문에 안하무인으로 행동하게 되며, 자신의 화를 밖으로 쉽게 드러내게 된다. 이런 경우 단지 신체의 열감뿐 아니라 과격한 행동, 심하면 폭력으로도 이어질 수 있다.

⊙F씨는 소음인 화병의 모습으로, 정신적 화병으로 이행될 여지가 많다. 소음인이 소음인의 모습을 잘 유지한 채 살아가면 비교적 소박한 행복에 만족할 수 있다. 그렇지만 직위가 올라가고 책임이 무거워지면, 부담감 역시 증폭된다. 특히 꼼꼼한 성격으로 인해 다른 체질에 비하여 부담감을 더 많이 가질 수 있다. 소음인이 태양인의 모습을 띠게 되면 자신을 스스로 속이게 된다. 자기 일을 마무리하지 못하는 것에 대한 반응이기 때문에 점점 더 속이 좁아지는 것이다. 그런 반응으로 인해 다른 사람에게 책임을 떠넘기는 모습을 보일 수 있다. 자신의 책임을 다른 사람에게 넘기려다 보니 불안함이 더욱 커지고 그런 자신의 마음을 들키면 모면하기 위해 화를 내면서 짧지만

강하게 분노를 드러낸다. 소음인이 소양인의 모습을 띠게 되면 자신에 대하여 과도하게 자부심을 품게 된다. 그런 행동으로 인해 남을 무시하고 자기 뜻대로 하려고 하며, 자신의 의견을 밀어붙이려 한다. 상대방이 이를 받아들이지 않으면, 자신의 뜻에 따를 것을 강요하지만 차츰 자신감을 잃으면서 분노를 함께 드러내게 된다.

자신의 체질대로 살아가면 큰 문제가 없겠지만, 주위의 환경과 주어진 일에 따라 다른 모습으로 변할 수밖에 없는 것이 사회생활이다. 환경에 적응하지 못하는 경우, 각각의 체질에 따라 다른 모습의 화병을 관찰할 수 있다. 치료를 진행함에 있어서, 먼저 그 사람의 본래 성격과 체질을 아는 것이 중요하다.

14 연구 주제 ③ – 분노와 기질, 체질

　정신장애 스펙트럼에 따르면 분노는 자극에 대한 일차적 반응이며, 이것이 해결되지 않으면 억울하고 분함으로 남아서 언젠가는 다시 문제를 일으키고 결국 화병으로 전환된다. 그런데 이 자극 이전에 고려해야 할 사항이 있는데, 바로 개인이 저마다 가진 특성이다. 이 가운데 가장 근본적인 것이 기질이며, 한의학에서는 체질로 설명한다.

　분노와 연관된 기질과 체질은 자극에 대하여 분노반응을 어느 만큼 일으키는지를 알아보는 것이다. 이는 개인이 가지고 있는 분노에 대한 취약성, 또 같은 분노반응이라고 해도 더 크게 반향하는 경우를 가늠해 보는 걸 가리킨다. 후자의 속성을 가지면 같은 상황일지라도 유달리 분노하기 쉽고, 또 화를 내면 남달리 강하게 표출한다. 물론 분노 표출만이 화병과 연관이 있는 것은 아니다. 살펴보면 그와 반대로 유달리 분노를 잘 참는 사람 그리고 잘 표현하지 못하는 사람도 있으며, 이들은 화를 낼 상황인데도 화를 내지 못하고 그야말로 억지로 참는 것이다. 이처럼 분노를 표출하든 참든 모두 개인의 특성과 연관이 있다.

　이러한 특성을 심리학과 정신의학에서는 어떤 기질로 특정하는 반면, 한의학에서는 체질적인 경향으로 설명하고 있다.

　분노는 일반적으로 자극에 대한 반응이다. 그러한 반응이 발생했을 때 바로 안정시키는 것이 최선이므로, 약물처럼 별도의 시간이 정해진 치료법보다는 즉각적으로 실행할 수 있는 분노 다스리기나 분노 관리하기 프로그램을 더 많이 활용하고 있다.

분노 다스리기와 관리하기 프로그램에서는 개인의 특성을 고려한다. 같은 자극이라고 해도 사람마다 분노에 다르게 반응하기 때문에, 분노 조절을 위한 호흡법이나 이완법처럼 일반적인 훈련이 있는 반면, 개인의 특성을 고려한 맞춤형 프로그램이나 훈련이 있게 된다.

화를 참는 것이 그 사람의 특성이라면 적절하게 화를 내는 훈련, 화를 내는 것이 그 사람의 특성이라면 화를 조절하는 훈련이 각기 필요한 것이다. 물론 화를 낼 준비가 항시 되어 있는 사람에게는 미리 화를 내는 것을 통제하거나 다른 방식으로 화를 푸는 방법을 제시하기도 한다.

만약 이러한 특성이 체질적 특성에 부합한다면 체질의 취약성을 조절하는 처방이 제공되기도 한다. 스트레스 상황에 대하여 역치가 높은 태음인의 경우, 증상이 나타나기 전이라도 쌓여서 폭발하기 이전에 문제를 해결하는 처방이 활용되는 것이 한 예이다.

특성 분노를 고려한 맞춤형 치료가 필요

분노 감정과 표현을 평가하는 대표적인 도구인 STAXI에서는 크게 상태 분노와 특성 분노를 구분한다. 그리고 이 특성 분노는 자주 분노를 경험하는 성향의 특성으로, 그 분노의 정도는 상황에 따라 가벼운 짜증에서부터 강렬한 분노까지 다양할 수 있다. 따라서 이 검사를 통해 특성 분노가 높은 것으로 평가된 사람은 분노 경험을 자주 할 가능성이 크다는 것이다. 이들을 위한 특화된 훈련이 필요하다.

상태 분노는 "바로 지금 이 순간, 나는 ~~다"의 질문인 반면, 특성 분노는 "일반적으로 평소에, 나는 ~~하다"를 설명하고 있으며, 이어서 "화나는 상황에서 보통 나는 ~~하다"로 분노의 표현을 조사하게 된다. 개인이 가지고 있는 분노 특성을 검토하면 일상에서 얼마나 쉽게 분노하는지, 그리고 분노가 있을 때 어떤 표현과 행동을 하는지 알 수 있으며, 이를 기반으로 적절한 분노 관리 프로그램을 제공한다.

기질성격검사를 통해
분노를 이해해 본다

사람의 인성을 타고난 '기질(Temperament)'과 살아가면서 변화하는 '성격(Character)'으로 구분하여 평가하는 기질성격검사(Temperament and Character Inventory)를 분노와 연관한 연구에 따르면, 충동적인 분노반응, 언어적 공격성 그리고 신체적 공격성은 모두 자극추구 기질과 유의한 연관성을 보였다. 또한 간접적인 분노 표현은 자극추구뿐 아니라 위험회피, 인내력과 관련이 있었다.[64]

이러한 결과는 분노반응이 기본적으로 자극추구라는 기질과 상관이 있음을 보여준다. 여기서 자극추구는 새로운 자극이나 환경, 강렬한 정서적 감각과 경험을 추구하는 경향성이라고 할 수 있다.

로버트 클로닌저(Robert Cloninger)의 이 인성 이론에서 기질은 유전적 경향이 강한 것으로 보며, 이에 따라 타고나기를 자극추구가 높은 사람은 분노 감정 및 이에 수반된 표현을 할 가능성이 크다고 볼 수 있다. 다만, 연구 결과처럼 위험회피(위험한 것을 회피하려는 성향)나 인내력(즉각적인 보상이 주어지지 않더라도 지속할 수 있는 성향)과 같은 다른 기질에 영향을 받아, 분노의 표현방식이 달라질 수 있을 것이다.

기질성격검사와 정신장애의 연관성이 직접적으로 연구되지는 않았지만, 위험회피가 높은 사람은 불안장애, 자극추구가 낮은 사람은 우울장애와 연관이 있을 수 있고, 자극추구가 높은 사람은 화병과 연관이 있을 것으로 추론할 수 있다. 이러한 추론은 한방신경정신과를 방문하는 환자를 대상으로 실시한 기질성격검사(TCI)에 나타난 화병 환자의 특성 연구[65]에서 화병군이 비화병군에 비하여 사회적 민감성(RD), 자기초월(ST), 유능감(SD3), 우주 만물과의 일체감(ST2)이 유의하게 높았는데, 다른 정신장애에 견주어 자기표현 등을 적극적으로 하는 것으로 나타난 연구 결과를 통해 이해할 수 있다.

화병도 유전적
경향이 있다

화병도 유전이 될까? 한국의 청소년과 청년층에서 화병 성격과 유전 및 환경의 영향을 조사한 쌍둥이 연구가 있다. 이 연구 결과에 따르면 화병 성격에 대하여 유전의 영향은 39%, 비공유환경의 영향은 61%로 나타났고, 공유환경은 통계적으로 유의하지 않았다.[66] 여기서 비공유환경이란, 일란성 쌍둥이가 각자의 삶 속에서 경험하는 환경을 의미한다 (개별 스트레스 사건, 학우 관계 등). 한편, 공유환경은 공통적으로 경험하는 환경을 의미한다(가정 분위기, 사회경제적 수준, 부모의 양육 스타일 등). 즉, 화병 성격은 개별적으로 경험하는 환경적 요인이 크게 작용하지만, 유전적 영향 역시 적지 않다는 연구 결과이다.

전장 유전체 관련분석(Genome-Wide Association Study)을 통해 분노 감정에 취약하게 만드는 유전자를 조사한 연구도 있다. 그 결과를 보면 Fyn(단백질)을 코딩하는 유전자 염색체 6q21에서 분노 기질 발현과의 관련성이 관찰되었다. 그런데 흥미롭게도 이 단백질(Fyn)이 관여하는 기능 중의 하나가 학습 및 기억이라는 점이다. 따라서 연구진은 Fyn 기능 상실로 고차원적인 인지 능력이 저하된다면, 반대로 폭발적인 분노반응은 더 쉽게 나타날 수 있다고 설명한다.[67]

사상체질을 통해
화병을 이해해 본다

화병과 사상체질 간의 관련성을 조사한 연구도 있다.

세명대학교 한의과대학, 상지대학교 한의과대학 그리고 연세대학교 원주의과대학 등의 연구진에서 실시한 조사에서는 화병과 관련된 다양한 요인 그리고 사상체질 간의 관련성을 알아보고자 했다.

총 649명을 대상으로 한, 이 연구의 분석 결과에 따르면, 사상체질 중 태음인(5.87%)과 소음인(6.15%)이 소양인(1.04%)에 견주어 화병으로 진단되는 비율이 높은 경향성을 보였다. 즉, 양인과 비교해 음인에서 화병으로 진단되는 비율이 높을 수 있다는 것인데, 이러한 결과에 대하여 연구진은 음인은 대체로 내향성이 강하며 정서적으로 불안정하고 감정을 외부로 표현하기보다는 쌓아두는 성향을, 소양인은 외향성을 나타내고 정서적으로 안정감을 보이며 감정을 외부로 잘 표현하는 성향을 지니는 까닭에, 이러한 성격적 특성이 화병 발생에 작용할 수 있다는 결론을 내리고 있다.[68]

분노 표출에서는 양인에서의 문제가 더 흔할 수 있다.

사상의학을 만든 이제마 선생은 양인에서 분노를 주의하라고 하였다. 즉, 태양인, 소양인은 애로지심(哀怒之心)을 주의하라고 하여, 분노가 양인에게 문제가 될 수 있음을 설명했다.

태양인은 애(哀: 측은지심으로의 슬픔)가 기본 본성이며, 자극에 따라 나타나는 슬픈 본성은 분노의 정서로 바뀌고, 소양인은 노(怒: 잘못을 부끄러워하고 악을 미워하는 분노)가 기본 본성이며, 자극에 의해 발생하는 분노의 본성은 슬픔의 정서로 바뀌게 된다. 그러므로 자신에게서 잘 드러나는 본성과 정서를 구분하여 행동해야 한다고 설명하고 있다.

분노조절 치료에 대한 반응에서도 사상체질별로 차이가 관찰되기도 하는데, 105명의 참가자를 대상으로 8주 동안 마음챙김 명상을 시행하고 사상체질에 따라 분노 변화를 조사한 연구가 있다. 이 연구 결과에 따르면, 마음챙김 명상을 통해 소양인은 분노 회피 경향성이 높아진 반면, 태음인은 분노 표출이 감소하고 회피와 분산의 경향성이 높아졌다.

한편 소음인에서는 분노 척도에 유의한 영향이 관찰되지 않았다. 이러한 연구 결과에 대해서, 소양인은 분노 해결방법을 회피에서 찾으려고 하는 반면, 태음인은 외부적인 분노 표출을 감소시키고 그 해결방법을 회피와 분산 모두에서 찾으려는 경향성이 있다고 설명한다.[69] 즉, 체질에 따라서 분노를 다루는 방법이나 화병의 발생, 그리고 화병 치료에 대한 반응도 다를 수 있다는 것이다.

분노는 어쩔 수 없는가?

Q1 분노는 타고나는가? 외부 자극에 의해 어쩔 수 없이 나타나는 것인가?

분노가 외부 자극에 대한 인간의 자연스러운 반응이라지만, 사람마다 다르게 반응하는 것을 볼 수 있다. 흔히 그 정도라면 이해와 납득이 된다고 말하기도 하지만, 도대체 이해하기 어렵다는 쪽도 있다. 자극에 따라 다르게 반응하는 경우도 있지만 상대방에 따라 다르게 반응하기도 하고, 때로는 자신의 상황에 따라서도 다르게 반응하는 것을 보면 그 사람의 특성과도 연관이 있다는 결론을 내리게 된다. 이른바 화를 잘 내는 사람이 있을 수 있다는 것이다. 그렇다면 이렇게 화를 잘 내는 사람은 타고나는 것인가? 아니면 환경에 적응하면서 어쩔 수 없이 화가 많아지는 것인가의 문제로 이어진다.

사람의 특성에 대해서 태어나면서부터 가지고 있는 **'기질'**, 환경에 적응하면서 드러나는 **'성격'** 그리고 사람의 본성과 연관된 한의학에서의 **'체질'**로 설명을 하고 있다.

●**기질**은 자극에 대해 자동적으로 일어나는 정서적인 성향이라고 설명한다. 심리생물학적 인성 모델을 기초로 하여 개발된 기질 검사에서 설명하는 네 가지 기질은 자극 추구, 위험 회피, 사회적 민감성, 인내력이다. 자극 추구가 높은 사람은 하는 일이 잘되지 않을 때, 위험 회피가 높은 사람은 위험한 환경에 노출되었을 때, 민감성이 높은 사람은 사회적 보상을 잘 받지 못했을 때, 그리고 인내력이 부족한 사람이 자극받으면 분노를 쉽게 일으킬 수 있다. 특정 기질이 피할 수 없는 상황과 마주치면, 그에 따라 분노가 쉽게 솟구치게 되는 것이다.

●**성격**은 환경과 맞닿아 가면서 변화하는 개인의 특성으로 설명한다. 외부 환경 변화를 문제의 중심으로 풀어가면서 부정적인 측면을 주로 강조하는 성격, 옳고 그름에 대하여 자기중심적으로 해석하고 판단하여 행동으로 옮기는 성격, 문제해결을 위해 감정과 행동이 쉽게 드러나는 성격 그리고 다른 사람과 잘 어울리지 못하는 성격의 특성을 가졌다면 분노의 경향이 더 높다. 그렇지만 성격은 워낙 다양하므로 특정 성격을 분노와 연계시키기보다는 그러한 성격이 형성되는 과정을 추론하는 것이 더 중요할 수 있다. 그리고 분노의 유형을 알아보면서 자신의 분노가 분출형인지, 격노형인지, 비난형인지, 통제형인지, 학대형인지도 알아본다.

●**체질**은 한의학 이론에 기반하여 개인의 특성을 설명한다. 체질 가운데는 양(+)의 성향이 두드러진 태양인과 소양인이 있고, 이들은 기본적으로 자극에 대하여 빠르게 반응하는 성향을 가지고 있다. 세상을 안타까워하는 태양인의 본성과 세상을 정의롭게 하고자 하는 소양인의 본성이 실현되지 않으면, 슬픈 마음과 분노의 마음으로 변화하게 된다고 설명한다. 이러한 마음이 쉽게 분노를 일으킬 수 있다. 물론 다른 체질인 태음인이나 소음인에게 분노가 없는 것은 아니지만, 태양인과 소양인이 더 쉽게, 더 강하게, 더 지속적으로 분노할 수 있다.

Q2 나는 분노가 많은 사람인가?

분노의 반응은 자연스럽고 정상적이며 어쩔 수 없는 것이라고 할 수 있지만, 이해의 범위를 넘는 경우 드러나는 분노의 형태 차이, 예측하기 어려운 분노의 반응 등은 개인이 가지고 있는 특징과도 연관이 있다고 봐야 한다. 화를 잘 내는 사람은 특성 분노가 높다. 특성 분노는 분노 경험과 관련된 개인의 심리 특성 중 하나로, 특성 분노가 높은 사람들은 더 자주, 더 강하게, 더 길게 분노하게 된다.

상태-특성 분노 표현 척도(STAXI, State-trait Anger Expression Inventory, Spielberger, 1988)는 특성 분노를 측정할 때 사용하는 도구로 자신의 분노 특성을 확인할 수 있다.

▶성미가 급하다 / ▶불같은 성미를 지녔다 / ▶격해지기 쉬운 사람이다 / ▶다른 사람이 잘못해서 내 일이 늦어지면 화가 난다 / ▶일을 잘하고도 다른 사람으로부터 인정을 받지 못하면 분통이 터진다 / ▶쉽게 화를 낸다 / ▶화가 나면 욕을 한다 / ▶다른 사람 앞에서 비판받으면 격분한다 / ▶내 일이 막히면 누군가를 때려주고 싶다 / ▶일을 잘했는데도 나쁜 평가를 받으면 격분한다.

결국 분노가 많은 사람은 기질적으로 우선적으로 급하고 쉽게 화를 내는 면이 있고, 성격적으로는 상대방과의 상황에서 민감하고 부정적으로 반응하며, 행동적으로 분노가 행동으로 이어질 수 있음을 알 수 있는데, 이런 특성이 있다면 스스로 분노에 취약하다는 데 대해 자기 평가를 할 필요가 있다. 그렇지만 정작 중요한 것은 자신이 화가 많은 사람이라는 것과 자신에게 분노 문제가 있다는 차이를 아는 것이다. 화가 많다는 사람에 대해서도 긍정적인 측면은 얼마든지 있다. 정의로운 사람, 원칙적인 사람, 일을 명확하게 하는 사람, 뒤끝이 없는 사람과 같은 표현이 여기에 해당한다.

하지만 분노 문제가 있다는 경우는 합리적이지 않게, 예측하기 어렵게, 일반적인 정도를 넘게 분노를 표출하고, 분노의 방향이 다른 사람의 동의를 얻기 어려우며, 또 분노가 행동으로 드러나는 상황에 해당한다. 결국, 병리적인 분노의 드러남이 문제가 된다는 것이다.

분노와 관련이 있는 기질, 성격, 체질

기질	성격	체질
자극 추구가 높은 사람이 하는 일이 잘 되지 않을 때, 위험 회피가 높은 사람이 위험의 환경이 노출되었을 때, 민감성이 높은 사람이 사회적 보상을 잘 받지 못하는 경우에, 인내력이 부족한 사람이 자극을 받게 되는 경우에 분노는 쉽게 일어날 수 있다.	외부 환경의 변화에 대하여 문제 중심으로 풀어가면서 부정적인 측면을 주로 강조하는 성격, 옳고 그름에 대하여 자기 중심적으로 해석하고 판단하여 행동으로 옮기는 성격, 문제 해결을 위해 감정과 행동이 쉽게 드러나는 성격, 다른 사람과 잘 어울리지 못하는 성격의 특성을 가지게 되면 분노의 경향이 더 많게 된다.	태양인의 세상을 안타까와 하는 본성과 소양인의 세상을 정의롭게 하고자 하는 본성이 실현되지 않게 되면, 슬픈 마음과 분노의 마음으로 변화를 하게 된다.

분노와 질병

분노로 인하여 정신장애뿐 아니라 신체 질병도 생긴다.

15 분노가 질병으로

분노가 그냥 한 번 일어났다가 사라지는 감정이라면 화병도 없을 것이다. 그렇지만 분노가 축적되면 여러 증상과 질병으로 이어진다. 분노가 단지 폭발하기만 해도 그럴 수 있다. 여기에 성격이나 행동의 문제도 주목해야 한다. 감정에 성격과 행동이 추가되다 보니 화병의 모습도 다양해지고 있다. 그리고 이러한 분노 문제가 신체 질병으로 이어지는데, 그 실마리를 화병에서 찾아볼 수 있다.

● 화를 내는 것이 병일까? 분노란 자극에 대한 반응이기 때문에 매우 자연스러운 현상이다. 하지만 자극이 워낙 크고 그에 대한 반향 역시 이에 맞서 커지면 문제가 되는 것 또한 사실이다. 상황에 걸맞지 않을 정도로 분노를 심하게 드러내는 사람을 환자로 볼 수 있고, 때로는 매우 극단적으로 반응하며 이를 행동으로 옮겨서 폭발하는 문제를 일으키기도 한다.
  – 자극에 합당하지 않은 분노를 드러내, 분노 폭발이 문제인 사람: 분노를 심하게 폭발하는 사람

● 분노반응이 자연스러운 현상이라지만, 자극이 반복되고 그에 따른 반응도 반복되면서 분노가 습관이 되고 일상이 되는 사람도 있다. 그러다 보면 분노를 쉽게 드러내는 사람, 이른바 짜증이 많은 사람이 된다. 때로는 이런 현상이 오래되면서 줄곧 짜증을 달고 사는 사

람도 있다. 사소한 것에도 늘 짜증을 내는 사람이다.

- 분노가 일상이 되어 버린 사람으로, 쉽게 짜증을 내는 사람: 짜증이 많은 사람, 짜증을 달고 사는 사람

● 자극에 대한 반응으로 분노를 경험하고 드러내기도 하지만, 그 사람의 성격이나 기질적 측면의 문제가 있을 수 있다. 마치 성격장애의 하나처럼 보이는 것으로, 소위 분노가 체질인 사람이다. 이 경우는 비교적 어린 시절부터 화가 두드러졌으며 주위에서 이미 화를 많이 내는 사람으로 알려져 있을 것이다.

- 늘 분노를 달고 있어서, 언제 화를 낼지 몰라 가까이하기 어려운 사람: 분노가 체질인 사람

● 오랫동안 분노를 달고 살다 보면 정서적인 측면에 한정하지 않고 신체적인 증상으로 이행되고, 때로는 질병으로 이환(罹患)되기도 한다. 기본적으로 분노는 자율신경계에 영향을 미쳐서 코티솔의 반응을 유발하게 된다. 이는 먼저 심장질환에 직접적인 연관이 있다. 심장질환과 연관되는 것은 고혈압이나 뇌졸중을 비롯한 심혈관계 질환들이다.

- 스트레스로 인해 교감신경계의 반응이 잘 일어나는 사람: 분노의 직접적인 영향으로 발생하는 심혈관계 질환

● 분노가 일차적으로 교감신경의 흥분과 연관된 증상을 유발하였다면, 이것은 시간이 지나면서 코티솔의 과다 분비 이후에 발생하는 이차적 문제로 넘어가게 된다. 기본적으로는 과도한 자극으로 노출된 신경계 질환이 있고, 스트레스를 감당하지 못하면서 드러나는 면역계 질환이 있다.

- 스트레스로 인한 장기간의 변화로 만성 질환에 이행된 사람: 장기간의 스

트레스 노출로 인한 신경계와 면역계 질환

● 물론 분노는 불안 그리고 우울과 관련성이 높다. 분노를 드러낸 이
후에는 문제해결에 따른 갈등이 동반되면서 자연스럽게 불안이 발생
한다. 그리고 그 문제를 해결하지 못하는 상황에 당면하면 결국 우
울 상태로 넘어가게 된다. 이처럼 분노, 불안, 우울은 초진단적 측면
에서 보면 정신장애에서 하나의 스펙트럼으로 이어지게 된다. 그러다
보니 역학적으로 화병을 포함하는 여러 정신장애는 공병이라는 형태
로 함께 드러나게 된다.
  - 분노, 우울, 불안이 함께하는 정신장애: 분노와 관련된 다양한 정신장애로,
    여러 정신증상을 가진 사람

● 이런 여러 질병 가운데 분노의 특성을 가장 잘 드러낸 병이 화병이라
고 할 수 있다. 아예 병 자체가 억울하고 분한 감정이 분노의 형태로
폭발하는 병이기 때문에 오롯이 분노라는 특성을 담고 있다. 더군다
나 분노의 성질을 담은 화의 양상으로 다양한 신체증상 또한 가지고
있어서 분노에서 파생된 질병이라고 정의하기에 매우 독특하면서 확
실한 질병이다.
  - 분노로부터 파생된 명확한 화병: 전통적인 화병은 억울함과 분함을 가지고
    있다가 시간이 지나 독특한 화병의 신체증상을 가진 환자

*

분노로 인하여 문제가 되는 사람은 많다. 그리고 분노는 질병으로 이
행되기도 한다. 분노가 질병으로 이어지는 과정의 각 단계에서 확인해
봐야 할 사항들은 다음과 같다.

❶ 화병의 발병에 개인이 가지고 있는 인자가 있는지 알아본다. 바로 분노와 연관된 성격, 기질, 그리고 체질의 문제다. 태어날 때부터 화가 많은 사람, 쉽게 화를 내는 사람, 잘 참지 못하는 사람, 여러 정서 가운데 분노가 두드러진 사람이 여기에 속한다. 한의학에서는 분노와 관련된 성격을 체질로 설명한다.

화병 체질인지를 검토한다.

체질적인 관점에서 보면 기본적으로 분노는 양(陽)의 성질을 가지고 있어서 양인에게서 쉽게 나타나는 현상이다. 그런 까닭에, 감정으로 분노를 가진다는 노정(怒情)의 태양인과 본성적으로 분노를 가진다는 노성(怒性)의 소양인이 두드러진다. 그렇지만 다른 체질 역시 분노의 문제를 가지는데 태음인은 성실함에서 벗어나는 경우 사회적 안정을 위한 분노, 소음인은 합리적 사고에서 벗어나는 경우 짜증으로 드러내게 된다.

❷ 화병의 가장 중요한 원인은 스트레스다. 그러므로 외부 환경의 문제를 알아본다. 분노는 반복되는 사소한 스트레스부터 단 한 번의 강력한 스트레스까지의 자극과 이로 인한 반응에서 나오는 감정이다. 다만, 단기간의 반응으로 생겼다가 곧 사라진다면 병이라고 할 수 없다. 과도한 분노반응 혹은 누적되는 분노가 문제다.

단순 스트레스 반응인지를 검토한다.

인간의 삶에서 정서는 자연스러운 반응이다. 특히 분노는 일차적인 반응이자 힘이 있는 반응으로, 그 역동성 때문에 파괴적인 특징을 갖게 된다. 이러한 특징을 가진 분노는 질병으로 이행하는 과정에서 일차적으로 작용하게 된다. 분노로 인하여 기가 위로 치받아 오르게 되면, 열과 함께 기의 변동이 발생하여 인체의 조화와 균형을 깨뜨리면서 질병으로 이행되는 것이다.

❸ 화병에 있어서 시간이라는 중요한 요소를 확인한다. 질병으로 이행하는 데는 시간이라는 것이 걸리고, 그렇게 질병으로 이행이 되면 원상태로 다시 돌아가는 것은 쉬운 일이 아니다. 스트레스를 받으면 혈압

이 올라가고, 한번 고혈압에 들어서고 나면 쉽게 혈압이 안정되지 않는다. 더구나 암과 같은 고형물이 만들어지면 회복에 많은 시간이 걸린다.

지속적 스트레스의 결과인지를 검토한다.

자극에 대한 반응의 과정을 보면 시간이 중요함을 알 수 있다. 큰 자극에 대하여 뚜렷하게 반응하는 경우도 있지만, 사소한 자극이라 하더라도 반복되는 상황에서는 반응이 일어난다. 한 번 반응이 나타나면 이후에는 동일한 자극에 대하여 반응이 반복되고 이는 증상으로 이어진다. 그리고 증상으로 변화가 되면 고착화되어 잘 변화하지 않으므로 자극이 없는 경우에서조차도 증상은 이어진다.

❹ 화병 환자가 가지고 있는 억울하고 분한 기억이 질병을 일으키는지 알아본다. 기억 역시 쉽게 사라지는 것이 아니다. 억울하고 분한 감정에 싸여 있는 경우에는 마치 신체의 고형물처럼 쉽게 사라지지 않게 된다. 더구나 기억은 시간이 지나면서 왜곡이 되거나 증폭이 될 수도 있다. 화병 환자가 가지고 있는 억울함과 분함에 대한 기억은 질병의 원인이 된다. 현재 시점에서 사라진 스트레스라고 하더라도 기억이 남아 있으면 언제든 화병으로 이어진다.

트라우마로 남아 있는지 검토한다.

정서를 관장하는 뇌의 부위는 변연계이다. 이곳에 위치한 해마, 편도체들은 또한 기억과 관련이 있다. 그래서 기억과 정서가 합쳐지는 경우 트라우마로 고착화된다. 그리고 새로운 자극이 들어오면 이전의 기억과 합쳐져서 새로운 해석을 내놓기도 한다. 이러한 과정을 거치며 화병이 점점 더 심해지고 또 변형된다.

❺ 화병 환자에게 분노라는 정서 이외에 다른 감정의 변화가 있는지 알아본다. 처음에 있던 분노의 감정이 지속되지 않고 불안과 우울로 바뀌고, 다시 분노가 일어나기도 한다. 정서나 감정이라는 한 단어로 이야기하지만, 수많은 감정이 변화하며 뒤섞이기도 하고, 또 여럿이 동시에 일어나기도 한다. 그래서 정신장애는 걷잡을 수 없는 경우가 많다.

분노 외의 다른 감정이 있는지 검토한다.

정신장애를 스펙트럼으로 보는 것은 다양한 정서적 문제가 공존하기 때문이다. 처음에 분노로 시작되었다고 하더라도 분노에 머물러 있지만은 않는다. 불안으로 변하고, 또 우울로 이행된다. 그러다 보니 화병만 하더라도 우울증, 불안장애와 높은 공병률을 보이게 된다. 이미 모든 정신적 문제를 함께 가지고 있는 것이다.

❻ 화병 환자에게 결과적으로 증상들이 고착화되는지를 확인한다. 분노가 신체 질병으로, 고혈압이나 암과 같이 특정 상태로 고착화되기도 한다. 화병에서 나타나는 증상 역시 가슴답답함, 치밀어 오름, 열감 등으로 고착화된다. 심지어는 스트레스가 사라진 후 자극이 없어도, 오롯이 신체증상만 남는 경우도 있다. 신체증상뿐 아니라 행동 특성으로 고착화되기도 한다.

화병 증상으로 고착되었는지 검토한다.

화병의 증상들은 매우 특징적이다. 이런 특징을 질병 행동이라고 부르기도 한다. 그리고 이 증상의 조절이 화병 치료에 결정적인 영향을 미치게 된다. 열감 없애는 게 화병을 치료하는 첫걸음이라고 하는 것은 그러한 이유에서다. 환자는 열감을 화병의 상징적인 증상으로 인식하고 있으므로, 열감을 떨어뜨리면 화병 역시 치료되고 있다고 생각한다.

✳

　분노로 인하여 다양한 질환과 장애가 발생하는데, 화병은 분노를 특징으로 하는 다양한 정신 및 신체증상이 있는 병임을 확인할 수 있다.

16 분노와 신체 질환

분노로 인하여 병에 걸렸다면 분노를 없애는 약을 쓰면 될 텐데, 항불안제, 항우울제라는 약은 있지만 아쉽게도 항분노제는 없다. 인간의 여러 감정 가운데 분노는 우울과 불안만큼이나 인체에 악영향을 미치지만, 약물치료보다는 인지행동치료나 분노 관리 프로그램과 같은 비약물요법으로 다룬다.

명백한 원인이 있음에도 분노가 사그라지고 나면, 마치 치고 빠지는 감정 같아서 약물치료는 별달리 의미가 없기 때문이다. 그렇다고 문제가 없어지는 것은 아니다. 분노를 반복하게 되면 점차 분노에 취약해지면서 더 쉽게 분노하고, 더구나 반복되어 지속 상태가 길어지면 이차적으로 다른 질병에 노출될 수 있다. 그럴 때도 분노를 위한 약은 고려하지 않는 상태에서, 해당 질병에 따른 약물치료를 하게 된다.

결국, 원인은 남겨둔 채 결과만을 대상으로 치료를 하는 셈이다. 대표적인 질환이 고혈압이고 심장질환인데, 약을 쓸 때는 정작 그 원인이라고 할 분노에 대해서는 묻지도 않고 또 대책도 없이 해당 질병에 따른 약물 처방만 이루어진다.

분노와 관련이 높은 심장질환

분노를 경험해 본 적이 있다면, 분노와 심장질환과의 관계를 쉽게 알 수 있다. 처음 화가 나면 분노는 아주 짧은 시간에 절정까지 다다른다. 불과 15초에서 길어야 90초 정도 만에 교감신경계 활성과 분노에 관련된 호르몬이 최고조에 도달한다. 이른바 스트레스에 대한 급성 반응이 강하게 나타나는데, 흥분하고, 열이 치받아 오르고, 심장이 두근거리고, 근육이 긴장되는 등의 격한 반응이 나타나는 것이다.

이 상황에서 심장이 영향을 받아 당연하게 심장 박동수가 올라가고, 혈압도 오르게 된다. 이 상태가 오래 가거나 해결되었다가도 반복이 되면, 이후에는 사소한 자극에도 그와 비슷한 반응을 유발하며, 심지어는 행동 양태나 성격까지도 변화하게 된다. 이전과 달리 마음이 조급해지고, 무엇이든 빨리빨리 하고 완벽하게 해야 한다는 생각이 든다면 이미 습관화되었다고 보아야 한다. 이어 분노와 직접 관련이 있는 질병인 고혈압, 뇌졸중, 심장질환 등 심혈관계 질병이 나타나게 된다.

화병과 심장질환과의 관련성은 화병 환자의 행동유형으로도 알 수 있는데, 높은 성취동기를 나타내며 공격적, 적대적, 경쟁적인 성향과 함께 참을성이 부족한 A형 행동유형의 비율은 비화병군에서 28%인데 비하여, 화병군에서는 71%로 높은 비율을 보이고 있다.[70] 또 화병 환자는 심장질환에도 취약한데, 여성 환자의 역학 연구에서 10년 이내 심혈관계 질환 발생 위험률이 현저하게 높게 나타난 결과를 확인할 수 있다.[71] 이처럼 화(火)의 속성이 한의학 오행 이론 가운데 심장과 관련이 높음은 임상적으로나 이론적으로도 명확하다. 그러므로 화가 드러나는 상황에서는 화병과 심혈관계 질환을 함께 고려할 필요가 있다.

스트레스 문제해결을 위해 부교감신경이 작동

비록 스트레스를 해결하지 못하더라도, 분노 상황이 종료됨과 동시에 인체는 스스로 회복력을 키우기 위해 선행되었던 교감신경계 활성 및 분노와 연관된 호르몬 분비와는 반대되는 작용이 일어난다. 즉, 부교감신경계 활성 및 관련된 호르몬이 작용하여 인체를 이완시키려고 노력한다는 것이다. 그러나 부교감신경이 활성화되었다고 해서 무조건 좋은 것은 아니다.

힘을 빼고 안정을 시키고는 있지만, 시간이 지남에 따라 인체의 면역력은 저하되기 때문이다. 그래서 정작 스트레스가 한창 심했을 때는 문제가 없다가, 안정이 되고 난 이후에 질병을 앓게 되는 경우가 많아진다. 단기적으로 감기와 같은 생활 속 증상이나 아토피와 같은 알레르기 질환이 악화되고, 당뇨나 암처럼 만성적이며 치명적인 질병과도 연관될 수도 있다. 또한 이러한 스트레스 상황을 피하면서 행동 패턴이나 성격도 변하게 된다.

이전과는 달리 무엇을 하든 적당히 하려 할 뿐 아니라 무기력해져서 쉽게 포기하며, 때로는 다른 사람의 말을 무조건 수용하는 행동이 나타나기도 한다. 이처럼 달라지면 습관화되어 버렸다고 할 수 있다. 결국, 분노가 아닌 분노를 참고 인내하면서 생기는 병들이 나타나는 것이다.

과도한 부교감신경 활성화도 문제가 될 수 있다

부교감신경의 과도한 활성화는 무기력함이나 우울감뿐 아니라 신체 여러 곳에 문제를 일으킨다. 또한 과도한 활성화의 문제는 눈, 피부, 순환기, 소화기, 방광, 생식기에서 일어난다.

눈의 문제는 어두운 곳에서도 동공이 안 커져서 사물을 구별하기 어렵게 된다. 피부의 문제는 땀을 흘리는 것을 억제하여 체온 조절이 잘 안 된다. 순환기에 있는 부교감신경은 기립성 저혈압과 관련이 있어서 누워 있다가 일어설 때는 교감신경이 활성화돼야 피가 뇌까지 제대로 공급되어 어지럼증이 생기지 않는다. 그런데 만약 교감신경이 제대로 작동하지 못하면 기립성 저혈압으로 실신할 수 있다.

부교감신경은 장운동을 활성화시키지만, 활동이 과도하면 설사형 과민성 장중후군이 생긴다. 또한 방광을 수축시킴으로써 소변이 충분히 차지 않아도 배출하게 되는 과민성 방광을 겪을 수 있다.

남성의 경우, 사정할 때도 문제가 되는데, 부교감신경이 활동하면 방광 근육이 제대로 수축하지 않아 정액이 방광으로 들어가는 역행성 사정을 유발한다. 심지어 부교감신경이 지나치게 활성화되면 몸이 외부 침입자에 과민하게 반응하여 알레르기성 질환이 생길 수도 있다.

교감신경의 반응과는 달리 시간이 지나서 나타나는 부교감신경의 과도한 활성화는 인체의 다양한 부위에 이상을 초래한다. 자율신경계가 인체 곳곳에 넓게 펼쳐져 있기에 나타나는 반응 역시 다양한 것이다.

결국, 분노를 장기간 겪으면서 결과로 나타나는 것은 이른바 면역계와 신경계 질환들이다. 이는 정신신경면역학의 범주에서 해석하는 질병이며, 스트레스로 인해 유발되는 일반적응증후군에 해당한다.

인체가 분노에 대하여 저항을 한 이후 더이상 저항하지 못하여 발생하는 결과로, 스펙트럼 정신장애의 관점에서는 종착점이고 결과물이다. 이들은 특히 분노 억제나 분노를 어쩔 수 없이 받아들인 결과로 발생한다. 때로는 스트레스를 잘 조절하는 것처럼 보이기도 하지만, 실제로는 스트레스에 대하여 저항할 힘이 없어서 생기는 현상이다.

더이상 분노가 없는 상황에서는 원기를 다시 회복하는 것이 필요하다. 저항하는 힘이 아니라 회복하는 힘이 필요한 것이다. 스트레스 이후에 부교감신경의 항진이 지속되면 무기력과 함께 면역력 역시 저하되는 상황이 나타난다. 다시금 활력을 불어넣어 줘야 한다.

이때 필요한 것은 활동량을 원래 수준으로 회복하는 것이다. 음식을 맛있게 먹어 영양을 보충하고, 이로부터 얻은 에너지가 작동될 수 있도록 이전보다 조금 더 활동량을 늘려보는 것이 좋다. 그리고 다시 일상으로 돌아가 활동을 하는 것이다. 어쨌든 시간을 갖고 원래 상태로 돌아가야 한다.

교감신경과
부교감신경 부조화

자율신경실조증은 자율신경계의 양 축인 교감신경과 부교감신경의 부조화로 설명할 수 있다. 스트레스에 반응하는 가운데 교감신경이 활성화되고, 또 이에 적응하고 회복하기 위해 부교감신경 역시 활성화된다. 그런데 균형과 조화가 깨지면 이 둘의 불균형이 드러나게 된다.

일본 심신의학회는 자율신경실조증을 "여러 가지 자율신경계의 부정수소(不定愁訴)를 가지고 있으며, 임상검사에서는 기질적 병변이 인정되지 않고 현저한 정신장애가 없는 것"이라고 정의하였고[72,73] 심신증의 하위범주로 설명하고 있다. 한국의 한의학계에서는 자율신경실조증을 스트레스나 긴장 상태가 지속되면 가장 먼저 자율신경의 균형이 무너져 우리 몸에 여러 가지 부작용을 낳게 되는데, 특히 교감신경의 과흥분은 집단 방출의 특징이 있어 여러 가지 증상을 동시에 유발하는 상태라고 본다.

중국에서는 스트레스로 인한 자율신경계의 교감신경 항진 반응을 설명하기 위해 심장신경증이라는 질환명을 자주 활용하고 있다. 중국에서의 심장신경증은 특별한 유형의 신경증이며 매우 흔한 심혈관계 질환이다.[74]

주요 증상은 심혈관계의 기능장애이며 신경증의 다른 징후가 결합될 수 있다고 본다. 증상은 다양하며 흔히 두근거림, 흉부 통증, 가슴답답함, 숨가쁨, 호흡곤란, 현기증, 불면, 꿈(다몽) 등이다. 현재 진단에 사용할 수 있는 명확한 이화학적 검사 지표는 없으며, 흔히 사용되는 자가진단 작성 척도로 환자의 증상을 채점하고, 그 점수로 질병의 중증도를 평가하거나 치료의 평가 기준으로 활용한다. 일부 학자들은 심박변이도검사(HRV) 분석 결과와 심장신경증 진단의 관계를 연구하고 있다.

자율신경실조증은 한의학의 질병 개념을 가지고 있다. 교감선경과 부교감신경은 음과 양으로 설명되는데, 《자율신경실조증 한의표준임상진료지침》[75]에서는 기질적 장애 없이 스트레스로 인해 나타나는 자율신경 실조를 '자율신경실조증'으로 보고, 중국의 심장신경증 및 일본의 자율신 경실조증의 진단기준을 참고하여 다음과 같은 진단 준거를 제안하였다.

A. 자율신경실조로 인한 여러 가지 증상을 호소함: 편두통, 현기증, 멀미, 불안, 우울 등의 신경정신계 증상, 고혈압, 저혈압, 부정맥, 빈맥, 흉통 등 순환기계 증상, 만성 위염, 신경성 구토, 과민성 대장 염, 배당김, 식욕부진 등 소화기계 증상 등
B. 자율신경 기능 이상이 표준화된 검사(수양명경경락기능검사, HRV)를 참고하여 확인됨
C. 다른 의학적 상태에 의한 것이 아니고, 주요 정신장애로 잘 설명되지 않음
 −주요정신장애(우울장애, 양극성장애, 불안장애, 조현병 등)는 배제함
D. 음과 양의 부조화가 한의학적 변증 도구를 참고하여 확인됨

정서는 기의 변화를 일으키고 결과로 증상이 된다

분노에 대한 즉각적인 반응은 기를 위로 치받게 한다는 것이다. 열을 위로 끌어 올리고, 과도하게 긴장을 만드는데 심장질환과 직접적으로 연관이 된다. 분노가 기를 치밀어 오르게 하고 결국 피의 순환에도 영 향을 주어 뇌졸중으로 이어진다.

기가 뭉치면 소화장애를 일으킨다. 기가 자꾸 내려가는 경향이 있으 면 배뇨장애가 생긴다. 공포로 인해 소변을 자주 보러 가는 것도 이러한 기의 변화로 설명한다.

화는 심장에 영향을 미치게 된다. 화를 관장하는 심장과 물을 관장 하는 신장 기능에 불균형이 발생하는데 심장과 신장은 고혈압과 직접적 으로 관련이 있는 장기다.

정서는 기의 순환을 방해하고, 기 순환의 이상은 혈행의 순환에도 이 상을 초래한다. 순환의 문제가 발생하면 불통즉통의 문제를 일으켜서 통증을 유발하게 된다. 순환의 장애는 전신에 골고루 영향을 주어야 하 는데 한쪽으로 치우치는 문제는 결국 불균형을 유발하게 된다. 순환의

문제가 병리적 산물로 이어지게 되면 담과 어혈이 생긴다. 이것이 더욱 뚜렷하게 고형된 물질로 발전하면 적취나 징가가 나타나는데 오늘날 암에 해당하는 병증으로 이어지는 것이다.

*

분노는 여러 질병과 관련이 있다. 스트레스에 대한 첫 번째 반응에서부터 시작한 심혈관계 질환과 기의 변화가 일어나는 다양한 병증, 자율신경실조증을 거쳐 마지막 결과물로 각종 신체 질병을 일으키게 된다. 그리고 그 과정에서 화병의 변화를 볼 수 있다.

고혈압을 앓고 있는,
암을 앓고 있는 화병

ㅇ50대 후반 G씨는 자수성가한 사람이다. 젊은 시절부터 열심히 일했다. 비록 억울하고 분한 일들도 많았지만 꿋꿋하게 견디면서 지내왔고, 이제는 제법 안정된 생활을 하고 있다. 그런데 문제는 목덜미가 뻣뻣한 양상이 반복되며, 건강검진에서 고혈압 진단을 받고 심장에 문제가 있다는 이야기를 들으면서부터 시작되었다.

ㅇ40대 초반 H씨는 한 맺힌 삶을 살아왔다. 결혼한 이후에 자녀를 갖지 못한다는 이유로 시댁으로부터 온갖 비난을 다 들었다. 정작 도와주어야 할 남편도 슬쩍 물러서는 거들지 않았다. 늦은 나이에 아이를 낳아 키우면서 이제는 행복하리라 생각했는데, 건강검진에서 유방암이라는 진단을 받았다. 억울하고 분했던 과거의 삶이 나에게 이런 결과를 안겨주었다고 자책하며 힘겹게 병원을 방문하였다.

G씨는 선천적으로 건장한 사람

젊은 시절부터 산전수전 모두 겪었지만, 이만큼 자신을 지탱해 준 것은 타고난 건강이었다. 오로지 열심히 일하였다. 성공하기 위해서는 어쩔 수 없었다. 주어지는 일을 닥치는 대로 하였다. 그러므로 성격이 급한 까닭에 서둘러 일하면서도 나름 완벽하고 철저하게 진행해서, 상사로부터 인정도 받고 성과도 잘 내어 성공한 중년을 맞은 듯했다. 그처럼 열심히 일한 결과는 제법 성공적이었다.

50대 중반 이후에 여러 증상이 나타나기 시작했다. 살이 찌고 목덜미에 압박감이 있어서 병원을 찾았다가 고혈압 진단을 받았다. 처음에는 힘이 들 때

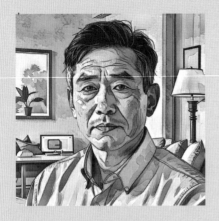

만 혈압이 반응하였지만, 시간이 가면서 줄곧 높은 혈압이 유지되었다. 심지어 편안한 일요일 아침조차도 혈압이 떨어지지 않고 높은 경우가 많았다. 가슴 두근거림과 뻐근함이 덩달아 나타나기 시작했다. 순환기내과를 방문하여 검진받았더니, 스트레스로 인한 심장 문제 발생 가능성이 있다는 주의를 들었다.

이런 상황에서 쉽게 화를 내는 스스로를 발견했다. 자신이 열심히 살아온 데 견주면, 다른 사람들은 그렇지 않다는 것에 자주 화가 났다. 그러다 보니 주위 사람들과 점점 더 불편한 관계가 되었고, 가족들하고도 마찬가지였다. 열심히 일만 하느라 아내와 자녀들과 그다지 따뜻한 관계를 만들지 못했기 때문에 요즘은 서먹하게 지내면서, 자신이 화를 자주 낸다는 걸 새삼스럽게 발견했다. 혈압은 지속해서 문제가 되므로, 점점 더 걱정이 커진다.

화병 증상 가운데, 특히 가슴의 두근거림과 답답함이 자주 나타난다. 더 큰 문제는 분노가 빈번하게 이는 데다가 참을성도 부족해져서 욱하는 마음뿐 아니라 상대방에 대한 비난, 심지어는 욕 같은 것도 불쑥불쑥 나온다.

H씨는 순종적인 사람

어린 시절의 가정환경에서 벗어나 결혼하면 자신의 인생이 바뀔 것으로 생각했다. 그런 만큼, 결혼 생활을 잘하기 위해서는 무엇이든 참아야 한다고 생각했다. 결혼 초, 시댁으로부터의 구박은 참고 견디면서 극복해야 할 것이었다.

아이를 갖지 못하는 책임을 온통 뒤집어쓰면서도 자신의 잘못으로 돌렸다. 언제나 말을 잘 들어주고, 또 친절하며 상냥하게 대하려고 무진 애를 썼다. 화를 낼 일이 있어도 꾹꾹 참았다. 참는 것이 복이고 미덕이라는 생각, 그리고 화를 내게 되면 더 많은 화를 가져올 수 있다는 어릴 적 경험이 순종적이고 참는 인간으로 만들어 놓았다. 그런 자신을 주위 사람들은 좋아했다. 남편도 문제가 있을 때마다 한 발짝 물러서서 그저 그 시간이 지나기만을 바라고, 일이 마무리된 후에는 고맙다는 한 마디로 끝을 맺었다.

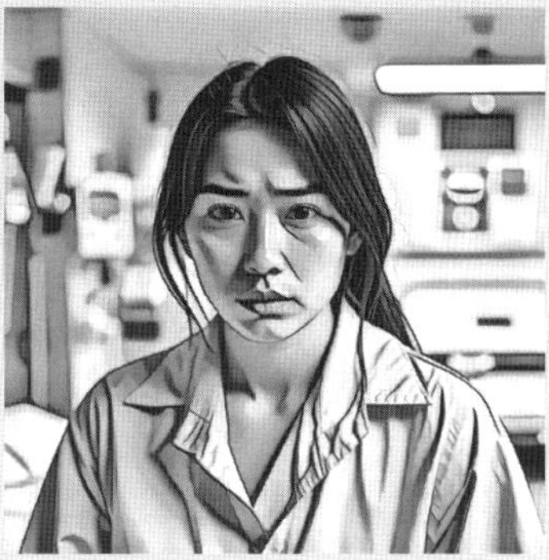

언제부턴가 속이 썩어간다는 느낌이 들기 시작했다. 얼마나 더 참을 수 있을지 걱정스러웠다. 암 진단을 받고 나서야 자신이 암에 걸린 게 당연한 귀결이라는 생각이 들었다. 그나마 다행스러운 건, 암에 걸린 후에 가족들은 이제야 깨달았다는 듯이 살갑게 잘해준다. 그동안의 억울함과 분함이 암이라는 결과를 내었지만, 어쩌면 암이 자신을 구해준 건지도 모른다는 생각조차 든다.

암 판정 이후, 주위에서 잘 대해 주는 까닭에 억울함과 분함이 어느 정도 사그라지는 것 같다. 그렇지만 암이 지속되면서 그 원인이 화병이라는 생각이 들면 다시금 억울함과 분함이 일어난다. 깡그리 사그라졌다고 생각했지만, 여전히 암과 투병 생활을 하는 자신이 다시금 화병의 양상을 느끼는 것은 어쩔 수 없는 것 같다.

⊙**G씨**는 A형 성격의 소유자로 고혈압과 심장질환의 위험도가 높은데, 분노 폭발이 특징적인 화병 환자다.

A형 성격은 초조하고 조급해하며 경쟁적인 것이 특징으로, 심혈관계 질환에 걸릴 가능성이 높은 유형이다. 늘 시간에 쫓기는 느낌이 들고 소화하기 어려운 빡빡한 일정으로 계획을 세우는 편이다. 일하는 과정에서 만나는 즐거움보다는 결과에 중요한 가치를 둔다. 성취에 지나치게 매달리는 탓에 일과 삶 사이의 불균형을 느끼며, 작은 일에도 예민하거나 화를 경험한다. 분노는 혈압을 높이는 작용을 한다. 이런 유형의 사람들은 타인의 단점에 더 주목하여 분노나 적개심을 가지며 공감이 없는 듯한 모습을 보이기도 한다.

자율신경계와 관련해서는 교감신경을 지속해서 강화하고 있다. 지속적인 긴장 상태를 유발한 탓에, 결국 교감신경의 과항진이 발생하여 혈압에 영향을 주고, 심장에 부담을 가져왔다.

열심히 살아왔다. 제 일에 철두철미하고 일을 하면 끝장을 보는 타입이다. 주어진 일을 뜻한 대로 완수하는 것이 자신의 자랑이다. 그러나 한편으로는 늘 억울하고 분한 마음이 있다. 왜 나는 이렇게 혼자서만 열심히 일하는가에 대한 것이다. 그리고 이러한 감정은 분노의 폭발로 이어진다. 화병 환자 가운데, 분노 폭발이 문제가 되는 경우에 많은 유형이다.

⊙H씨는 C형 성격의 소유자로 암에 대하여 취약한데, 분노 억제가 특징적인 화병 환자다.

C형 성격을 가진 사람은 감정 표현을 어려워하며, 분노 같은 부정적인 감정을 억누른다. 지나칠 정도의 친절함으로 남의 기분을 맞추고 갈등은 회피한다. 지나치게 참는 편이며, 다른 사람의 요구나 부탁을 거절하지 못하면서도 정작 상대방에게 요구나 부탁은 하지 못한다. 사회적인 가치 기준에 필요 이상으로 따르려다 보니 주위로부터는 착하고 친절한 사람이라는 평을 듣는다. 그렇지만 이것이 그 사람의 자연스러운 모습은 아니다.

주위 사람들이 좋아하다 보니 그런 행동을 강화한다. 자신이 암과 같은 병에 걸리면서 내내 가지고 있던 스스로의 모습에 충격을 받고서야, 병과 자신의 성격을 연결하게 된다.

자율신경계와 관련해서는 지나치게 부교감신경을 강화하고 있다. 지나치게 안정과 평화를 강화하는 상태를 만듦으로써 무기력이 동반될 수 있으며, 면역 기능의 저하가 나타날 수도 있다.

착하게 살아오면서 참고 참는 생활에 익숙해져 버렸다. 그렇지만 정작 병에 걸리고 보니 자신의 삶이 후회스럽다고 이야기한다. 분노의 억제가 오래되면서 병이 나타난 것이다.

> 화병에 대한 논점 가운데, "화를 내어도 문제, 화를 참아도 문제"라는 것이 있다. 화를 내는 것, 화를 참는 것은 성격적인 특징이기도 하지만 질병과도 연계되어 있다. 분노 폭발의 화병은 A형 성격으로 심혈관계 질환과 가깝고, 분노 억제의 화병은 C형 성격이며 암 질환과 연관이 높다.

17 분노와 정신장애

화병은 분노로 인하여 발생하는 대표적인 정신장애다. 그렇다고 해서 화병을 일으키는 감정이 분노에 국한된 것은 아니다. 인간이 가지고 있는 여러 감정은 다양한 질병과 장애를 일으킨다.

정신장애 역시 다양하다. 불안장애와 우울장애와 같이 명확하게 정서와 연결된 장애가 있고, 그 이면에 있는 성격장애 역시 존재한다. 이렇게 다양한 정신장애를 스펙트럼적인 측면에서 살피면 각기 다른 장애로 보기보다는 맥락으로 서로 연결하여 파악할 필요가 있는데, 그 맥락의 중심에 분노와 화병이 있다.

여러 감정은
각기 신체 부위와 연관

감정에 대한 신체 부위와의 연관성[76]은 기본 감정에 대한 색상 지도를 통해 살펴볼 수 있다. 감정이 있을 때 이와 연관된 신체 부위에서 반응이 일어나는 것을 확인할 수 있다.

반대로 자신의 신체를 관찰하며 이상 부위를 스캔하여 감정 상태를 알아낼 수도 있다. 특히 오랫동안 정서 문제에 시달렸던 사람들은 정서에는 둔하게 되지만, 대신 그에 해당하는 신체의 반응과 증상이 현저하게 드러나게 되기도 한다.

신체 부위에서 어느 곳이 활성화되는가 혹은 덜 활성화되는가에 대한 자가 보고를 기반으로 정리해 보면 분노 경우는 얼굴, 가슴 부위의 상반신, 손까지 활성화되어 있다. 활성화 부위가 명확하게 드러나는 양상이다.

불안과 역겨움의 경우, 활성화되는 부위가 얼굴과 가슴에 주로 한정되어 나타난다. 우울과 슬픔의 경우는 가슴에만 유달리 활성화되고, 특히 손발은 비활성화가 심하게 된다. 오로지 가슴만 힘들게 느껴지고 다른 부위는 감각 자체가 무뎌진다.

우울증을 앓는 경우에 다른 신체 부위와 비교하면 가슴에서 현저하게 나타나는데, 숨 쉬는 것이 어려워 답답한 양상이 그러하다. 정서와 신체증상을 보더라도 분노는 주로 상반신에서 반응하여 가슴과 얼굴이 현저하고 손의 양상은 과도한 긴장과 관련이 있는데, 분노의 정서와 관련이 많은 화병 환자는 감정뿐 아니라 신체반응이 다른 정서에 비하여 두드러지는 것을 알 수 있다.

그러다 보니 화병을 신체적 증상을 현저하게 가지고 있는 정신장애로 설명된다.

인간이 가지고 있는 감정은 다양하다

강신주의 《감정 수업》[77]에서는 스피노자의 관점을 차용하여 감정을 무려 48개로 나눠서 설명하고 있다. 이렇게 많은 감정이 있지만, 어떤 감정이 생길 때 그에 따라 이름을 붙이면 쉽게 휩쓸리지 않고 일정한 거리를 둔 채 자신의 감정을 관찰 평가하며 조절할 수 있다고 한다. 그래서 《감정 수업》에서는 감정을 알아가면서 조절하는 방법을 수업으로 진행한다. 분노는 타인에게 해악을 끼친 어떤 사람에 대한 미움이다.

수치심이 문제해결을 위해 변한 감정으로 때로는 문제해결을 위한 에너지가 될 수도 있지만, 분노가 최종적인 결과물로 남아서는 곤란하다. 그래서 대상 없이 분노가 습관이 되지 않고, 문제해결을 위한 분노가 되도록 하는 방법을 제시하고 있다. 구체적으로는 화병 환자가 가지고 있는 분노의 감정을 알아차림 하면서 분노를 습관적으로 드러내지 않도록 하고, 문제해결이 필요할 때 활용하는 자세를 설명한다.

인간에게
기본 감정이 있다

인간에게 여러 감정이 있지만, 기본 감정 이론(basic emotion theory)[78]에 따르면 분노, 역겨움, 공포, 행복, 슬픔, 놀라움 등을 기본 감정으로 여긴다. 이들은 인간이 가지고 있는 특징적인 정서들을 도출해 낸 것이다. 이 가운데 행복은 차원이 다른 감정으로, 긍정적 감정이다.

이외의 감정들로는 분노와 놀라움이 가장 먼저 확인할 수 있는 감정이다. 또한 자극을 받아들이지 못하는 상태에서는 그 자극을 밀어내고자 하는 역겨움, 자극을 받아들일 수밖에 없는 상황에서는 공포의 감정이 지배되고 있다. 그래서 결과적으로 포기하면서 슬픔으로 이어진다고 할 수 있다.

차원 감정 이론에서는 쾌감과 불쾌감 그리고 각성도에 따른 약한 감정과 강한 감정으로 나눠서 설명한다. 여러 감정 가운데 가장 부정적인 감정은 역겨움으로, 불쾌감의 정도와 강한 감정의 정도가 가장 높은 것으로 되어 있다.

이는 감정을 소화하지 못하고 속에 담아둔 상태에서 해결하지도 못하고, 무시하지도 못하는 상황과 관련이 있다. 차라리 어떤 결론이 나버리면 도리어 편안해질 수 있는데, 결론 없이 이러지도 못하고 저러지도 못하는 상황에서 일어나는 감정인 것이다.

화병 환자에게도 이 감정이 문제가 된다. 즉, 해결하지 못하는 감정을 그대로 간직하면서 살아가는 모습이다.

감정에는 긍정적인 감정과 부정적인 감정이 있다. 우리는 주로 부정적인 감정을 더 쉽게 관찰할 수 있다. 바로 그 감정을 없애야 하기 때문이다. 부정적인 감정 가운데 대표적인 것이 바로 분노, 불안, 우울이다. 그 가운데 분노는 매우 신속하게 드러나고 상황이 지나면 종료되는 특징이 있어서, 매우 위험한 감정이기는 하지만 지속되지는 않는 이중적인 모습의 감정이다.

분노는 실상 지속되는 감정으로 보지 않는다. 주로 내재적인 감정이라기보다는 자극에 대한 반응으로 보고 있다. 그래서 자극에 대한 반응으로서의 분노 상태에 대한 설명이 주로 많다. "지금 내가 화가 나 있어!"와 같은 상황이다. 그렇지만 이것이 반복되면, 쉽게 화를 내는 사람, 늘화를 낼 준비가 되어 있는 사람과 같이 이미 그 사람의 특성이 되어 버린 경우가 있어서 이를 특성 분노라고도 한다. 또 분노와 관련하여 화만 나면 물건을 집어 던지는 사람, 혹은 화가 나면 방에 처박혀 나오지 않는 사람처럼 각기 다른 행동 양상을 보이는 등 분노 행동의 차이에 관해서도 관심을 가지게 된다.

분노와 연관된
다양한 정신장애가 있다

분노로 인하여 다양한 정신장애가 발생한다. 어떤 사람들은 정신장애를 쉽게 생각하기도 한다. 예를 들어, 분노로 인하여 발생하는 고혈압이나 뇌졸중은 심각한 질환으로 보지만, 화를 다스리지 못하여 발생하는 화병이나 우울증은 쉽게 여기기도 한다. 그렇지만 분노로 인하여 생기는 병들은 개인의 고통뿐 아니라 충동이나 분노 행동으로 남에게 피해를 주기도 한다.

분노로 인한 정신장애는 빠른 시간 안에 일어난다.

감정이란 것이 하나에 머무는 게 아니라 다양한 정서로 변화하기 때문에 그러하다. 분노는 매우 변화가 심한 감정이다. 쉽게 일어나고 변화가 다양하며 또 쉽게 없어지기도 한다. 그렇지만 변화무쌍한 감정인 까닭에, 다른 감정으로 변화하기도 하고 또 그 감정에 따라 다양한 증상으로 이어지기도 한다.

- 분노가 폭발하여 분노 폭발로 이어진다. 간헐적 폭발증후군 **–급성 화병**
- 분노를 참고 참는다. 시간이 지나면서 화병으로 이어진다. **–전통적 화병**
- 분노가 마음속 깊이 남아 트라우마가 된다. **–PTSD**
- 분노 이후의 상황을 보면서 갈등을 겪게 된다. 안절부절, 좌불안석 **–불안장애**
- 더 이상 분노를 낼 수 없는 상태에서 자포자기가 된다. **–우울장애**
- 분노가 극에 치달아서 분노 사건과 기억을 회피한다. **–해리장애**
- 분노 이후에 다양한 신체증상이 나타나는데, 의학적으로 잘 설명이 되지 않는다. **–신체증상장애**
- 분노 이후 잠을 자기 어렵다. **–수면장애**
- 분노 이후 알코올이나 약물 복용이 늘어나고 반복된다. **–알코올 중독, 물질 관련 및 중독장애**
- 분노를 여러 번 겪으면서 오랫동안 성격도 변화한다. **–성격장애**

이처럼 거의 모든 정신장애에서 분노가 그 촉발 원인이 된다.

화병은 분노로 인해
발생하는 병이다

처음에는 억울한 것을 참아서 병이 되는 경우가 대부분이었다. 한국 문화와 관련하여, 참는 것을 강요받기도 하는 상황에서 화병이 발생한다. 그래서 주로 참고 사는 주부들에게 특정하여 발생하였다. 그런데 시간이 흘러, 요즘은 분노를 참아 병이 되기보다는 화를 너무 내서 병이 되는 상황으로 변화하였다.

이른바 급성 화병이 문제가 되고 있는 것이다. 그러다 보니 화병은 여성의 특징적인 병에서 이제는 남녀의 구별이 없어지고, 중년 이후의 병에서 연령층도 낮아지고 있다.

이런 현상은 사회에서도 관찰된다. 이른바 한국 사회에서 관찰되고 있는 이혼의 쌍곡선이다. 바로 결혼 3~4년 정도의 초기에, 그리고 결혼 20년 이후의 중년기에 이혼이 많아지는 현상이다.

화병의 측면에서 보면 결혼 초는 급성 화병으로, 중년 이후에는 일반적인 화병으로 인해 발생하는 현상으로 해석할 수 있을 것이다.

화병과 가장 관련이 높은 정신장애는 우울증

우울증의 유병률에 관한 주목할 만한 연구가 있다. 미국에서의 연구인데 서양인과 비교해 동양인의 우울증 유병률이 절반밖에 되지 않는다는 것이다. 그런데 한국인의 화병과 같이 동양인의 문화 관련 질환을 합치면 그 비율이 비슷해진다는 것이다.

동양인의 특징은 우울증이라고 하여도 정신적인 증상보다는 신체적인 증상, 예를 들어 답답함, 치밀어 오름, 통증과 같은 증상을 더 호소한다. 우리나라 연구에서도 화병과 우울증은 매우 밀접한 관계가 있는데, 화병을 앓고 있는 사람의 반이 우울증을 함께 앓고 있다는 보고를 보면 이해가 된다.

화병과 우울증은 서로 간에 영향을 주며 상호 역동적인 변화를 보이기도 한다. 마구 화를 내고 치밀어 오르고, 가슴이 답답하다가도, 어느새 사람이 완전히 달라져서 무기력하고, 싸우려고 하지도 않고, 밥맛도 없어지는 양상으로 바뀌기도 한다. 물론 이와 반대되는 사례도 볼 수 있다. 화병과 우울증이 왔다갔다하는 것은 임상에서 쉽게 관찰할 수 있다.

화병은 정신적인 문제를 많이 가지고 있다

화병군의 성격적 특성을 분석해 보면, 대조군과 비교해 HST(히스테리성격장애)와 NAR(자기애적 성격장애) 척도는 유의미하게 낮게 나타났고, CPS(강박적 성격장애), PAG(편집증적 성격장애), DEP(의존적 성격장애), STY(분열형 성격장애), AVD(회피적 성격장애), SZD(분열성 성격장애) 척도는 유의미하게 높게 나타났다.[79]

이러한 연구 결과에서 화병 환자들이 가지고 있는 다양하면서 심각한 특성을 볼 수 있다. 화병 환자의 MMPI-2 프로파일 특성을 통하여 정신장애를 검토하면, 화병 환자는 D(우울증) 척도와, Pt(강박증) 척도에서 T65점 이상 상승하면서, Hy(히스테리) 척도가 T65점에 매우 근접하게 상승하는 결과를 보였다. 또한 이와 함께 Hs(건강염려증) 척도, Sc(조현증) 척도, Pd(반사회성) 척도, Pa(편집증) 척도 등 전반적 임상 척도가 T60점 이상으로 동반 상승하는 양상으로 나타났다. 내용척도에서는 ANX(불안), DEP(우울), HEA(건강염려), ANG(분노), FAM(가정문제), WRK(직업적 곤란), TRT(부정적 치료 지표) 척도에서 화병 집단이 정상 집단에 비해 유의하게 높은 점수를 나타냈다. 이처럼 여러 임상 척도의 동반 상승은 화병이 공병률이 높은 우울증이나 여타의 불안장애에 비해 더 복잡하고 여러 증상이 혼합되어 나타나는 복합적 장애임을 반영하는 것으로 보인다.[80]

✳

화병은 분노에서 시작되었지만, 화병 환자들은 다양한 정서적 문제와 함께 성격적인 문제, 그리고 정신증적 요소를 가지고 있다. 이것은 스펙트럼적 관점에서 정신장애를 정리할 때 정신장애를 거시적으로 볼 필요가 있음을 의미한다. 정신장애를 진료할 때는 정서와 성격 그리고 정신증적 요소를 모두 고려해야 하는데, 화병 모델을 참고할 필요가 있다.

우울증과 화병이 반복되는
순환성 화병

50대 후반 I씨는 정신건강의학과에서 조울병 진단을 받고는 깜짝 놀라서 화병클리닉을 방문했다. 방문 이유는 쉽게 화를 내는 것 때문이라고 한다.

평소에는 무기력하고 힘이 없다. 밖으로 나가기도 귀찮고 밥맛도 없다와 같은 증상을 호소하였다. 우울증이라는 진단에는 본인도 동의한다. 그런데 어떨 때는 화를 내고 자신도 모르게 상대방을 쏘아붙인다. 이런 상황이 벌어지면, 자기 자신도 왜 그런 행동을 하는지 모르는 상태에서 분노를 폭발하는데, 한참 시간이 지나서야 이런 일들이 반복된다는 것을 알게 되었다.

I씨의 40대는 억울함과 분함이 점철된 시기였다. 물론 이 억울함과 분함은 훨씬 젊은 시절부터 시작되었지만, 그때는 그저 그런 줄 알고 넘어갔다. 그런

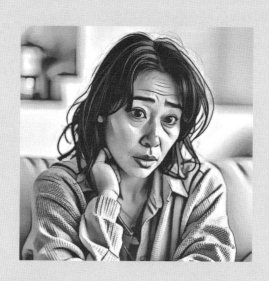

데 정작 아이들이 어느 정도 크고 나서 일이 조금씩 줄어들면서, 도대체 무엇 때문에 또 어떻게 살아가야 하는지에 대한 문제가 머리를 맴돌며 억울하고 분하다는 생각이 들고 화가 자주 났다.

남편이나 자녀들을 바라보기만 해도 짜증과 화가 났다. 그래서 가정불화가 극심해졌다. 나가는 직장에서도 매한가지였다. 일하는 동안에도 짜증과 화가 너무 심하여 흔히 히스테리를 부리는 사람으로 취급을 받았다.

50대에 들어와서는 '화'조차 낼 수 없는 무기력에 빠져들었다. 가슴에 있던 불과 같이 치밀어 올랐던 분노의 감정 역시, 이제는 낼 힘조차 없다고 느껴진다. 도리어 무기력하여 벗어날 수 없는 상태가 되었다. 결국 다니던 회사도 그만두고, 전업주부 생활을 하는데, 무력감은 점점 더 커져만 갔다. 어느새 온종일 집에 있게 되자 식욕이 떨어지고 남편과의 잠자리도 멀어졌다. 그저 혼자서 겨우겨우 살아가는 신세가 되었다.

50대 중반에 들어서는 간혹 40대 자신의 모습이 튀어나온다. 그런데 이전과는 달리, 주위 사람도 무서워할 정도로 공격적인 자신을 만나게 된다. 그 분함과 억울함이 치받아 오를 때는 무엇이든 집어 던지고, 때로는 폭력으로까지 이어진다. 이런 상태를 만나게 되면 자신도 미쳐버린 것이 아닌지 걱정이 될 정도다. 이렇게 몇 시간, 때로는 며칠 동안 계속되면 전신 무력감에 빠져서 방 안에 머무르고 꼼짝달싹하기조차 싫은 상태에 놓이게 된다.

*

40대와 50대를 지나면서 화병, 우울증 그리고 화병과 우울증의 혼재로 인해 마치 조울병과 같은 양태를 보인다. 처음에 시작된 스트레스 사건을 처리하지 못하면서, 외부의 환경은 그대로이지만 자신의 마음은 시간이 지나면서 바뀌고 있다.

화병의 흐름은 스트레스 흐름과도 비슷하다. 스트레스로 인한 인체의 반응은 짧게 그 과정이 나타난다. 경고 단계는 몇 시간, 저항 단계는 며칠, 소진 단계는 며칠 혹은 몇 달 후에 나타나지만, 화병의 경우 이 흐름이 길어진다. 경고 단계는 며칠, 저항 단계는 몇 개월, 소진 단계는 몇 개월에서 몇 년을 마치 고무줄을 늘여 놓은 듯 시간에 비례하여 길어진다.

경고 단계는 스트레스를 받았을 때 나타나는 즉각적인 반응의 시기다. 교감신경의 과항진으로 인하여 나타나는 여러 징후다. 화병 환자는 처음 억울하고 분함을 당할 때 신체적으로 반응을 하게 된다. 심장이 두근거리고, 혈압이 오르고, 목덜미가 뻣뻣해지는 증상이 대표적이다. 이른바 과긴장의 시기다.

저항 단계는 스트레스에 대하여 저항을 하는 시기로 저항력, 심지어 면역력이 일시적으로 증가하기도 한다. 이 시기에도 짜증과 분노 역시 표현하게 된다. 사소한 일에도 신경질을 부리고, 문제해결을 위해 적극적으로 나서기도 한다. 화병이라는 특징이 가장 잘 드러나는 시기다.

소진 단계는 신체 에너지가 고갈되는 시기이다. 신체의 저항이 떨어지고, 결국 면역력도 떨어지게 되며 여러 질병을 유발하게 된다. 식욕과 성욕 같은 일차적 욕구가 감퇴하고, 무기력과 우울감이 극대화되어 우울증의 양상이 두드러진 시기가 된다.

이런 시기를 다 겪고 나면, 여러 단계가 상황에 따라 나타나는 것이 반복된다. 저항 단계처럼 문제에 부닥쳤을 때 강하게 저항하기도 하고, 소진 단계처럼 저항할 힘이 없다 싶어서 주저앉아 있는 상황이 있다가 없다를 반복하는데, 다른 사람은 물론 자신조차 왜 그런 현상이 일어나는지 몰라 답답해한다.

I씨는 화병과 우울증으로 모두 진단될 수 있는데, 때로는 화병, 때로는 우울증으로 진단이 된다. 그러다 보니 조울병이라는 진단도 심심치 않게 내려진다.

화병과 우울증은 드러나는 양상이 비슷하기도 하지만 때로는 극단적으로 다른 양상을 보일 수도 있다. 더구나 그 양상이 순환성으로 일어나서 어느 시기에는 우울증으로, 어느 시기에는 화병으로 나타나는 양상은 마치 양극성 기분장애***의 양태를 띨 수도 있는 것이다.

정신장애 가운데 이처럼 '달리 분류되지 않은 증상, 징후와 임상 및 검사

***　환자의 기분 및 활동성의 수준이 의미 있게 장애를 받은 두 번 이상의 에피소드가 특징인 장애로 환자가 어떤 때는 기분이 고조되고 정력 및 활동성이 증가하지만〈경조병 또는 조병〉또 다른 때에는 기분이 저하되고 정력 및 활동성이 감소〈우울병〉한다. 반복된 에피소드의 경조병 또는 조병만을 앓고 있는 환자도 양극성으로 분류한다: 질병분류정보센터

의 이상 소견'이 나타나는 경우는 'R 코드'로 진단을 내리게 된다. 인지, 지각, 정서 상태 및 행위에 관련된 증상 및 징후로 정서 상태에 관련된 증상 및 징후는 'R45'로 별도 진단하게 되는데, 이를 기본으로 하여 세부 진단을 위해 .0은 신경질과 신경 긴장, .1은 초조 및 안절부절, .2는 불행감으로 걱정, .3은 풍기 문란 및 무감정, .4는 자극 과민성 및 분노, .5는 적대감, .6은 신체적 폭력, .7은 상세 불명의 정서적 쇼크 및 스트레스 상태, 그리고 .8은 정서 상태에 관련된 기타 증상 및 징후로 진단한다. 이때 정신장애를 구성하는 'F 코드'에 해당하는 진단은 제외하게 된다. 여기서 화병 환자들은 'R45'에서 설명하는 여러 증상을 많이 가지고 있다.

I씨에게는 다양한 증상이 때로는 순차적으로, 때로는 동시에 나타나고 있다. 저변에는 신경질과 짜증이 깔려 있는데, 때로는 폭발하여 화병처럼, 때로는 무기력하여 우울증처럼 보이게 된다.

화병 환자들에게 이와 같은 다양한 증상이 일어나는 이유는 오랫동안 억울함과 분함을 가지고 살면서 이를 처리하지 못하고 담아두면서, 여러 감정과 생각들이 뒤엉켜서 나타나기 때문이라고 할 수 있다. 순차적으로 보면 화병 – 우울증으로 이어지겠지만, 시간이 지나다 보면 화병과 우울증이 이유와 순서 없이, 때로는 동시에 나타나는 것을 볼 수 있다. 점점 복잡한 정신장애로 빠져들어 가게 된다.

> 화병과 우울증은 동시에 진단되는 경우가 많다. 때로는 화병 이후에 우울증, 혹은 우울증 이후에 화병처럼 순차적으로 나타나기도 하지만, 동시에 나타나는 예도 있다. 하루에도 여러 번 변화하거나, 자극에 따른 변화, 상대에 따른 변화가 달라지는 경우가 그러하다.

분노와 관련된 성격 테스트

Q1 분노가 병을 일으키는가?

감정이 질병과 관련되는 것은 비단 정신장애에 국한된 것은 아니다. 물론 감정은 정신장애와 직접적으로 관련이 있다. 불안과 관련이 있는 불안장애, 우울과 관련이 있는 기분장애가 그러하고 분노 역시 화병과 관련이 높다. 그렇다고 하여 감정이 정신장애와만 관련이 있는 것은 아니다.

감정은 여러 신체 질병과도 관련이 높다. 심혈관 장애와 위장장애가 가장 흔하게 나타나지만, 통증이나 마비와 같은 신경계 질환, 그리고 어지러움이나 안구 건조증 등도 정서와 관련이 높다.

정서 가운데 하나인 분노 역시 질병과 관련이 높다. 분노가 질병을 일으키는데, 직접적인 작용은 자율신경계의 균형을 깨뜨리면서 시작한다. 외부 자극에 대처하기 위해서 교감신경계는 과항진하게 되는데, 교감신경계가 작동하면 긴장을 유발하게 되고, 에너지 대사가 왕성해지면서 심장이 빨리 뛰고, 혈압이 오르며, 피부가 긴장을 하고, 장의 운동이 둔화하는 등 전신에서 반응하게 된다. 그리고 이렇게 반응을 하다가도 사건이 종결되면 다시금 이전의 안정 상태로 돌아가게 된다.

그렇지만 자극이 워낙 크거나 혹은 세세한 자극이라도 반복되면 몸은 점차 쉽게 반응하는 상태가 되어 사소한 자극에도 반응한다. 이후에는 자극이 없어도 증상이 나타나게 되는데, 이때가 되면 명확한 신체 질병을 일으키게 된다.

자극에 대한 반응이 이렇게 일반적으로 나타나기는 하지만, 개인의 특성에 따른 취약성이 반영되기도 한다. 스트레스 상황에서 어떤 사람은 소화가 안 되어 밥을 먹지도 못하는가 하면 지나치게 폭식을 하는 사람도 있듯이 정반대 현상이 나타나기도 하며, 머리가 아픈 사람, 잠이 오지 않는 사람, 변비나 설사가 생기는 사람처럼 다양한 증상을 호소하게 된다.

분노가 질병으로 연결될 때 특징적으로 나타나는 경우는 분노 표출과 분노 억제로 크게 나눠진다. 자극에 따른 감정의 변화를 따라가다 보면 분노가 일차적인 반응이다. 이후에 분노를 지속적으로 표출하는 사람과 분노를 꾹꾹 참는 사람으로 나뉜다. 분노를 계속해서 표출하는 사람은 심혈관계 질환의 문제에 노출되기 쉽다. 분노를 참는 사람은 암과 같은 질환에 노출되기 쉽다. 그런데 이처럼, 분노를 잘 표출하는 사람과 분노를 주로 참는 사람은 성격적으로 차이가 있다.

Q2 내가 조심해야 할 병은? 나의 성격을 점검하며 찾아본다

심장질환에 취약한가, 암에 취약한가? 분노와 성격 그리고 질병과의 연관성에 대하여 답을 할 때 심장질환과 암을 대비하여 설명하게 된다.

화를 잘 내는 A형 성격은 심장질환에 취약하고, 화를 억지로 참아 내는 C형 성격은 암 질환에 취약하다. 물론 이렇게 이분법적으로 나뉘어서 설명하는 것이 정답은 아니지만, 그만큼 취약성의 경향을 보이고 있다는 것이므로 참고해야 한다.

⊙급하고 지기 싫어하는 A형 성격은 심장질환의 주범

A형 유형의 사람들은 과도한 경쟁심, 강한 성취욕, 그리고 조급하고 공격적이다. 그들의 적응력은 성공을 위한 경쟁에서 공격적으로 보이게 한다. 그들은 수동적으로 되는 것을 견디지 못하고 가능한 한 많은 활동을 하며 시간을 보내는 까닭에 성공적 인생을 사는 경우가 많다. 그렇지만 이러한 특성이 고혈압, 부정맥, 심근경색을 일으키는 원인으로 작용하게 된다. 그 매개를 하는 것이 분노, 특히 분노 표출이다.

이들에게서 가장 문제가 되는 것은 자신을 계속해서 채근하는 것이다. 가만히 놔두지를 않고 몰아치는 가운데 심장이 부담을 느끼는 것이고, 정서적으로 보면 분노의 감정이 계속해서 일어나고 있는 것이다.

반면에 이런 타입은 병을 극복하기 위한 노력도 열심히 하여, 실제 질병을 잘 극복하기도 한다. 작정하고 이완시키는 노력을 꾸준하게 수행할 수도 있어서 질병을 극복하는 데 역시 장점이 있다.

⊙C형 성격은 암에 취약한 사람들로 표현

C형 성격의 사람들은 스트레스나 분노를 적절히 처리하지 못한다. 그들은 자신의 부정적인 감정을 잘 표현하지 못하지만, 다른 사람에게 협조적이고 현실에 안주하며 순응하고 근면한 행동인으로 특징지어진다.

이런 사람들은 어떤 대가를 치르더라도 충돌을 피하고 화합을 추구한다. 또한 방심하지 않으며, 부정적 감정을 표현하지 않는 사람들이다. 그들은 종종 억제, 부정, 감정의 억압을 주로 하게 되는데, 바로 분노 감정의 억압이다. 그래서 이런 성격의 사람들은 부정적 감정 분노로 표현하지 않고 그저 참아 낸다.

이들에게서 가장 문제가 되는 것은 지나치게 참아 내는 것이다. 그리고 문제를 해결하고자 자신을 희생하는 것인데, 분노라는 무기는 아예 포기하고 이를 드러내지 않는 것이다.

반면에 이런 타입에 대해 주위 사람들은 환영한다. 자신의 병으로만 이행되지 않는다면, 좋은 사람으로 남게 된다. 정작 이들에게 필요한 것은 자신의 감정을 솔직하게 드러내는 것이다. 자신이 가장 싫어하는 감정인 분노 역시 풀어내어야 한다.

분노 표현에서 상반된 A형 성격과 C형 성격	
화를 내는 A형 성격	**화를 참는 C형 성격**
A형 유형의 사람들은 과도한 경쟁심, 강한 성취욕, 그리고 조급하고 공격적이다. 그들의 적응력은 성공을 위한 경쟁에서 공격적으로 보이게 한다. 그들은 수동적이 되는 것을 견디지 못하고 가능한 한 많은 활동을 하며 시간을 보내기 때문에 성공적 인생을 사는 경우가 많다. 그렇지만, 이러한 특성이 고혈압, 심장 부정맥, 심근 경색을 일으키는 원인으로 작용하게 된다. 그 매개를 하는 것이 분노, 특히 분노 표출이다.	C형 성격의 사람들은 스트레스나 분노를 적절히 처리하지 못한다. 그들은 자신의 부정적인 감정을 잘 표현하지 못하는 사람들로 다른 사람에게 협조적이고, 현실에 안주하며, 순응하고, 근면한 행동으로 특징지어진다. 이런 사람들은 어떤 대가를 치르더라도 충돌을 피하고 화합을 추구한다. 또한 방심하지 않고 부정적 감정을 표현하지 않는 사람들이다. 그들은 종종 억제, 부정, 감정의 억압을 주로 하게 되는데 바로 분노 감정의 억압이다.

분노 관리

분노는 관리의 대상이다. 화를 내는 것도, 참는 것도 아니라 조절해야 한다.

18 분노는 관리될 수 있다

우울할 때는 항우울제, 불안할 때는 항불안제처럼, 화가 치밀어 올랐을 때 어떤 약을 먹어서 그 분노가 가라앉을 수 있다면 얼마나 좋을까? 하지만 분노는 우울이나 불안처럼 지속적이면서 내재적 감정이라기보다는, 우선적으로 자극에 대한 반응적 특성이 강하다.

이 때문에 그 감정을 조절하기 위해 약을 먹기 이전에 이미 분노의 감정이 조절되어 버림으로써 굳이 약을 먹을 필요가 없는 상황이 될 수도 있는 그런 감정이다.

따라서 상황에 따라 나타난 즉각적인 분노반응도 다루고 미리 예방해야겠지만, 반복되는 분노 성격이나 경향을 다루는 것이 더 중요하다. 하지만, 이 역시도 성격장애 같은 정신장애를 치료하기 위해 개발된 약물이 없듯이, 약물적 접근보다는 상담이나 심리적 접근을 제시하게 된다.

그렇다면 분노는 조절이 되는 것일까? 도리어 시간이 지나면 자연스럽게 소멸되는 감정이므로, 분노가 지나갈 수 있는 시간을 버는 것이 한층 더 중요할지도 모른다. 물론 이렇게 시간을 보내는 것 자체가 심리적 개입이라고 할 수 있다.

분노는 시간이 중요

분노를 다스리는 약이 개발되어 있지 않은 상황이므로, 분노는 결국 관리를 하는 것이다. 관리라는 것은 감정을 자기가 조절, 조정할 수 있는 범위 내에 두는 것이다. 감정을 내 손 안에 두는 것이다. 이미 감정을 다스리는 방법들은 많이 개발되어 시행하고 있다.

문제는 분노라는 감정이 워낙 빠르고 강력하기 때문에, 그 방법을 쓰기 전에 이미 조절할 수 없는 상태가 되어 버린다는 것이다. 그래서 분노 관리의 첫 번째, 그리고 가장 중요한 점은 시간을 버는 것이다. 그 시간 동안 무엇을 하느냐 보다 그 시간을 얼마나 버느냐가 더 중요할지도 모른다. 이렇게 시간이 확보되었다면, 그다음에는 각자 자신에 맞는 분노 관리 방법을 선택하여 시행하면 된다. 시간만 확보한다면 이미 칼자루는 본인의 손에 잡혀 있다.

감정은 이성으로 다스린다
분노 역시 이성으로 다스린다

감정을 이성으로 조절하는 방법도 역시 있다. 인간은 이성적인 동물인 까닭에 감정을 완전히 조절하지 못하지는 않는다. 그리고 이성을 통해 감정을 일시적으로는 통제할 수 있다.

이런 방법은 특히 인지행동치료나 변증법적 행동치료 현장에서 많이 활용된다.

분노를 생리적 반응으로
관리하는 방법

분노는 여러 감정 중에서도 생리적 반응이 명확한 감정이다. 따라서 그 반응을 이용한다면 분노를 다스릴 수 있다. 즉, 분노 감정이 일면 교감신경의 흥분이라는 명확한 생리적 반응이 나타나기 때문에, 이에 반대되는 부교감신경의 활성화는 매우 바람직하고 직접적인 효능을 지닌다고 할 수 있다. 그리고 부교감신경의 활성화를 위한 이완의 방법들은 호흡법이나 명상법 등으로 이미 많이 개발되어 있다.

분노를 다스리는 데, 한의학에는 이정변기요법과 오지상승위치법이라는 정신치료가 있다. 바로 감정을 감정으로 조절하는 방법이다.

이정변기(移情變氣)요법은 정서적 문제를 변화시킬 때 기를 변화함으로써 정서를 변화시키는 것인데, 분노의 기운이 위로 치받기에 기를 아래로 끌어내리는 방법으로 분노를 조절한다.

또, 오행(五行)의 규칙에 따라 금(金)의 속성을 가진 슬픔이라는 감정을 활용하여 직접적으로 화(火)의 속성을 가진 분노를 조절하는 방법이 있는데, 이를 오지상승위치법(五志相勝爲治法)이라고 부른다.

분노의 전 과정 흐름에 따라
분노 관리의 방법을 고려

정신장애 스펙트럼에서 설명한 바와 같이 분노와 같은 정서는 계속해서 변화한다. 일상에서 잘 지내고 있다가 어떤 사건이나 스트레스가 생기면 즉각적으로 반응을 하게 된다. 매우 짧은 시간에 화를 낼 것인지가 판단되고, 분노로 이어지게 되면 교감신경계가 반응하게 된다.

교감신경계의 반응 시기에는 분노가 극에 달하게 되고, 정서뿐 아니라 행동으로 이어진다. 일단 교감신경 과흥분의 시기에 분노 관리가 먼저 필요하다. 이런 상태에서 시간이 지나면 감정은 분노에서 불안으로 변화하게 되고 심지어 우울로 이어지기도 하므로 이렇게 변화하는 시기에서도 분노의 관리는 중요하다.

자극에 따라 분노는 반복된다. 이 시기에는 분노가 증폭하기도 하고, 분노가 다른 사람에게 전달이 되어 전염되기도 하고, 과거의 기억과 결합하여 왜곡되기도 한다. 증폭과 전달, 그리고 왜곡에 따라 분노 관리가 필요하다. 그리고 역시 개인의 특성에 따라 분노의 양상이 바뀌는 것도 고려해야 한다.

분노의 전 과정을 고려하여
분노 관리의 기본 매뉴얼을 참고

분노는 시간에 따른 변화가 심하므로, 시간을 고려한 방법이 우선 필요하다. 임상에서 많이 권고하는 것은 즉각적인 분노를 피하는 것이다. 특히 자율신경계가 과항진된 교감신경을 안정시키는 것이 급선무이다.

1 시간을 확보한다

'3초간'. 화를 피하는 시간이라고 소개한 책도 있듯이 짧은 시간이라도 확보해야 한다. 3초까지는 아니겠지만, 분노는 매우 속도가 빠른 감정이다. 그리고 증폭이 되는 감정이다. 그러므로 막 화가 치받아 오를 때 행동으로 이어지지 않을 수 있다면 우선은 성공이다. 하다못해 눈길을 돌려서라도 행동으로 이어지지 않도록 해야 한다. 아예 발길을 돌릴 수 있다면 더 좋겠다.

2 그 자리를 피한다

부닥치지 않으면 된다. 혼자 있는 공간에서 소리를 지른다면 아무런 문제도 없을 것이다. 화는 결국 상대방과 부닥쳤을 때 증폭이 되고, 문제가 되는 것이다. 그래서 우선 그 자리에서 잠시 벗어나야 한다. 일단 벗어나면 직접적인 분노, 특히 상대방을 향한 분노 행동은 일어나지 않는다. 자리를 피했다면 이것저것 자신에 맞는 분노조절 전략을 실행할 수 있다. 일단 시간을 벌고, 현장에서 벗어난 상황이라면 즉각적으로 실행하는 방법을 활용한다. 교감신경의 과항진을 조절하기 위해 부교감신경을 활용하는 것이다. 부교감신경의 활용은 호흡법이나 이완법을 통해 수행할 수 있다.

3 크게 심호흡을 한다

심호흡, 특히 길게 내쉬는 숨은 분노를 가라앉히는 데 도움이 된다. '하나' '둘' '셋'에 숨을 들이마셨다면, '하나' '둘' '셋' '넷' '다섯', 심하면 '여섯'을 세면서 길게 숨을 내쉬는 것이다. 이것을 다섯 번 반복한다. 약간 어지럽고, 힘이 빠질 수도 있다. 그렇지만 효과는 확실하다. 나쁜 감정을 밖으로 나가게 하는 것뿐 아니라, 자율신경계의 신경들도 교감신경 모드에서 부교감신경 모드로 바뀐다. 그만큼 이완이 되고 긴장은 가라앉는다.

4 다미주신경의 활용법도 있다

배쪽 미주신경의 활용법은 의도적으로 따뜻한 마음을 가지는 것이다. 배쪽 미주신경은 연결과 상호조절 능력을 갖추고 있다. 호흡에 집중하는 것으로부터 시작하여 의도적으로 사람과 사물에 접촉하고, 경이로운 자연을 마주하며, 마음속에서 감사함, 숭고함, 평온과 자비 등을 끌어내는 것이다. 이는 자신의 주위에 있는 마음 둘 곳에서 안정을 취하는 방법이라 할 수 있다.

5 시간이 지나 스트레스가 해결되고 나면 원기(元氣)를 다시 회복해야 한다

부교감신경을 활용한 경우라고 해도 단순하게 이완이나 휴식에 그치는 것이 아니고 이완과 휴식 이후에 얻게 되는 에너지를 확인하고, 부족한 경우 이를 확보하는 것이 필요하다. 쌍화탕(雙和湯)과 같은 한약이 대표적인 것으로, 탈진된 몸과 마음에 기운을 보충하기 위해서 활용된다. 몸과 마음의 에너지를 확보하였다면 분노의 성질을 고려하여 분노를 조절해야 한다. 분노의 세 가지 법칙은 증폭, 확산, 왜곡에 따른 각각의 관리법을 활용해야 한다.

6 분노가 증폭되지 않도록 한다

아무리 화가 난 상황이라고 하더라도 분노의 문제를 다시 한번 생각해 본다. 이성적으로 판단을 해보는 것이다. "화를 낼 만큼 중요한 일인지?" "지금 화를 내는 것이 누가 보더라도 합당한 일인지?" "화를 내면 해결될 수 있는 일인지?" "화를 내야 할 만큼 의미가 있는 일인지?" 이렇게 나름대로 분석을 한 후, 상대방의 분노 점수와 나의 분노 점수를 매겨 보면서 분노를 객관적으로 판단한다.

7 분노가 다른 곳으로 전파, 전염되지 않도록 한다

다시 화가 치받기 전에 다른 행동으로 주위를 전환한다. 화가 다른 곳으로 전파되지 않도록 하는 것이다. 이때 자신에게 손쉽고 익숙한 행동을 하는 게 도움이 된다. 가까운 화장실에 가서 찬물로 얼굴을 씻을 수도 있고, 잠시 빠른 속도로 무작정 걸을 수도 있다. 친한 친구에게 전화를 할 수도 있고, 화장을 고칠 수도 있다. 화장실에 잠시 들어가 그저 앉아 있을 수도 있다. 이런 행동을 하고 있으면 분노의 감정이 서서히 평상시의 감정 모드로 돌아가는 것을 확인할 수 있다.

8 분노가 왜곡되지 않도록 한다

과거의 기억에 따라 분노는 다른 양상으로 바뀌게 된다. 지금의 상황과 이전의 경험이 중첩되면 분노는 더욱 커지게 된다. 그리고 현재 시점에서 재해석을 하게 되는데, 그 해석은 부정 편향을 띠게 되어 점점 현재 자신의 분노가 정당화된다. 그래서 지금의 분노와 과거의 기억과 감정을 엮이지 않도록 해야 한다. 즉, 기억의 왜곡에 대하여 주의를 두어야 하는 것이다. 스트레스의 상황에서 일어나는 분노를 해결하더라도 여전히 남는 것이 있다. 개인의 기질과 성격 그리고 체질의 문제이다. 반복적이고 습관적으로, 그리고 사소한 자극에도 쉽게 화를 내는 경우라면 자신이 분노에 취약한 특성이 있는지를 알아보아야 한다.

9 개인의 특성을 고려하여야 한다

특성 분노는 개인의 분노 속성과 관련이 있다. 자신이 얼마나 쉽게 화를 내는지를 점검해야 한다. 분노와는 다른 짜증이나 공격성, 적개심, 충동적인 점도 고려해야 한다. 그리고 화를 내는 방식이 어떤지도 점검해 보아야 한다. 분노가 행동으로 쉽게 드러나는지도 알아야 한다. 이런 특성을 객관적으로 점검하고 개인의 특성에 맞춘 분노 관리를 해야 한다.

19 분노 관리법 [Ⅰ]
– 이성으로 감성을 지배한다

분노는 관리의 대상이다. 그리고 관리의 방법은 다양하다.

우리에게는 분노를
지배할 수 있는 이성이 있다

분노가 강력한 감정이기는 하지만, 우리는 이보다 더 강력한 이성을 가지고 있다. 감성이 시간에 따라 요동을 치고 변화하더라도, 이성은 즉각적이지는 않아도 시간만 확보된다면 감정을 조절할 수 있다.

분노는 즉각적인 반응으로 3초라는 짧은 시간에 결정이 되고, 15초에서 90초라는 시간이면 최고조에 이르러 통제 불능으로 치닫는다. 이성은 이보다 한 템포 늦게 반응하지만 잘 활용하면 감정을 억제하거나 조절할 수 있으며, 상황에 따라 어떤 행동을 해야 할지를 결정하게 된다. 더구나 분노는 기능적인 감정, 즉 우리에게 반드시 필요한 감정이므로 문제해결을 위한 에너지로 만들 수도 있다.

이성과 감정은 인간이 가지고 있는 약간은 다른 특징이다. 뇌의 영역에서도 차이가 난다. 감정은 뇌의 중심부에 있는데, 자신의 생존과 관련된 부위에 아주 가깝게 자리한다. 그래서 위협이나 욕구에 대하여, 빠른 시간 안에 민감하게 반응하게 된다. 기능적으로 뇌를 분류하는 방법에 따르면 '포유류의 뇌'에 해당되고 변연계가 그 중심에 위치하고 있다. 이에 반하여 이성은 뇌의 바깥쪽, 감정을 조정하는 자리에 있다. 앞서 언급한 분류 방식에 따르면 '인간의 뇌'에 해당되고 대뇌피질, 특히 전두엽에 위치해 있다. 생존과는 조금 떨어져 있어서 비록 즉각적으로 반응하지는 않지만, 시간이 주어지면 참고 넘어갈 수 있는 제어력을 활용할수가 있다. 그래서 위협에 대한 대처나 욕망이 무분별하게 드러나지 않는 것이다.

이성은 동물과 비교되는 인간이 가지고 있는 매우 강력한 능력이다. 이토록 스트레스가 많고 화날 일이 수두룩한 오늘날의 사회가 그나마 잘 돌아가는 이유가 바로 이 이성에 있다. 그렇다고 무조건 참자는 것이 이성은 아니다. '왜' 그리고 '어떻게'라는 답을 얻을 수 있어야 한다. 지금 다루고 있는 분노의 감정이 치받는 상황에서도 이를 잘 넘기고 새롭게 해석하는 것이 바로 이성의 역할이다.

듀크대학 윌리엄스 박사의 분노조절 프로그램 'Life Skills'[81]에서는 분노를 이성적으로 곱씹어 보도록 함으로써 분노에서 벗어나도록 한다. "나는 가치가 있다"로 번역되는 "I am worth it"을 분노의 상황에 적용하여 반복적으로 확인하는 것이다. 이 프로그램에서는 우선 화나는 상황을 명확하게 정리한 후에 다음 단계를 밟아가며 확인하도록 한다. 즉, 이 단계를 모두 통과해야 화를 허용하며, 만일 그 단계에서 막히면 화를 내서는 안 된다고 본다. 그 상황에서는 화를 내봤자 도움이 안 되기 때문이라는 것이다.

①이 사건은 나에게 중요한 것인가? (Important)

②이런 상황에서 내가 화를 내는 것이 적절한가? (Appropriate)

③이 상황을 내가 긍정적으로 바꿀 수 있는가? (Modifiable)

④내가 분노한다면 이것은 충분히 모두에게 가치가 있는 일인가? (Worth it)

이 프로그램을 직장 내에서 상관과의 갈등으로 인해 화가 나는 상황에 적용해 보면 다음과 같다.

①지금 내가 이렇게 화를 낼 만큼 중요한 일인가? (Y) / 혹 내가 너무 사소한 것 때문에 화가 나는 것은 아닌가? (N)

②내가 이 정도로 화를 내는 것을 다른 동료들은 적당하다고 할까? (Y) / 혹 내가 너무 예민하게 반응하거나, 아니면 너무 과도하게 반응하는 것은 아닌가? (N)

③내가 화를 냄으로써 이 상황을 바꾸고 문제를 해결할 수 있을까? (Y) / 혹 내가 화를 냄으로써 문제가 더 꼬이고 해결하기 어려워지지는 않을까? (N)

④내가 화를 냄으로써 우리 부서에서 서로 이야기를 나눌 수 있는 환경을 만들 수 있을까? (Y) / 혹 내가 화를 냄으로써 부서 직원들 간에 더 좋지 않은 사이가 되지는 않을까? (N)

윌리엄스 박사는 이 네 가지에서 모두 '예'라는 대답이 나올 때 비로소 화를 내야 한다고 한다. 다시 말하면 이 네 가지에 대해 생각할 시간을 확보해야 한다고 할 수 있다.

이런 국면은 화병 환자에게서도 늘 있는 상황이다. 명절 때 남편과 시댁을 먼저 방문하는 문제로 분노가 생기는 경우가 가장 흔한 예다.

①시댁이나 친정집에 먼저 가는 것을 두고 남편과 다투는 일이 이렇게 화를 낼 만큼 중요한 일인가? (Y) / 혹 내가 그냥 남편 말에 따라 아무 소리 하지 않고 조용히 시댁을 다녀오는 것이 바람직한가? (N)

②친정집보다 시댁을 먼저 방문하는 것에 대하여, 이 정도로 화를 내는 것이 다른 가족들 보기에 적당한 걸까? (Y) / 혹 내가 이 문제에 대하여 너무 예민하게 반응하거나, 아니면 너무 과도하게 반응하는 것은 아닌가? (N)

③내가 화를 내면 이 상황이 바뀌어 친정집에 먼저 가는 것에 남편이 동의할까? (Y) / 혹 내가 화를 냄으로써 아예 아무 곳에도 가지 않는 결정을 내리는 것은 아닐까? (N)

④내가 화를 냄으로써 남편과 명절에 벌어지는 갈등을 해결할 수 있을까? (Y) / 혹 내가 화를 냄으로써 시댁이나 가족 친지의 관계가 깨지는 것은 아닐까? (N)

선뜻 풀기 쉬운 문제는 아니다. 그렇지만 이렇게 차근차근 검토하는 것은 감정으로 문제를 해결하기보다는 이성으로 해결을 시도해 보는 것이다. 그야말로 분노를 표출해야 하는 경우라면, 문제해결을 위해 이성을 얻어 의도적으로 화를 낼 수 있도록 돕는다.

그렇다면 이 과정을 통과한 분노는 어떨까?

이 분노의 감정은 단지 감정만을 폭발했을 때보다 더 힘이 셀 것이다. 감정과 이성의 힘이 합쳐지는 까닭이다. 감정만 있는 경우에는 문제해결에 이르지 않는다. 비록 감정을 폭발시켜 상황을 바꿀 수는 있겠지만, 문제해결까지는 이르지 못하기 때문이다.

분노의 역공을 당한 상대방이 잠시 지는 것 같지만, 해결을 위한 이성이 작동되지 않으면 상대방으로부터 다시금 복수를 당하게 된다. 이성은 문제의 해결을 위한 시도를 하게 한다. 단지 감정적인 문제해결이 아니라, 문제에 직면하여 해결책을 모색하게 되고, 결국 상대방을 설득하여 완전한 해결에 이르도록 하는 것이다.

그러므로 감정에 대한 이성을 통한 조절이 더욱 인간적인 방법이라고 할 수 있다.

이성으로 분노 감정을 조절하는 것은 뇌과학적으로도 근거가 있다

우리의 뇌에는 다른 포유류 종들과 마찬가지로, 위협에 대처하는 기본 시스템이 존재한다. 이 시스템에 포함되는 뇌 영역으로는 편도체(amygdala), 시상하부(hypothalamus), 그리고 수도관주위회색질(periaqueductal gray)이다.

이 시스템이 활성화되면 외부 위협에 대해 분노 및 반응적인 공격성을 보일 수 있다. 그런데 중요한 것은 인간의 이성과 고등한 사고를 담당하는 전두피질(frontal cortex), 특히 안와전두피질이 이와 같은 위협 시스템의 활성을 조절한다는 점이다. 따라서 전두피질이 정상적으로 작동해야 외부 스트레스 사건에 대한 분노와 반응적 공격성을 조절할 수 있다.[82] 감정인 분노에 대한 즉각적인 반응은 늦추면서 이성으로 분노를 조절하는 것이다.

정서 인식 명확성(emotional clarity) 역시 분노를 조절하는 데 중요한 역할을 한다. 정서 인식 명확성이란 자신이 경험하는 감정이 무엇인지, 그 정도는 어떤지 정확하게 파악하는 것이다. 정서 인식 명확성이 낮은 사람들은 스트레스에 대한 부적응적 반응을 쉽게 보이지만, 적응적 반응을 보이는 수준은 낮다고 알려져 있다. 연구에 따르면, 자신의 감정을 정확히 파악하는 것은 분노조절을 향상함으로써, 특성 분노의 감소에 기여한다.[83] 즉, 평소 자신의 감정에 대한 관찰과 이해는 분노조절의 핵심 요소 중 하나라고 할 수 있다. 중요한 것은 이 정서 인식 명확성이 주의력과 관련이 있으며,[84] 집행기능(executive function)에 의해 증가한다는 점이다.[85] 이러한 연구 결과들은 분노조절에 있어서 이성의 중요성을 보여준다고 할 수 있을 것이다.

결론은 분노를 이성으로 다루는 것이다

먼저 해야 할 작업은 분노의 감정을 객관화하는 것이다. 분노를 일단 차근차근 관찰하며, 자신의 몸과 마음에 나타나는 반응을 명확하게 보아야 한다. 감정으로 인한 자신의 반응을 관찰하여 그 정도를 평가하면, 자신이 당한 상황 이상으로 반응하지 않게 된다.

그 상황에서 분노의 감정이 증폭되지 않도록 이성을 통해 조절한다. 자신의 감정만큼만 반응하는 것이고, 좋은 결과를 내지 못할 것으로 판단되면 아예 그 상태에서 분노의 감정을 정지시킬 수도 있다.

이제 분노의 감정이 다른 곳으로 흐르지 않게끔 살펴봐야 한다. 나의 감정이 다른 곳으로 흘러가면 또 다른 분노를 만들어 낼 수 있으므로, 벌어진 상황을 나에게 한정하도록 한다. 그리고 내가 감당할 정도의 분노만은 내가 받아들이는 것이다. 나에게 머물 수 없는 감정은 해결을 위해 노력해야 한다.

그리고 분노를 내는 것이 더 긍정적인 결과를 얻을 수 있는 상황이라면, 분노에 이성을 얹어서 해결할 지점을 명확하게 하고 전략적으로 접근하여 근본적인 문제를 해결한다. 분노를 명확하고 짧게 표현하고 이성적 판단을 이어서 한다.

＊

화병 환자에게 이성을 통한 치료에 해당하는 철학상담[86]을 적용할 수 있다. 철학상담은 철학적 대화이고, 철학적 대화의 중심은 비판적 사고와 창조적 해석이다. 철학적 대화에서 비판적 사고의 역할은 암묵적인 전제를 찾아내 검토하는 것, 딜레마에 빠져나오는 것, 자기 생각이 일관적인지 검토하는 것, 낡은 문제를 보다 창의적인 문제로 전환하는 것, 익숙한 개념을 재검토하는 것, 유사하지만 다른 개념을 구분하고 정확히 적용하는 것 등 내담자의 자기 이해를 돕고 문제에 대처하는 방안을 찾도록 돕는 것이다. 창조적 해석의 역할은 다른 방식으로 생각하고 다르게 해석하는 것이다.

화병 환자가 가지고 있는 과거의 경험, 그리고 이에 대한 추론, 그와 함께 지속적으로 일어나는 분노에 대하여 이성을 통해 비판적으로 검토하여 문제점을 명료화하고, 이렇게 명료화된 문제에 대하여 해결방법을 창조적으로 찾아가는 것이다. 자신에 대하여, 불행하고 어쩔 수 없는 사람에게 스스로 행복을 찾아야 하고 찾을 수 있는 사람으로 인식의 변화를 만들고, 혼자 있는 상황을 편안하게 받아들일 수 있고 미래에 대해서도 불안만이 아닌 희망적인 모습을 그려내며 살아가는 모습을 구체적으로 정의할 수 있도록 하는 것이다.

사례 8

명상과 운동으로
분노를 조절하는 사람들

50대 남자 J씨는 직장에서 상사로부터 무시를 당하면서 화병을 앓고 있다. 다른 동료들도 그 상사를 싫어하고 피하지만, 자신은 유달리 힘이 든다고 호소한다.

다른 동료들처럼 그저 넘길 수 있어야 하는데, 정작 그 상사만 만나면 주눅이 들어 한마디도 하지 못한다. 지나고 나면 억울하고 분하다는 생각에 견딜 수가 없어서 가슴은 답답하고 짜증이 난다. 이전 같으면 집에 와서라도 풀어낼 수가 있었지만, 이제는 집에 들어와도 편안하지 않다.

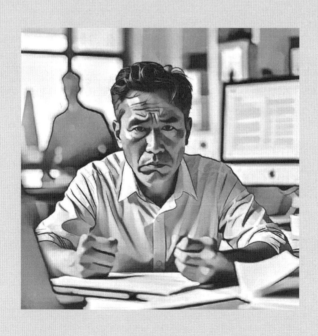

상사 생각이 자꾸 나고 또 화가 나니 말이다. 일주일 전에 병가를 내고, 한 달 후 복직할 때는 다시 건강을 회복하고자 병원을 방문하였다. 한 달 만에 회복이 될 수 있을지 걱정이 먼저 앞선다.

직장 생활을 하는 가운데 자기와 잘 맞는 동료도 있지만, 그 반대의 경우도 있다. 환자의 경우, 잘 맞는 동료와는 편하게 지내지만 유독 그 상사와의 관계에서는 어려움을 겪고 있다. 그렇지만 실상 그 상사는 거의 모든 직원과 트러블을 일으키고 있다. 다른 직원들은 원래 그런 사람이겠거니 하고 넘어가는데, 이 환자는 유독 힘들어하는 것이다. 물론 일차적으로는 그 상사에게 문제가 있을 수 있다. 직원 대부분에게 그와 같이 평가받고 있다면 그 말이 맞을 것이다. 그런데 문제는 유독 자신만이 힘들어한다는 것이다.

환자와 그 상사와의 관계에서 흔히 말하는 궁합이 맞지 않는 문제일 수 있다. 자신의 업무와 중복이 되거나 때로는 묘한 경쟁 관계일 수도 있다. 일단 접점이 많으면 생길 수 있는 일이다. 그 사람과 회사에서 어떤 관계를 맺고 있는지 정리해 볼 필요가 있겠다.

또 한 가지는 환자 자신이 스트레스에 취약한 면이 있을 수 있다. 성격적인 문제도 고려할 수 있다. 남들은 사소하다고 그냥 넘어가는데 자신만 힘들어한다면 이 점도 생각해 봐야 할 문제다. 관계 정리로 끝나는 문제가 아니라, 자신의 문제를 해결해야 한다는 것이다.

병원을 방문했을 때 환자에게 주문한 내용은 문제해결 방안을 적극적으로 찾아보자는 것이었다. 상사와 자신과의 관계를 정리하고, 스스로 할 수 있는 일과 해결하지 못할 일을 구별하는 작업을 하는 것이다. 해결하지 못할 일이라면 피하거나 슬쩍 넘어가야 하고, 할 수 있는 일이라면 그 방법을 적극적으로 모색해야 한다.

상대방과 직접 부닥치며 문제를 해결하는 것이 필요하겠지만, 그것은 잠시 미루고 병가 중에 우선 자신의 문제를 중심으로 해결 방안을 찾아 자신감을 회복해 보기로 했다. 스스로를 당당한 상태로 만들어 놔야 어떤 상황에서도 문제를 해결할 수 있고, 도리어 이것이 근본적인 해결책이 될 수 있다.

"한 귀로 듣고 한 귀로 흘릴 수 있다." "상대방이 무엇이라고 해도 내 갈 길을 간다."를 실행할 수 있으려면 자신에 대하여 중심을 잡고 스스로에 대한 확신이 있어야 가능하다.

명상과 운동 선택

J씨는 화병을 적극적으로 극복하는 방법으로 명상과 운동을 선택하였다. 스스로 건강하고 당당한 사람을 만들기 위한 작업이다.

운동은 내면에 응축된 에너지를 밖으로 풀어내는 데 효과적이며, 화병 환자에게 필요한 방법이다. 화병은 억울한 감정이 쌓여서 생긴 문제이기 때문에 쌓인 것을 풀어내는 것을 치료의 첫 번째 원칙으로 하고 있다.

일단 밖으로 나가는 것이 중요하다. 몸에 쌓여 있는 기운은 움직임을 통해 풀어낼 수 있다. 풀어헤친 기운을, 운동하면서 자신의 에너지로 만들어 가는 작업이 이어진다. 가장 쉽게, 걷기를 하면서 의도적으로 바깥에 나가는 습관을 만든다. 이어서 맞춤한 목표를 정해 등산하며 도달한 목적지에서 얻은 성취감을 통해, 억울하고 분함을 가지는 스스로의 무력감에서 벗어나도록 한다.

가능하다면 탁구나 테니스와 같은 구기 운동을 통해 상대방을 공격하는 행동을 해봄으로써 용기 없는 자신에게서 벗어나는 계기도 마련할 수 있다. 걷기에서 시작하여 등산을 꾸준히 함으로써 몸을 만들고, 지속해서 흥미를 느낄 수 있는 운동을 배우고 연습하여 숙달하는 것이다.

운동은 적극적인 화병 극복의 방법이다. 쌓인 기운을 털어내고, 자신의 리듬을 회복하는 것이다. 그리고 여기에 용기와 함께 문제를 해결할 수 있는 에너지를 북돋는 작업이다.

명상은 운동과 동시에 진행할 수 있는 또 하나의 적극적인 방법이다. 특히 다가올 만남의 상황에 앞서 명상의 기술을 통하여 문제를 극복하는 방법을 터득할 수 있다.

J씨의 경우, 그 상사를 다시 직접 만날 때 여전히 불안과 함께 분노가 엄습할 수 있다. 그렇지만 실상, 이 불안과 분노는 그 시점에서의 문제가 아니다. 과거의 경험을 통해 다시 반복되는 양상이 펼쳐지는 것이다. 그러므로 지금, 이 순간에 머물 수 있는 기술이 필요하다.

과거의 억울함이나 미래에 생길 거라는 불안감에서 벗어나려면 그 기억과 걱정을 흘려보내야 한다. 호흡은 이 순간으로 돌아오는 닻의 역할을 한다.

호흡에 집중하는 것이다. 생각이 많아지고 감정이 솟구쳐 오를 때, 심호흡하면서 안정을 찾아 자신의 고유 리듬을 맞춰 호흡해야 한다. 호흡에 집중하면 생각이 줄어들고 감정이 안정되어 평정된 상태에서 상대를 만날 수 있다.

명상은 자신의 상태를 꾸준하게 유지하는 데 도움이 된다. 잠시 스트레스로 인해 변화된 기운을 원래의 상태로 되돌아오도록 도와준다. 그러므로 닥쳐올 스트레스 상황을 가상하고 미리 연습할 필요가 있다. 언제든 안정된 자신의 모습으로 돌아올 수 있어야 한다.

J씨는 한 달이라는 짧은 시간 동안 운동과 명상을 익혔다. 문제를 해결하기 위해 운동으로부터 얻을 수 있는 적극적인 에너지와 문제를 받아들이기 위해서 명상으로부터 얻을 수 있는 수용의 마음을 공부했다.

화병을 극복하기 위해
적극적으로 노력

직장에서의 스트레스는 물론 힘이 든다. 특히나 사람과의 관계에서는 더욱더 그러하다. 그렇지만 그 사람과의 직접적인 접촉 시간이 많은 것은 아니다. 더 큰 문제는 내 생각 속에서 재현되고 반복되는 기억에서 벗어나지 못하는 것이다.

불안과 무기력이 습관적으로 저변에 깔려서 나타나는 것이다. 이때 적극적으로 할 수 있는 행동이 있다면 화병 극복에 도움이 된다. 상황에서 벗어나지 못할 때는 잠시 일어나 십여 분 남짓 걸으며 호흡하고 나서 다시 자리로 돌아오면 좋다. 명상과 운동을 통해 본래의 자신으로 돌아오면, 그 사람을 또 만나더라도 위축되지 않으며, 짜증 나지 않게 상대할 수 있다.

화병의 극복을 위해 적극적으로 극복의 방법을 실행하는 것이다. 스스로 문제를 해결할 수 있는 에너지와 받아들일 수 있는 여유가 모두 필요하다. 이 모두는 적극적인 생각과 행동에서 비롯한다.

---

20 분노 관리법 ②
– 분노를 누그러뜨리는 방법

감정은 생각과 신체반응을 동반한다. 이 3가지는 밀접하게 연결되어 있는데, 이에 따라 우리는 생각을 통해, 신체반응을 통해, 그리고 감정을 통해서 분노를 조절할 수 있다.

이성으로 감정을 조절하고 지배하는 것이 가능한 사람이 있다. 그렇지만 이성을 통하여 감정을 조절하기에 앞서 감정 자체에 압도될 수도 있고, 또 감정에 의한 자신의 변화에 힘들어할 수도 있다. 그렇지만 이렇게 느낄 수 있는 신체반응과 정서 자체가 조절을 위한 중요한 무기이자 도구가 될 수도 있다. 즉, 신체반응을 통해 느껴지는 감각의 특성이 있다면 이와 상반되는 감각을 통하여 조절할 수 있다는 것이다.

우리 몸에서는 무의식적으로 자율신경계가 자연스럽게 그런 활동을 하고 있지만, 우리는 의도적으로도 그런 활동을 강화할 수 있다. 감정 사이의 역동을 활용하면 감정 자체의 조절도 가능하다. 이와 같은 방법으로 분노를 누그러뜨릴 수 있게 된다.

신체반응을 알아차림하고
분노를 조절한다

분노 감정은 뚜렷한 교감신경계의 반응과 관련되어 있다. 즉, 분노 감정과 함께 발생하는 다양한 신체반응들 중 상당수를 교감신경계의 활성화가 매개하는 것이다. 따라서 분노 감정에 동반된 신체반응을 효과적으로 감소시키기 위해서는 교감신경계의 활성을 줄이고, 이와 상대되는 부교감신경계의 활성을 촉진하는 것이 필요하다. 이를 쉽게 설명하면 '이완반응'을 도모하는 것이다.

이완하는 방법은 스트레스를 통해 일어나는 자신의 몸과 마음의 변화를 관찰하는 데서 시작한다. 스트레스로 인한 반응은 워낙 뚜렷한 반응이므로 쉽게 알아차릴 수 있다. 또한 이러한 반응에 대하여 반대되는 현상도 나타날 수 있다. 앞서의 반응에 반대되는 현상이 자연스럽게 일어나 조절하는 역할을 해서 스스로 조절을 하는 자율신경(自律神經)이라는 말이 나온다.

표-7 교감신경과 부교감신경 반응

교감신경의 반응	부교감신경의 반응
놀람, 분노, 공포, 한랭 등의 상황에서 나타나는 전신성 반응	교감신경과 부교감신경은 서로 길항 작용하여 평형을 이루려고 함
심박동수 증가 / 혈압 상승 피부와 소화관의 소동맥 수축 동공이 커지고 손바닥과 발바닥의 땀 혈관 수축 / 혈당 상승	심박동수 감소 / 혈압 하강 식도, 위, 장관, 췌장 등에서의 분비 증가 동공이 수축하고, 침액, 땀, 눈물의 분비 증가 혈관 확장 / 혈당 하강

그렇지만 자율신경의 작용이 원활하지 않을 경우, 의도적으로 부교감신경을 활성화하는 방법이 필요하다. 의도적으로 자율신경계를 조절하는 훈련법이 있다는 것은 인체가 외부 자극에 대하여 의도적으로 조절할 수 있음을 뜻하므로, 이전의 치료와는 다른 자가관리나 치유가 가능함을 의미한다. 이는 전통의학이나 보완대체의학에서의 기본 원리와 맥을 같이한다. 이완반응을 위해 여러 이완훈련을 시도해 볼 수 있는데, 대표적인 것이 근육의 긴장과 이완을 반복하면서 이완의 상태를 확인하는 점진적근육이완법(progressive muscle relaxation)이나 이완의 상태를 일종의 자기암시를 통해 달성하는 자율훈련법(autogenic training), 강제로 호흡을 조절하는 심호흡 등이다.

이 방법들은 모두 여러 연구에서 이완 효과가 입증됐고, 스트레스 반응을 완화하며 분노 감정조절에도 효과적으로 사용되고 있다.[87] 튀르키예 연구진이 시행한 한 연구에서는 만성 정신질환이 있는 환자들을 대상으로 한 군(32명)에는 커뮤니티 정신건강센터의 기본 프로그램을 제공하고, 다른 한 군(34명)에는 기본 프로그램에 더하여 석 달 동안 매주 2회, 점진적근육이완법(15분)과 음악치료(45분)를 시행했다. 그 결과, 3개월 후 이완요법을 시행한 군에서는 대조군과 비교해 수면의 질 및 분노 증상이 유의하게 개선된 것으로 나타났다.[88]

여기서 흥미로운 점은, 이완요법군에서 개선된 분노 증상에는 분노를 쉽게 경험하는 경향인 특성 분노(trait anger)가 포함되어 있었다는 점이다. 즉, 이완요법은 단기간 분노 감정조절뿐 아니라, 장기적으로 분노의 취약한 특성을 개선하는 데 도움이 될 수도 있다.

이완훈련은 부교감신경을 항진시키는 훈련이다. 부교감신경을 항진시키는 훈련 가운데 다미주신경 이론[89]을 활용한 배쪽 미주신경을 활성화하는 방법이 제시되기도 한다. 부교감신경 가운데 등쪽 미주신경이 인체의 자연적이고 자율적인 반응이라면, 배쪽 미주신경은 사회 참여 체계로 의도적인 안정을 도모하는 활동을 하게 된다. 특히 연결과 보호의 패턴을 확인하면서 스스로 이야기를 만들고, 심상화 작업을 하여 평온함과 돌봄에 이르도록 하는 것이다. 배쪽 미주신경을 활성화시키는 이 방법은 트라우마 치료에 많이 활용되며, 억울함과 분함을 가지고 있으면서 분노가 표출되는 화병 환자에게 응용될 수 있다.

한의학에서 드러나는 현상을 관찰하는 행위를 취상(取象)이라고 하는데, 드러나는 현상을 한의학의 음양오행 원리로 분석하는 작업이 함께 진행된다. 분노하게 되면 기의 흐름이 위로 치솟는 양상을 띤다. 그리고 주로 불의 속성을 가져서 몸과 마음을 뜨겁게 만든다. 분노로 인한 화병의 경우 분노가 화(火)의 속성을 띠기 때문에 치료의 방향을 명확하게 잡을 수 있다.

화병은 분노로 인하여 불과 같은 속성이 드러나기 때문에 우선적으로 안정을 시키고, 이때 불과 반대되는 물의 속성을 활용하는 방법이 제시되는 것이다. 명상에 음악을 접목하는 경우 빗소리, 폭포 소리, 파도 소리 등이 활용될 수 있다. 취상을 통해 얻는 특성에 대하여 상반되는, 혹은 보완되는 특성을 적극적으로 활용하는 것이다.

감정을 직접 조절하는 방법으로 분노를 조절

사람이 경험하는 감정은 상황에 따라, 시간에 따라 지속적으로 변화한다. 이 변화 과정에서 여러 감정이 서로 합쳐지기도 하고, 서로 어긋나기도 한다. 이런 감정 간의 관계를 한의학에서는 음양(陰陽)과 오행(五行)의 논리로 설명해 왔다. 정서의 반응은 음양오행의 법칙을 따르며, 그 변화는 기의 변화를 통해서 인체의 이상을 초래하게 된다.

음의 속성은 안으로 응축하는 현상으로, 음이 부족하면 감정을 누그러뜨리는 힘이 부족하게 된다.

양의 속성은 밖으로 드러나는 성향으로, 분노는 기본적으로 양의 속성이다.

목의 속성은 기본적으로 올라가는 기운으로, 분노는 목의 속성을 가지고 있다.

화의 속성은 표출되는 기운으로, 분노가 밖으로 드러났을 때는 화의 성질을 가진다.

토의 속성은 중화시키는 특성이 있어서 안정을 시키고, 이성적 판단을 하도록 한다.

금의 속성은 날카로워지기 때문에, 분노가 금의 속성을 만나면 위험하다.

수의 속성은 불을 끄는 기능이기에, 화를 즉각적으로 조절하기 위해 활용될 수 있다.

각각의 감정은 음양오행의 속성을 가지고 있으면서 기의 흐름을 변화시킨다.

분노는 양의 속성과 목의 속성을 가지고 있으면서 기를 위로 치솟게 한다.

기쁨은 양의 속성과 화의 속성을 가지고 있으면서 기를 온화하게 완화시켜 준다.

생각은 중립적인 속성으로, 토의 속성을 가지고 있으면서 기를 뭉치게 한다.

슬픔은 음의 속성과 금의 속성을 가지고 있으면서 기를 소모한다.

불안은 음의 속성과 수의 속성을 가지고 있으면서 기를 아래로 끌어내린다.

이러한 기본적인 속성에 오행의 작용과 반작용의 법칙을 적용하여 정서를 조절하게 된다. 분노에 해당하는 목(木)은 상생상극의 이론에 따라, 금(金)에 의해 제약을 받는다. 즉, 우울이나 슬픔의 감정이 분노 감정을 억제한다는 것이다.

이는 실제로 진료에도 사용되는 유용한 개념으로 대표적인 것이 화병 치료 과정 중에 측은지심(惻隱之心)을 경험하도록 하는 것이다. 자신이 마음속으로 미워했던 대상에게 측은지심을 경험하게 되면, 어느새 분노는 사그라들며 상대방을 용서하고 화병으로부터의 해방에 한 걸음 더 나아가게 된다. 때로는 자신에 대해 측은지심을 가지면서, 평소 자신을 소중히 여기지 않아 왔던 것을 반성하며 분노를 거두고 앞으로 자신의 행복을 위해 노력할 것을 다짐하는 환자분들도 있다. 이처럼 감정을 통해 분노 감정을 조절할 수도 있는 것이다.

감정으로 감정을 다스리는 Emotion to emotion therapy[90]를 통해 화병을 치료한다

오지상승위치료법의 방법은 감정이 오장에 각각 속하는 것과 '노승사(怒勝思)' '사승공(思勝恐)' '공승희(恐勝喜)' '희승우(喜勝憂)' '비승노(悲勝怒)' 등의 상극(相克) 감정으로 문제되는 감정을 치료하는 원리를 설명하고 있다.

이 방법은 감정과 신체증상과의 연관성 그리고 감정과 감각의 음양오행적 분석을 하고 핵심 감정의 확인 및 정신역동을 연계하여 치료 대상의 감정과 치료를 위해 활용할 감정을 선택하여 진행한다. 구체적으로 "정서 및 감정의 분류-정서와 증상의 관계 파악-정서와 장부의 관계 검토-핵심 감정에 따른 정신역동 분석-정서의 안정을 위한 정신요법 시행-정서조절 교육"의 순서를 따른다.

차와 음식으로 분노를 조절하는 사람들

40대 주부 K씨는 온종일 바쁘게 살고는 있지만, 어느새 무력감과 우울감에 빠졌다. 아침부터 전쟁이 시작된다. 자녀들을 학교에 보내는 것, 남편의 직장 출근을 챙기다 보면 정신없이 오전을 보내고 만다. 그리고 나면 기운이 쭉 빠져서 아무것도 하기가 싫어, 잠시 소파에 기대앉는다. 이후에도 집안일을 하나하나 하다 보면 어느새 저녁이 되고, 곧 닥칠 식사 준비에 당황하며 또 그 일을 하게 된다. 밤이 되어 비로소 일이 끝나고 나면 지쳐서 쓰러지듯 잠들곤 한다.

온종일 남을 위해 살면서 스스로에게는 아무런 일도 하지 않는 자신을 만나면서부터 화병의 증상이 나타났다. 가슴 답답함이 오래되었다. 남을 위해서만 살고 있다는 생각에서 억울함과 분함이 생겼다.

매일 반복되는 일상을 보내다가 문득 매너리즘에 빠지면 전반적으로 무력감, 우울감과 함께 삶의 재미를 잃게 된다. 재미없는 삶이 반복되면 매사에 흥미를 잃게 되는데, 일상에서 늘 하던 일도 능률이 떨어지고 쉽게 짜증이 나게 마련이다. 이처럼 다람쥐 쳇바퀴 돌듯하는 삶은 사람을 지치게 한다.

늘 반복하면서도 결과는 썩 좋지 않고, 일은 실컷 하지만 비난과 핀잔을 받기 십상이다. 매일 똑같은 음식을 먹는 사람들은 매일 똑같은 음식을 만드는 사람의 마음을 헤아리지 못한다. 나아가 비난과 핀잔 속에서 자신의 생활과 일에 대한 의미를 찾지 못하는데 보상 또한 받지 못한다.

유달리 주부에게 화병이 많은 건 이런 이유에서다. 반복되는 일상이 사람을 지치게 하고, 그런 상태가 지속되다 스트레스를 받는 사건과 마주치면 그것이 사소하더라도 짜증이 나지 않을 수 없다. 더구나 문제해결에 어려움을 겪으면 아예 분노로 바뀔 수밖에 없다.

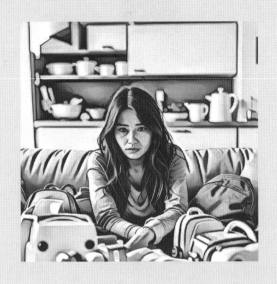

　증상은 참아서 생기는 답답함, 지쳐서 나타나는 식욕부진과 무기력, 반복되는 짜증과 신경질, 그리고 때때로 폭발하는 분노다. 이러한 문제는 분초를 다투면서 바삐 움직이는 사람만의 문제가 아니다. 도리어 느슨한 일상이 반복되는 경우에 더 많다. 하는 일이 제 일이라는 생각에서 벗어나는 때부터 하기 싫고 고된 일이 되어 버리는 것이다. 그러다 보니 일하는 시간은 고무줄처럼 쭉쭉 늘어나고 정작 능률은 떨어지게 된다.

　환자는 우울증의 진단을 이미 받았지만, 화병의 양상이 두드러지게 나타나서 병원을 찾았다. 환자에게는 자신의 역할과 시간을 명확하게 정리할 필요가 있으며, 일상에서 스스로 소중한 시간을 확보하고, 그 시간에 자신에게 생기를 부어줄 작업이 필요하다.

　'나에게 주어진 한 시간'에 무엇을 담을 것인가가 상담 주제가 되었다. 더 강조하자면 '나에게 주어져야 할, 한 시간'을 만들어 내는 것이다.

　자신의 일상 속에서 자기를 기분 좋게 만들어 줄 시간을 만들어야, 나머지 시간에 다른 사람을 위해 무언가를 보람 있게 할 수 있는 것이다. 재미와 의미를 잃어버린 환자에게는 소소한 행복을 만드는 작업이 가장 먼저 해야 할 작업이다. 그렇게 소소한 행복을 자신의 삶 속에 세팅시켜 놓으면 다른 시간, 비록 내가 희생하는 듯한 시간이라고 하여도 의미를 갖고 열심히 할 수 있게 된다.

소소한 행복찾기

K씨는 화병을 극복하기 위해 소소한 행복을 찾는 작업을 하기로 하였다. 치유를 위해 자신에게 주어진 한 시간을 만들어 내는 작업이다.

'나에게 도움이 되는 시간이 하루에 얼마나 있는가?'를 찾는 작업이 진행되었다. 바쁘게 보내는 일상 가운데 온전히 자신에게 주어진 시간을 찾는 작업이다. 환자는 시간이 있어 봐야 지쳐서 그저 잠시 소파에 기대앉아서 쉰다는 답을 한다. 정작 30분, 1시간의 시간이 있다고 하더라도 아무것도 할 기운이 없다고 하소연을 한다.

일단 하루에 딱 1시간을 확보하기로 하였다. 그 시간이 확보되었다면 그 시간에 무엇을 할 것인지 결정하고, 그 시간을 자신의 일상에서 가장 먼저 고정해 놓는 것이다. 자녀들과 남편을 다 출근시키고 주어진 오전 10시부터의 1시간 혹은 늦은 오후 저녁 식사 준비 전까지의 1시간을 우선하여 고려하였다.

그리고 '그 시간에 무엇을 할 것인가?'를 선택하기로 하였다. 우선 집에서 할 수 있는 일이다. 가장 하기 쉽고, 꾸준하게 실천할 수 있는 먹기를 생각해 보았다. 무엇인가를 먹는 작업은 일차적 욕망인 식욕과 관련된 내용이다. 실제로 먹는 것을 스트레스 관리에서 다루고 있지는 않지만, 맛있게 그리고 멋지게 먹는 것은 스트레스 관리에 있어서 중요한 시작점이 된다. 먹는 것에서 즐거움을 얻어낼 수 있다면 일차적 욕망이 생기는 것이고, 이것은 곧바로 생기와 연결된다.

애프터눈 티, 오후를 뜻하는 애프터눈(afternoon)과 차를 뜻하는 티(tea)의 합성어로 '오후의 차'라는 뜻을 가지는 오래전부터 이어진 영국의 일상으로 오후 3시에서 5시 사이에 차와 함께 간단한 요기를 하는 휴식 시간을 말한다. 이 휴식 시간에 안정과 힐링을 할 수 있고, 자신에게 보상을 주는 시간이며 에너지를 충족하는 시간이다.

영국 사람들은 홍차를 마시고, 중국 사람들은 녹차를, 일본 사람들은 말차 같은 것을 마시지만, 우리는 건강과 관련된 약용 차를 즐긴다. 생강차, 모과차, 유자차, 대추차부터 시작하여 효능을 명확하게 가지고 있는 머리를 맑게 하기 위한 국화차, 소화에 도움이 되는 박하차, 그리고 보약이 되는 쌍화차를 작정하고 마신다. 차를 마시는 것뿐 아니라 건강에도 직접적으로 도움이 되는 행위를 하는 것이니 힐링과 에너지 회복에는 제격이다.

K씨가 차를 마시는 행위는 안정과 평화를 위한 목적에서 시작하는 것이다. 그렇지만 어떤 차를 마실까를 찾아가는 과정은 자신의 상황과 차를 연결하는 작업이기도 하다. 이러한 작업이 적극적으로 바뀌면 에너지를 얻어낼 수 있다.

잔잔하게 반복되는 분노를 다루기 위해서, 비록 적극적으로 상황을 바꾸지는 않겠지만 일상에서 소소하게 자신의 몸과 마음을 달래는 방법을 찾는 작업이 필요하다. 여유를 찾아야 하고, 자신이 원하는 것을 행동으로 옮겨야 한다. 비록 짧은 시간이기는 하지만, 온전히 자신을 위한 시간을 확보한다면 더할 나위 없다.

외부로부터의 스트레스에서 벗어나 자신에게 집중하는 방법으로 차 마시기를 선택할 수 있다. 차를 마시면서 여유를 찾아야 한다. 차에서 확인할 수 있는 다양한 맛과 느낌을 확인할 수 있어야 한다. 생강차를 마시면서 아랫배부터 시작된 따뜻한 느낌을 확인하는 것이다. 박하차를 마시면서 위장이 시원하게 풀리는 것을 확인하는 것이다. 쌍화차를 마시면서 그간의 피로가 사라지고 에너지가 충전되는 것을 확인하는 것이다.

차를 마시면서 음악을 들을 수도 있고, 책을 읽을 수도 있다. 이렇게 자신이 하고 싶은 것을 하나씩 늘려본다. 차의 효능을 확인했다면, 이제 음식에 도전할 수도 있다. 보다 적극적으로 작업을 펼치는 것이다. 더구나 음식을 만들어 낸다면 나뿐만 아니라 가족이나 주위 사람에게도 도움이 되므로, 단지 흥미 있는 작업이 아니라 의미 있는 작업으로도 이어지게 된다.

일상에서의 짧은 시간을 어떻게 활용하는가, 더하여 짧은 시간을 만들어 낼 수 있는가? 이는 화병 극복에 있어서 아주 중요하다. 다른 사람에게 향해 있는 데서 벗어나, 자신을 위한 시간을 확보하는 것이 억울함과 분함을 떨치고 자신에게 향할 수 있기 때문이다.

21 분노 관리법 ③
– 분노에서 벗어나는 방법

분노에서 근본적으로 벗어나기 위해서는 분노라는 감정으로부터 자유로워져야 한다. 분노라는 감정이 더이상 나에게 영향을 미치지 않도록 해야 한다.

분노에서 벗어나기 위해서 이성을 통하여 분노를 다루어 보았고, 분노로 인하여 나타나는 신체감각을 조절하였고, 또 다른 감정을 통해 분노 감정을 몰아내기도 하였다. 그렇지만 근본적인 해결책이 필요하다. 분노라는 것이, 과거의 기억과 연계되어 만들어진 고통에 대해 다뤄야 한다. 이것을 한국 사회에서는 한(恨)으로 설명하기도 한다.

분노 기억은 학습된
반응으로 이어진다

우리는 우리의 생명이나 안녕(well-being)을 위협하는 것을 두고, 불안이나 분노와 같은 감정을 경험한다. 따라서 우리가 무언가에 대해 불안을 느끼거나 분노를 느끼는 것은 생명 유지라는 관점에서 보자면 매우 중요한 사건이다. 때문에 우리의 몸도 우리가 불안이나 분노를 느낀 것에 대해, 의식적으로든 무의식적으로든 신경학적 및 생리학적 자원에서 우선순위가 달라질 수 있다. 즉, 위험한 것을 다음에 다시 경험할 경우, 보다 빠르고 더 크게 반응이 일어날 수 있다는 것이다.

이처럼 우리는 분노를 경험할 때, 그 사건에 대한 언어적 기억뿐 아니라 비언어적인 기억(반응)도 함께 기억한다. 그리고 그 기억은 더 쉽게,

더 강하게, 그리고 더 오래 분노 감정을 지속시킬 수 있다. 이처럼 분노는 기억되고, 분노는 습관이 된다.

습관이 된 분노에서 벗어나기 위해서는 분노 기억의 특성을 알아야 한다. 분노 기억은 끊임없이 확인하려 한다는 점이다. 애초에 분노를 일으킨 것은 그것이 우리의 생명이나 안녕을 위협하는 것으로 보았기 때문인데, 우리는 반복적으로 분노 기억을 떠올리며 그 '위험한 것'이 있지는 않은지 여전히 위협적이지는 않은지를 확인하려고 한다. 그리고 그 기억에 따라 강한 분노를 경험하면, '여전히 그것이 위협적이다'라고 확인한 기억은 보다 더 강해지게 된다. 기억으로 인한 분노의 악순환이다.

악순환의 고리 끊기의 방법으로
내려놓기가 있다

이 악순환의 고리를 끊는 출발은 내려놓는 것이다. 분노 기억이 떠올랐을 때 마음이 동요하도록 두지 않고, 떠오른 기억도, 감정도, 생각도, 신체반응도 스스로 가라앉기를 가만히 지켜보는 것이다. 이 작업은 더 이상 분노 기억이 나에게 위협적이지 않음을 확인하는 과정이며, 이를 통해 분노 기억은 '그것이 더이상 위협적이지 않다'라며 약화한다.

이를 돕는 방법 중 하나가 마음챙김(mindfulness) 훈련이다. 여러 연구를 통해 마음챙김에 기반한 치료는 분노나 공격성을 조절하는 데 효과적이라고 알려졌다. 실제로 이러한 훈련이, 감정이 달아오르는 것과 관련 있는 뇌 부위인 편도체(amygdala) 활성을 감소시킨다고 알려졌다.[91]

반추(rumination)라는 표현은 어떤 주제에 대해 반복적이고 의식적으로 생각을 지속하는 것을 의미한다. 그리고 분노 반추라고 하면, 분노를 일으킨 주제에 대해서 반복적이고 의식적으로 생각을 지속하는 것을 의미한다. 쉽게 말해, 분노를 곱씹는 것이라 할 수 있겠다.

분노를 곱씹는 이 분노 반추 역시 분노의 악순환을 만드는 주범이며,

이 경우 역시 내려놓음이 필요하다. 연구에 따르면, 마음챙김 훈련을 지속적으로 할 경우, 분노 반추와 기억으로부터 빠져나와 자신을 바라보는 눈, 타인을 바라보는 눈, 그리고 상황을 바라보는 눈이 달라진다. 즉, 마음챙김 훈련을 통해 마음챙김 능력을 키우면, 복수에 관한 생각과 분노 기억이 감소하게 되는데, 복수에 관한 생각이 감소하는 것은 타인에 대한 용서를 돕고, 분노 기억이 감소하는 것은 자신과 상황에 대한 용서를 돕는 것으로 나타났다.[92]

마음챙김 훈련은 기억과 감정의 결합을 끊어내고, 지금 이 순간에 머무를 수 있도록 하는 훈련이다.

분노는 흘러가는 감정으로 과거의 기억이 합쳐지고 또 당시의 감정이 결합하면서 현재의 감정에 불을 붙이게 된다. 더구나 이런 경험들이 오래 전 일이기 때문에 경험의 오류와 왜곡이 발생하며, 인간의 부정 편향적 경향 때문에 최악의 상황으로 해석하는 경향이 강하게 된다. 억울한 과거와 불안한 미래로 가지 않도록, 지금 이 순간에 머무르는 연습이 필요하다.

신체반응과 감정을 알아차림하고 조절하는 방법으로 마음챙김 기법이 화병 환자에게 활용[93]된다.

> "화가 나고 억울함이 느껴지면 사람들과 대화하기가 어렵고, 과민하게 반응할 때가 많았어요. 대화가 안 되고 내 의사 표현이 안 되니 사람들 대하기가 어려웠는데 명상을 하고 나니 주위에서 얼굴 표정이 좋아졌다고 많이 말해 주고, 사람들 대하는 것도 편해졌어요."

'마음챙김에 기초한 스트레스 감소 프로그램(Mindefulness−Based Stress Reduction: MBSR)'은 위빠사나 명상의 핵심 원리인 마음챙김을 근간으로 개발하여, 미국 메사추세츠대학 메디컬센터의 스트레스 감소 클리닉(Mindfulness−Based Stress Reduction Clinic)에서 암이나 만성 통증 등 다양한 환자들에게 적용되었다. 그 결과 환자들에게서 증상의 개선과 더불어 심리적 고통의 감소와 같은 긍정적 효과가 입증됨에 따라, 마음챙김의 배양을 통해 스트레스로 인한 고통스러운 삶에 대처하고 삶의 다양한 상황들을 보다 효과적으로 다룰 수 있음이 확인되었다.

화병 환자가 가지고 있는 심리적 고통 그리고 이와 연관된 신체적 증상의 개선을 위해 이 프로그램이 진행되기도 했다.

이 프로그램을 화병 환자에게 시행했을 때, 환자들은 명상 중 부정적 감정의 감소와 긍정적 감정의 증가와 같은 정서적 증상 개선과 화병의 신체증상이 개선되는 것을 느꼈다. 또한 화병 환자들은 명상을 통해 인지의 개선이 일어났는데, 생각과 관점의 변화, 과거 경험에 대한 재인식, 재경험 감소가 일어나 분노를 통제하고 조절하는 것이 보다 잘되고 충동성이 줄어들었으며 안정감과 평온감이 지속되었다. 그리고 증상의 개선과 인지의 개선을 통해 화병 환자들은 대인관계에 있어 자애심과 이해, 존중하는 마음이 증가하며, 대인관계에서 오는 스트레스나 갈등이 줄어들어 관계의 개선과 더불어 전반적인 삶의 질이 향상하였다.

이런 결과는 마음챙김이 억울함과 분함이라는 감정에 함몰되지 않도록 도와주고 지금 이 순간의 안정감과 평온함을 만들어, 정서적 고통과 신체적 증상에서 벗어나는 데 도움을 주고 있음을 확인할 수 있다.

궁극적으로 분노와 반대가 되는 따뜻한 자비의 마음이 들어야 한다

분노가 완전히 해결된 상태는 무엇인가? 상대에 대한 억울함과 분함이 아닌 상대를 측은한 마음과 이를 넘는 따뜻한 마음을 가지는 것이다. 이를 위해 자애명상[94]이 활용된다.

"내가 이제부터는 다른 사람도 다 사랑해야겠다는 생각이 들더라고요. 그래서 전남편과 한집에 같이 살진 않아도 전화나 얼굴 보면 말은 주고받고… 남편이 십 년째 같이 살자고 전화 오는 것을 받아들이지는 못해도 친구처럼 사귀고 누구를 미워하는 마음은 가지지 말아야 되겠다고 마음먹었어요."

자애명상은 마음챙김 훈련을 기반으로 하고, 추가로 자비로운 마음을 가지는 훈련으로 화병 환자가 가지고 있는 억울함과 분함 그리고 드러나는 적개심을 완화하는 목적으로 활용된다.

자애명상은 편견, 분노와 같은 부정 정서가 사라지게 도움을 줄 뿐만 아니라 명상 과정에서 일어나는 회의, 의심, 분노 등으로 묶여 있는 제한된 마음을 알아차리고 수용하게 만듦으로써, 화병 환자에게 효과적일 수 있다. 더욱이 중년기 화병은 남편과의 문제에서 주로 발생하므로, 자애명상을 통해 자신의 마음에서 일어나는 남편에 대한 마음을 알아차리고 남편 역시 고통을 경험하는 나와 같은 존재임을 인식할 때 연민이 일어나면서 분노가 자연스럽게 사라지는 데 도움을 줄 수 있다. 이러한 자비심은 자기 안의 고통을 발견하고 타인의 고통에 대해 연민을 느끼거나 공감하여 나오는 친절한 행동이므로, 의도적으로 마음을 내어 훈련하는 것이다.

이 프로그램을 화병 환자에게 실행한 결과, 자애명상의 치료적 경험 과정의 핵심 범주는 자애심으로 나타났다. 자애심은 명상에 참여할 때 참여 동기를 부여하고 명상 수행의 어려움을 극복하는 데 도움을 주면서, 감정의 집착에서 벗어나고 수용의 마음을 가질 수 있도록 하였다. 그리고 일상생활에 적용하여 통찰과 함께 삶에 변화를 주어 성장과 변화를 일으키는 상호 작용을 만들어 내었다.

결과적으로 화병 증상이 감소하고 긍정 정서가 증가했으며 정서적으로 안정되었고 사고가 유연해지며 자존감이 증가하면서 타인에게 너그러워지는 연결성이 증가하는 것으로 나타났다.

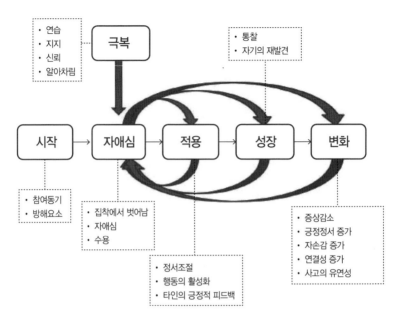

그림-7 자애명상의 치료적 경험 과정에 대한 이론적 모형

나에게 맞는
분노 관리법 찾기

Q1 분노라는 것은 관리되는 감정인가?

분노는 자연스러운 감정이다. 그리고 자극에 대한 반응이므로, 생존을 위해 반드시 필요한 감정이다. 이처럼 필요한 감정이 스트레스 상황에서 적절하게 대응함으로써 문제를 해결할 수 있다면 분노는 좋은 감정이 될 수 있다. 물론 상대방에게 이차적인 또 다른 감정을 만들어 낸다면, 반드시 좋다고 할 수 없기는 하다. 그것은 해결이 아니라 또 다른 불씨를 남기는 것이기 때문에 잠시 문제가 해결되었다고 해도 진정한 해결이라고 할 수는 없다.

분노가 더 문제가 되는 것은 자기조절의 범위를 넘어섰을 때이다. 분노의 표출이 정도를 넘게 되면 공격적이고 폭력적으로 되며, 이것이 상대방에게 영향을 미침으로써 또 다른 문제를 일으키게 된다. 또 한 가지, 분노가 조절 범위를 넘으면 어디로 튈지 모른다는 문제도 있다. 흔히 '한강에서 뺨 맞고 종로에서 화풀이'하듯이, 나에게 분노를 일으킨 상대가 아니라 분노를 풀 수 있는 대상을 찾아서 방출해 버리는 것이다. 이렇게 되면 분노가 계속해서 다른 곳으로 퍼져나가는 현상이 벌어진다.

그리고 분노가 자기 자신을 향하는 경우도 있다. 효과적으로 일을 처리하지 못하면 분노는 자책으로 바뀌어 자신을 공격하게 된다. 자책할 때도 분노의 에너지가 클수록 자책 또한 심해지게 된다.

결국, 핵심은 분노를 자기조절 범위 내에 두어야 한다는 것이다. 그리고 자기조절 범위 내에 둔 분노를 효과적으로 활용할 때 분노는 자연스러운 감정이고, 나를 지켜주는 감정이며, 문제를 해결하는 감정이 된다. 분노의 크기가 클수록 에너지 역시 크기 때문에 더 큰 분노를 문제해결을 위한 에너지로 사용하기 위해서는 자기조절의 능력을 그만큼 함양하여야 한다. 분노 문제해결하는 것을 익히면서 결국 성숙한 인간이 되어 가는 것이다.

Q2 나에게 맞는 분노 관리법을 찾아보면?

분노의 관리에 있어서 두 가지 측면이 고려된다. 자극의 측면과 이에 대하여 반응하는 자신의 측면이다.

먼저, 자극이 얼마나 큰 것인가에 따라 일단 피해야 할지, 적극적으로 대처해야 할지를 판단해야 한다. 이것은 자신의 성격과 무관하게 우선해서 판단해야 한다. 판단을 위해서는 적절한 시간이 요구된다. 감정은 너무나 빠르게 반응하기 때문에 어쨌든 시간을 늘리는 노력이 필요하다. 시간을 확보해야 올바른 판단으로 이어질 수 있다.

둘째는 자신의 특성을 고려하여 분노를 다뤄야 한다는 것인데, 상황에 따른 알고리즘으로 찾아보고 분노를 다루는 작업을 진행한다.

● 분노하기를 미루다

시간을 가지고 분노를 관찰해야만, 분노가 다스릴 수 있는 무기가 된다. 일반 시간을 확보하는 것이 중요하다. 즉각적으로 반응하는 분노는 자기조절 범위를 넘어서게 되어 이차적인 문제를 일으킨다. 내가 감당할 수 있고 내가 조절할 수 있는 상태로 만들어 놓은 상황에서 그에 부합한 대처 방안으로서의 분노를 만들어야 한다. 시간을 확보하기 위해서는 호흡법과 걷기를 선택할 수 있다. 호흡과 걷기를 통해 관심을 다른 곳으로 돌리면서 시간을 확보하는 것이다.

● 합리적으로 분노 문제에 접근하다

지금 분노하는 것이 옳은지를 탐색하는 작업이다. 분노를 이성으로 조절하기 위해서는 분노에 대하여 평가를 해야 한다. 지금 이 상황이 내게 중요한 것인지, 지금 이렇게 분노하는 것이 적절한 것인지, 분노한다면 상황을 변화시킬 수 있는지, 분노를 내는 것이 실제로 가치가 있는 일인지 등을 평가하는 작업이다. 이 작업은 Duke-Life Skill로 분노 관리하기 프로그램에서도 활용하고 있다. 이런 평가의 시간을 가지는 것만으로도 분노를 스스로 조절할 수 있게 된다.

● 분노에 대치할 수 있는 행동 찾기다

화가 난 상태라면 그 현장에서 벗어나, 자신의 마음을 다잡을 수 있는 활동이 있어야 한다. 이것은 개인이 안정을 찾아가는 작업으로, 분노의 경험이 있는 사람이라면 이를 해소하는 방법도 찾아보아야 한다. 밖으로 나가서 걷기부터 시작하여 자신의 아지트를 만드는 작업까지 다양한 방법이 있을 수 있다. 자신에게서 분노와 거리가 먼 상태, 분노와는 반대의 상태를 만들어 낼 수 있는 행동을 찾는 것이다.

● 분노에서 벗어나기다

용서라는 것이 과연 가능할지를 모색하는 작업이다. 분노 앞에서 순간, 짬을 내어 넘어갔다면 분노의 근원에 대해 탐색하고 억울함과 분함에 대한 씨앗 없애는 작업을 진행해야 한다. 물론 수용과 용서라는 정답이 있다. 상대방에 대한 깊은 이해를 통해 그 입장을 받아들일 수 있다면 이것이 가능하다. 그렇지만 어설픈 수용과 용서는 바람직하지 않다. 분노를 잠시 연기했을 뿐이어서, 더 큰 분노를 만들어 낼 수도 있다. 차근차근 분노의 원인을 찾아가면서 상대방을 이해하고, 그에 대해 측은한 마음을 가질 수 있다면 용서도 가능하다.

분노의 대표적인 병, 화병

분노가 정신장애의 시작이라면 화병은 정신장애의 마지막이다.

22 한국 문화의 화병

화병에 관한 연구에서는 의학적 연구, 한의학적 연구, 심리학적 연구 등 분야별로 특징이 있다.

의학적 연구에서는 주로 정신의학 분야에서 분노장애로 접근하고 있다. 그렇지만 분노가 다른 감정에 비하여 '자극에 의한 반응'이고 자극이 없으면 사라지는 관계로 단일 질환보다는 우울증의 아형(亞型)으로 설명하는 경향이 뚜렷하다.

한의학적 연구에서는 화병의 화를 오행의 특성으로 해석하여 접근한다. 울화병이라고 하여 '울'과 '화'를 별도로 나눠 연구하기도 하지만, 울증에 대비하여 화병을 단일하게 연구하기도 한다.

심리학적 연구에서는 화병의 화를 분노로 정의하여 연구하는 경향이 강하다. 특히 분노를 '자극에 의한 반응'으로 국한하는 것이 아니라 중요한 하나의 감정으로 이해하고, 또 사람들 가운데 특성적인 요소를 포함하여 다양한 분노 관리 프로그램을 제시하고 있다.

인문학 관점
사회문화적 관점

여기에 인문학 관점에서의 화병 연구가 있는데, 화병을 사회문화적 관점으로 보고 있다. 화병은 사회에서 발생하는 사회정신장애적 경향이 강하다. 그리고 그러한 사회적 현상은 문학이라는 것을 통해서 전해 내려오고 있다. 그래서 과거의 문헌과 시대상에 대한 조명을 통해 화병을 돌아보게 된다.

전통적인 모습의 화병[95]이 있다. 억울하고 분함의 결과물로써, 분노로 인한 문제들이다. 주로 가족 중심의 여성에게서 많이 보이기는 하지만, 과거 문헌을 보면 심지어 왕조차도 화병은 피할 수 없었다.

선조는 우리 역사 최초의 화병 환자이고, 마치 유전되듯이 선조에서 광해군으로 이어진다. 조선 시대에는 유교 문화였기에 아내의 삼종지도(三從之道)로 인하여 며느리의 위치에서 아내의 도리를 다하는 모습이 그려져 있다. 놀라운 것은 이 시대에 며느리의 등쌀에 시부모가 사망하는 사건도 있었다고 한다.

근현대에 들어와서는 화병이 다양한 모습[96]으로 변화를 거듭하고 있다. 격변하는 사회상을 반영하여 화병이 나타나는 것이다. 시대적 변화, 계층적 변화, 충격에 따라 변화하는 모습의 우리 사회를 진단하는 하나의 도구로써도 화병이 설명될 정도이다.

근대에서 만난 화병은 고난 속 여성으로, 신소설에 자주 등장한다. 울화로 병든 사람, 욕망에 눈을 뜬 여성의 신경쇠약도 화병으로 소개되어 있다.

화병은 전쟁이라는 화(禍)와 전쟁의 후유증으로써의 상처 그리고 베트남전쟁 용병의 상흔(傷痕)으로 이어지고, 한강의 기적에 따른 경제 성장 이면에 나타난 도시인들의 중압감과 분노 그리고 가정 폭력과 화병, 정치적 사건들과 화병으로 여전히 우리 사회를 관통하고 있다.

우리 역사에 화병은 《조선왕조실록》[97]에서조차 설명하고 있다. 선조는 계속되는 병으로 인하여 자신의 처지를 한탄하며 답답한 마음을 가지고 있었는데, 이를 화병이라고 스스로 이야기하였다. 왕의 집무를 보고 나서는 심기가 더욱 손상되어 증상이 심해졌다. 목구멍이 막히고 담기(痰氣)가 치성하는 양상을 보여, 복잡한 일을 멀리하고 정신적 안정을 도모하는 것이 필요하다는 견해를 신하로부터 듣게 된다.

우리가 익히 알고 있는 스트레스가 많은 광해군은 어려서부터 열이 많이 쌓여서 화증(火症)이 되었다고 한다. 이것은 울열(鬱熱)과 연관되는데, 원기를 북돋워 수화가 서로 조화되게 하는 것이 열증을 없애는 방법이라고 설명되어 있다.

이와 같은 왕의 이야기뿐만 아니라 민간에서 벌어지는 시부모와의 갈등도 책에 등장하고 있으니, 화병은 조선 시대를 관통하고 있는 질병이라고 할 수 있다.

한국 문화에서 화병의 키워드는 '한'

국립국어원 《표준국어대사전》에서는 한(恨)을 '몹시 원망스럽고 억울하거나 안타깝고 슬퍼 응어리진 마음'으로 정의한다. 또한 화병은 '억울한 마음을 삭이지 못하여 간의 생리 기능에 장애가 와서 머리와 옆구리가 아프고 가슴이 답답하면서 잠을 잘 자지 못하는 병'으로 정의하고 있다. 이에 따르면 화병과 한은 억울이라는 공통점이 있다.

화병과 한에 대한 생활 경험적인 관점에의 연구[98]에서 이 둘은 공통적인 생활 경험을 가진다. 부인의 경우 시댁 식구와의 갈등이 가장 많았다. 시어머니, 시동생, 시댁 식구들이 등장하고, 남편의 문제가 뒤를 잇는다. 성격 차이, 외도, 음주, 도박이 주원인이다. 이어서 자식의 문제가 있으며, 점차 경제적인 문제, 사회적인 문제로 확장된다.

한과 화병에서 중요한 차이도 있다. 한은 오래전의 경험인 까닭에 어느 정도 극복되거나 체념하여 잊혀졌거나 비교적 과거 한때 누적되었던 과거완료형으로써, 휴화산이나 재로 덮여 있는 불씨 같은 감정이다. 하지만 화병은 과거뿐 아니라 현재에도 계속되는 경험으로 한과 같은 감정반응이 체념되거나 극복하지 못해 잊히지 않은 상태이거나 불안정하게 억제된 상태로 현재진행형이다. 마치 불이 덮여 있는 형국에서 연기가 나는 상태로, 한의 연장선상에서 병리화된 상황이라고 할 수 있다.

문화관련증후군

화병은 분노증후군으로 번역되어, 문화관련증후군으로 세계에 알려졌다. 화병이 공식적으로 독립적인 정신장애로 인정받게 된 기념비적인 사건으로 화병이 1994년 미국정신의학협회(American Psychiatric Association)에서 발간하는 《정신질환 진단 및 통계 매뉴얼(Diagnostic and Statistical Manual of Mental Disorders)》 제4판에 문화관련증후군(Culture-bound syndrome) 중 하나로 소개되었다.

문화관련증후군 또는 문화고유증후군이라고도 하는 이 증후군은 그이름에서 알 수 있는 것처럼, 특정 문화권에서 반복적으로 고유하게 나타나는 이상한 행동 양상 및 고통스러운 경험을 의미한다. 즉, 한국의 문화에는 도덕의 실천을 중시하는 유교적 전통이 스며들어 있으며, 집단주의 전통에 의해 분노와 같은 자신의 부정적인 감정을 감추거나 표현하지 않는 것을 미덕으로 여겨왔고, 이러한 정신적 및 행동적 특성에 기반하여 화병이라는 문화관련증후군이 발생하는 것으로 본 것이다.

문화가 변화하면서
화병도 변화하고 있다

화병이 문화관련증후군으로 묘사된 것은 그만큼 문화와 문화 내에서의 사고 및 행동 방식이 화병의 발생에 밀접한 영향을 미치는 까닭이다. 한편 최근 한국은 서구화와 함께 기존의 유교적 문화와 집단주의 문화에서 탈피하고 있으며, 이러한 경향은 인터넷이나 스마트폰 보급화 세대 이후의 더 젊은 층에서 두드러지게 나타나고 있다.

문화가 달라지며 화병의 양상 역시 변화하고 있는 것으로 보이는데, 대표적인 것이 화병의 아형이라고 할 수 있는 '급속성 화병' 또는 '외상후 격분증후군'[99]이다.

"이런 분노 사건에 대해 화병 환자들은 스스로의 가치가 떨어지는 것처럼 느끼고 자존감이 훼손된다고 생각하며, 분함과 열등감을 경험한다. 정서적으로는 분노, 우울, 불안 등 복합적인 감정을 느끼고 신체증상으로 마비나 통증, 치밀어 오르는 것을 경험한다. 이와 같은 반응이 급속성으로 나타나 병으로 빠르게 이환되면 '급속성 화병' 또는 '외상 후 격분증후군'의 양상으로 나타난다."

외상 후 격분증후군과 화병 모두 정신적 고통이나 충격 이후에 부당함, 모멸감, 좌절감, 무력감과 함께 발생한다는 공통점이 있다. 화병이 신체적 증상을 주로 호소하고 분노 억제와 수동적 회피가 주된 양상으로 나타난다면, 외상 후 격분증후군은 주로 울분과 격분의 감정, 행동으로 즉각적으로 감정반응을 표출하는 양상으로 드러난다.

이를 각각 전통적인 한국 문화적 또는 서구 문화적으로도 표현할 수 있을 것이다. 그러나 한국인의 생활방식과 사고방식 역시 서구화됨에 따라 최근에는 분노를 단순히 억제하지 않고, 외상 후 격분증후군의 양상으로 분노 표현이 드러나는 사례가 증가하여 사회적 문제가 되는 것이다.

화병에서 분노 행동이 나타나면서 분노조절장애로 변화하고 있다

한국에서는 2000년대로 들어선 이후, 분노조절장애가 중대한 사회문제로 떠오르게 되었다. 특히 강력범죄의 원인으로서 개인의 분노조절장애가 주요 원인으로 대두됨에 따라, 분노조절에 대한 사회적 관심이 증가하였다.[100]

분노조절장애는 화병과 같이 분노로 인한 질환이라고 할 수 있다. 하지만 화병은 '장기간 해소되지 못한 분노'라는 병인을 중시하고, 분노조절장애는 '절제되지 못한 분노의 표출'이라는 표현 양상을 중시하고 있다. 또한 화병에서는 해소되지 못한 분노라는 감정이 신체에 미치는 악영향에 대해 주로 다루지만, 분노조절장애에서는 절제되지 못한 분노라는 감정이 외부적으로 표현되는 양상에 대해 주로 다루고 있다.

분노조절장애와 화병은 얼핏 보기에 서로 상반되는 질환처럼 보이지만, 위와 같은 관점의 차이로 인해 빚어진 오해라고 할 수 있다. 화병이 분노조절장애의 한 원인이 될 수 있고, 분노조절장애는 화병의 한 표현 양상이 될 수 있다.

실제로 화병 임상진료지침에서는 화병의 진단기준 중 핵심 증상으로 '사소한 일에도 화가 나거나 분노하는 상태'를 제시하고 있다. 이처럼 한국의 문화가 달라지고, 분노라는 감정에 반응하는 세대들의 가치관과 행동 양식이 달라짐에 따라, 화병의 개념, 분노 관련 정신장애의 양상 역시 달라지고 있다. 즉, 화병의 초기 모델은 장기간의 분노 억제 및 이와 관련된 신체증상을 중점으로 하였다면, 오늘날에는 상대적으로 단기간의 분노 억제 및 조절되지 않는 분노 표출과 분노 행동을 중시하는 방향으로 변화되고 있다.

화병의 새로운 모습
집단 화병

오늘날에는 사회적인 질병으로써 집단 화병도 주목받고 있다. 한국의 시대상에 동반된 화병의 양상을 고찰한 연구[101]에서는 1960년대는 전쟁 실향의 상처, 1970년대는 노동자의 고통 그리고 1980년대는 광주와 민주화가 남긴 상처가 집단 화병의 원인이 되었다고 보았다. 우리가 바라봐야 하는 것은 질병 그 자체가 아니라, 사람과 사회임을 강조한 것이다.

사회적 질병으로써의 화병은 고통뿐 아니라 치유의 실마리를 제공하기도 한다. 즉, 화병의 원인이 자신의 과오에 있지 않고 사회적 맥락 속에서 필연적으로 발생한 문제임을 인식하고, 서로 공감과 연대하는 과정을 통해 사회에 존재하는 부조리를 해결하는 치유의 실마리가 되기도 했다. 즉, 한국 문화권에서 특이적으로 발생한 것으로 여겨진 화병은, 단지 개인에게 심리적 고통과 신체증상을 만드는 것에 그치지 않고 사회적 질병으로서 공감과 연대의 매개체가 되어 한국 사회를 발전시키는 원동력으로도 작용해 왔다.

이러한 집단 화병의 개념은 현대 사회에서도 여전히 유효하다. 즉, 사회적인 질병으로써 집단 화병을 이해하기 위해서는, 개인이 겪는 심리적 고통이 단순히 개인적인 문제가 아니라 사회 구조적인 요인에서 비롯되었음을 인식하는 것이 중요하다. 예를 들어, 최근의 경제적 불안정, 직장 내 스트레스, 사회적 불평등 등도 집단 화병을 유발하는 요소로 작용한다. 따라서 화병의 치료는 개인적인 차원의 접근을 넘어서 사회적인 차원에서 이루어질 필요가 있다.

정책적으로는 정신건강 지원 시스템을 강화하고, 사회적 연대를 통한 심리적 지지를 확대하는 것이 필요하며, 개인 차원에서도 한의치료와 심리치료 등을 활용하여 화병의 근본적인 원인을 해결하려는 노력이 필요하다. 중요한 것은, 집단 화병을 단순한 질병이 아닌, 사회 변화를 이끄는 중요한 신호로 이해하는 것이 필요하다는 것이다. 사회적 연대를 통해 화병의 부정적인 영향을 최소화하고, 이를 긍정적인 변화의 원동력으로 활용하는 것이 현대 사회에서의 새로운 과제라고 할 수 있다.

23

전 세계 분노의 병, 화병

왜 화병은 세계적인 병으로 진전해 나갈 것인가? 분노는 더이상 방치할 수 없는 문제이기 때문이다. DSM−5에서도 여전히 분노장애를 큰 챕터의 하나로 다루고 있지 않지만, 분노는 치명적인 문제를 일으키는 정서이자 사회적 문제이기도 하다. 우리 사회에서 분노 문제를 해결하지 못한다면 정신장애는 더욱 늘어날 것이다.

흔히 한국의 문화와 사회가 화병을 만들었다고 하면서, 화병을 한국 고유의 병으로 보는 견해가 있다. 그렇지만 전 세계적으로 보더라도 화병은 한국에만 한정된 것이 아니다. 이름만 다를 뿐 분노와 관련된 정신장애는 일종의 유사 화병이다.

분노는 이미 전 세계의 정신장애에 있어서 핵심 감정이다.

화병이 분노장애로 제안되었다

한국의 화병은 분노라는 정서에서 시작하여 분노와 연관된 다양한 신체적, 행동적 문제를 일으켜 결국 정신장애로 이어지는 분노 관련 질병 모델이다. 그래서 화병은 정신장애 가운데 '분노장애'로 제안되어 왔다.[102]

- 화병의 임상 양상을 보면 역학 자료, 원인과 요인, 증후 그리고 임상적 경과가 화병과 유사한 질병으로 설정하고 있는 우울증에 비하여 독특하며 차이가 있다.

- 화병은 억눌린 분노와 분노의 억압 및 폭발과 관련된 신체적, 행동적 증후로 특징지어진다.
- 다른 정신장애와 공병하지 않는 화병 단독만을 가지고 있는 환자들이 치료를 위해 방문한다.
- 분노는 화병 환자의 치료에 있어 기본적인 목표가 된다.
- 화병과 같은 분노증후군은 다른 문화에서도 다른 이름으로 확인된다.

위와 같은 특징에 근거하여 화병이 한국의 문화관련증후군으로의 영역에서 확장되어 전 세계의 분노를 설명하는 질병이 될 수 있다고 하였다.

독일의
외상 후 울분장애

한국에 화병이 있다면 독일에는 외상 후 울분장애[103]가 있다. 독일의 정신의학자 Linden 등은 기존의 외상 후 스트레스장애(Posttraumatic Stress Disorder, PTSD)와는 다르며, 또 단순히 적응장애로 분류할 수 없는 특정한 상황이 있다고 주장하면서 적응장애를 좀더 세분화할 필요가 있다고 하였다. 그러면서 임상 상황에서 이처럼 특정한 증후군을 나타내는 개념으로 외상 후 울분장애(Posttraumatic Embitterment Disorder, PTED)라는 개념을 소개하였다.

PTED는 독일의 통일 이후 국민이 나타내는 정서를 연구하면서 제안된 진단이다. 하지만 직장에서의 갈등, 해직, 친척의 죽음, 이혼, 심각한 질병, 상실 및 분리의 경험과 같은 드물기는 하나 일상생활에서 나타날 수 있는 부정적 생활 사건 경험으로 촉발되어 출현할 수 있다.

실제로 독일에서 일반 인구 221명을 대상으로 PTED 척도를 시행한 결과, 약 2.5%의 국민이 상당한 울분을 드러낼 정도로 비교적 흔하게 나타날 수 있다.

"지난 수년간 당신의 정신건강에 있어 현저하고 지속적이며 부정적인 변화를 유발하는 심한 사건이나 경험이 있었습니까?"

"당신에게 부당하고 불공정한 사건으로 느껴졌습니까?"

"그 사건을 떠올릴 때면 울분, 분노, 무기력감을 가지게 됩니까?"

"그 사건 이전에 우울, 불안과 같은 심리적 혹은 정신적 문제를 겪은 적이 있습니까?"

외상 후 울분장애를 진단하기 위한 핵심 질문이다. 화병 환자에게 던져 보아도 바로 자신을 표현하는 질문이라고 이야기한다. 독일의 화병이라고 할 수 있을 정도다.

한국 사회에서 울분을 조사한 연구 결과[104]에 따르면, 부정적 생애 사건 경험이 더 많을수록 보다 높은 수준의 울분이 나타났다. 무주택자, 저소득층인 경우 울분의 수준이 더 높았고, 정치적 성향에 따른 울분의 차이도 관찰되었다.

이런 연구의 내용을 보면 울분이 개인적인 상황을 넘어 사회적, 정치적 성향에까지 영향을 미치고 있으며, 억울함과 분함의 대상이 직접적인 대인관계에서 사회적 문제로 확장되어 가고 있음을 한국 사회에서도 목도할 수 있다.

분노는 기본적인 감정이므로
화병도 누구나 경험할 수 있는 병

분노는 인간의 기본적인 감정이므로 문화나 사회와 관계없이 전 세계 인류가 보편적으로 경험한다. 문제는 이 감정이 자신 또는 타인을 해하는 행동 표현으로 드러나는 경우이다. 좁게는 개인의 문제에서 넓게는 사회, 국가, 세계 곳곳에 그 영향을 끼치며 테러나 전쟁 역시 분노의 감정과 관련된 경우가 흔하다.

화병은 비록 한국에서 문화적으로 사용되어 온 병이다. 그 발병 기전이 부당한 대우에서 야기된 분노가 억눌리고 해결되지 못하여 발생했다는 것을 감안할 때, 어떤 사회에 있는 사람이라도 화병을 경험할 수 있다. 그리고 이미 분노는 여러 나라에서 개인의 문제를 넘어 사회적 문제로 여겨지고 있다.

예를 들어, 미국 인구의 대규모 전국 표본을 분석한 결과에 따르면, 성인 중 부적절한 분노, 또는 강렬하거나 제대로 통제되지 않은 분노의 유병률은 7.8%로 높았다.[105]

한국을 포함한 동양 문화권에서는 전통적인 화병이 유교 문화라는 성차별적 부당함에서 기인했다면, 현대의 화병 그리고 서구의 화병은 어떤 원인에 의해 나타났을까?

미국 미시간대학에서 시행한 연구에서는 다민족 성인 표본을 대상으로 한 설문조사를 통해, 불공정함을 경험하는 것과 정신건강 간의 관련성을 조사했다. 그 결과, 이 집단에서 불공정함을 높게 경험하는 것은, 낮은 교육 수준, 저연령, 낮은 가계소득, 미혼과 관련이 있었다. 또, 이런 불공정한 경험은 우울증의 발생, 마약 사용과도 유의한 관련이 있었다.[106]

이처럼 세대와 문화에 따라 불공정함을 일으킨 원인은 다를 수 있지만, 어떠한 원인으로든 개인이 경험한 불공정함 그리고 그것이 분노로 이어지고, 분노가 해소되지 않고 축적된다면 화병이 발생할 수 있다.

분노는
빠르게 퍼진다

오늘날 화병이 세계적인 병으로 확산하는 이유 중 한 가지는 분노, 즉 화가 빠르게 퍼진다는 속성에 있다. 그리고 오늘날에는 인터넷과 SNS의 발달에 따라, 정보와 감정도 빠르게 공유된다. 이를 정서전염(emotional contagion)이라고도 한다. 우리가 가장 최근에 겪은 이러한 현상이 바로 코로나-19 팬데믹이다.

팬데믹 상황에서 느끼는 우울인 '코로나 블루'라는 용어가 유행했지만, 그 뒤에는 분노를 의미하는 '코로나 레드'라는 표현도 널리 퍼졌다. 영국에서 약 2,200명을 대상으로 코로나-19로 인한 분노 또는 타인과의 다툼을 조사했다. 그 결과, 무려 56%의 참가자가 코로나-19 상황에서 말다툼하거나, 화를 내거나, 다른 사람과 사이가 나빠진 적이 있다고 보고했다. 그리고 흥미로운 것은 이 분노와 다툼이 SNS에서 코로나-19에 대한 정보를 많이 얻을수록 빈번하게 나타났다는 점이다.[107] 즉, 코로나-19와 같은 집단이 겪는 상황 스트레스는 SNS로 공유되고, 잘못된 정보나 불만이 증폭되어 개개인의 삶 속에서도 분노와 관련된 문제를 일으킬 수 있다.

비단 코로나-19뿐 아니라, 우리는 오늘날 여러 사회적인 문제나 범죄, 사건, 사고들을 빠르게 공유하며, 분노 역시 함께 공유하고 있다. 그래서 최근에 국내 연구진은 SNS에서 나타나는 사회 갈등에 대한 게시글과 댓글로 불안과 분노 감정이 전파될 수 있는 것을 평가하기 위해, 소셜 미디어 불안과 분노 전염 척도(Social media Anxiety and Anger Contagion Scale)를 개발하기도 했다.[108]

아쉬운 것은 오늘날 SNS가 긍정보다는 부정적 정서의 전염을 촉진하는데 기능한다는 것이다. 이는 비단 한국만의 문제는 아니며, 전 세계적인 현상으로 보인다. 또 사회적인 문제뿐 아니라 인터넷의 특성, 즉 익명성도 이와 관련될 수 있다. 여러 요인이 있으나, 중요한 것은 오늘날 우리는 점점 화병에 취약한 상태로 나아가고 있다는 점이다.

분노의 병, 화병
– 한의학의 화병, 외국에서의 분노

50대 L씨는 분노조절에 어려움이 있는 환자다. 어린 시절 가족과 같이 외국으로 이민을 가서 지낸 지가 어느새 30년의 세월이 지났다.

외국 생활은 겉으로 보기에는 잘 지내는 것 같다. 어느 정도 성취도 얻어서 누가 보더라도 성공한 이민자다. 그렇지만 마음속 어느 곳에는 늘 차오르는 분노가 있다.

중년을 훌쩍 넘어가는 시기에 이 분노가 조절되지 않는다. 그러나 정작 분노를 드러낼 곳은 없어서 참고 지내야 했다. 그런데 정작 가장 소중한 사람에게는 분노를 폭발하는 자신을 발견하게 되었다. 회사에서 받은 분노를 고스란히 집에 퍼붓고 있는 모습이었다. 어느새 화를 잘 내는 사람이 되어 버린 것이다.

어린 시절부터 자신의 감정을 드러낼 수 없는 상황이었다. 외국으로 이민가는 것부터 자신의 선택과는 무관한 결정이었다. 어느 날 갑자기 외국에 떨어진 상황에서 주위는 늘 경계의 대상이었다. 불안은 저변에 깔려 있었지만, 그런 감정을 드러낼 수 없었다. 누구라도 그 불안을 눈치채면 더 힘들어지기 때문에 도리어 더 강한 척하면서 보낼 수밖에 없었다. 그런 나의 모습이 스스로 자랑스럽기도 하였다. 강하게 견디면서 문제를 풀어나간 덕분에 대학도 가고 직장에도 취직하였다.

직장 생활에서는 보이지 않은 차별을 기본으로 깔고 살 수밖에 없었다. 정작 열심히 하는데도 승진 시점이 되면 늘 다른 사람이 그 자리를 차지하였다. 같이 잘 지내는 동료라고 생각했지만, 정작 중요한 시간에는 어쩔 수 없이 적이라고 느낄 수밖에 없었다. 하지만 그런 상황에서 분노는 드러낼 수 없는 감정이었다. 그저 참고 견뎌야 했다. 더 열심히 하자고 작정하고 지냈지만, 해가 지나도 평가는 여지없이 박해서 결국 제자리에 머물러 있을 수밖에 없었다. 좌절은 반복되었고, 분노는 가슴속에 명확하게 자리하였다.

언젠가부터 그 분노는 다른 곳을 향해 있었다. 나보다 직급이 낮은 직장 동료이기도 했지만, 주 대상은 가족이었다. 그나마 이차적인 피해를 보지 않으면서 자신의 분노를 드러낼 수 있는 곳이었다. 분노를 받는 곳과 표출하는 곳이 달랐다. 멀리 한국까지 와서 진료받아야겠다는 생각이 든 것은 분노 조절에 따른 어려움을 이기지 못하다 사고라도 치지 않을까 하는 걱정에서였다.

환경에 적응하는 가운데 어쩔 수 없이 나오게 된 분노는 실상 문제 감정이라고 볼 수는 없다. 그러나 자초지종을 모르는 사람에게 이 분노는 '이상하고, 비정상적인 감정'이며, 특히 '위협이 되고 피해를 줄 수밖에 없는 감정'으로 인식된다. 더구나 그러한 것을 드러내기 시작한 자신도 점점 이상하고, 위협적인 사람이 되고 있다는 생각이 든 것이다. 특히 그동안 잘 참았다는 생각으로 견뎌 오다가, 그렇지 않게 된 데 따른 자책이 생겼다. 정작 약자에 해당하는 가족에게 분노를 일으키는 자신을 발견하고는 자책을 넘어 죄책감까지 든다고 했다.

하나씩 찬찬히 들으며 이해하면 당연하고 자연스러운 감정으로 여길 수도 있다. 하지만 드러난 결과를 보면, 비난받고 피해야 할 만큼 드러내지 말아

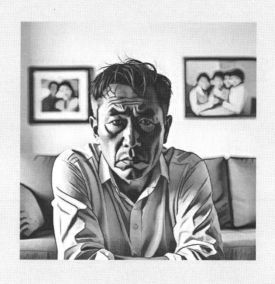

야 할 감정이 되어버렸다. 자연스러운 감정을 남에게 영향을 끼치지 않으면서 풀어내는 방안을 찾아야 했다.

분노의 감정을 순화

L씨는 분노를 공격적이고 파괴적인 감정이 아닌, 자연스러운 감정으로 순화시키기 위해 노력하기로 했다. 화병은 분노를 풀어내면 해결이 될 것인가의 문제다. 분노를 풀어낼 수 있는 환경이라면 화병은 걸리지 않았으리라는 견해를 가질 수도 있다. 그렇지만 분노를 풀어내는 게 일단 쉽지 않았다는 것이고, 분노를 직접 받은 사람에게 갚아 주어야 근본적인 문제가 해결된다는 점에서 쉬운 일은 아니다. 그래서 분노 문제는 해결이 어려우며, 화병도 치료할 수 없다고 말할 수도 있다.

분노가 때로는 범죄로 여겨진다. 그래서 감히 분노를 밖으로 드러낼 수 없다. 특히 서구 사회에서는 분노를 참아야 하는 정서로 정의하고 있다. 그래서 분노 문제는 '격분증후군' '간헐성 폭발성 장애' '분노발작' 즉 정신장애의 하나로 다루고 있다. 그리고 병으로 설명하기 이전에 비난의 대상이 되기도 한다.

정작 정신장애로 설명하고는 있지만, 이를 조절하는 약물은 없다. 정신건강의학과에서도 성격의 문제로 치부하기도 하며 분노 관리하기와 같은 분노 조절을 위한 방법들을 제시하며, 이성을 통해 감정 조절하는 것을 기본으로 삼고 있다. 분노를 내기 위해서는 여러 단계를 밟아야 한다는 분노 관리 프로그램도 있다. 이 프로그램에서조차도 분노를 내면 반드시 근본적인 해결이 되어야 한다는 전제를 깔고 있는 만큼, 분노를 내어서는 안 되는 감정으로 설정되어 있다고 봐야 한다.

한국 사회 역시 분노 드러내는 것을 옳은 정서로 여기지는 않는다. 그렇지만 화병이라는 진단을 받으면 생각이 조금 달라진다. 분노를 일으킨 원인, 즉 억울하고 분함을 전제로 깔고 있으며, 그 상태는 비난의 대상이라기보다는 위로의 대상이 되기도 한다. 같은 분노와 관련된 병이기는 하지만, 치료를 받아야 하는 것으로 제시하고 있다. 분노는 약자가 어쩔 수 없이 드러내는 감정으로 설정이 되어, 도리어 분노를 드러내야 한다고 조언하기도 한다.

분노 관리가 중요

L씨의 분노가 자연스러운 현상이라면, 이런 감정을 어떻게 드러내느냐가 문제로 남는다. 감정과 행동으로 즉각 이어지는 과정에 시간을 확보하여 관찰하면서 조금은 더 깊이 자신을 이해해 보아야 한다. 화병의 치료 과정에서도 분노 관리는 중요한 문제다.

분노에 대한 이해가 먼저다. 지금 드러나고 있는 결과적 감정에 초점을 맞추기보다, 그 감정이 일어난 원인부터 시작하여 점검해 보는 것이다. 환자도 어린 시절의 불안에서 시작하여 분노를 채 드러내지 못하는 상황에서의 억울함과 분함이 폭발의 에너지가 되어버린 결과로 분노가 드러난 것임을 이해해 보는 것이다. 그래서 이미 지나가 버렸다고 치부해 버린 불안, 억울함을 풀어가는 문제가 우선적으로 진행해야 한다.

이어서 분노를 관찰하는 것이 뒤따른다. 분노로 인한 정신적이고, 또 신체적인 반응과 현상을 관찰하는 것이다. 자신의 증상을 말하다 보면, 해결할 수 있는 증상이 있다. 치밀어 오름과 가슴답답함과 같은 증상은 비교적 빠르게 해결이 될 수 있다.

감정에서 출발하여 신체증상으로 이어지는 고리를 끊어주면 감정의 피드백이 차단되어 분노를 줄일 수 있다. 신체적인 증상이 개선되면 정신적으로 한층 여유가 생긴다. 분노가 나에게 주는 '고통'이 그토록 심각하지 않다면 정신적인 고통은 그만큼 주는 까닭이다.

분노는 인간이 가지고 있는 가장 기본적인 감정이다. 그렇지만 분노는 참아야 하는 감정으로 인식되고 있다. 불안하거나 우울한 사람들은 위로받지만, 분노를 드러내는 사람은 비난을 받는다. 분노를 현 상황에서만 보지 말고 다소 넓게 바라보고서, 열심히 살아온 나에게 생긴 자연스러운 감정이므로 이를 소중하게 다뤄야 한다는 의지가 필요하다.

화병은 한국 문화와 관련이 높다. 오랫동안 외국에서 살았더라도 한국인의 정서가 살아 있는 경우가 많으며, 도리어 시대 변화에 따라가지 못하고 과거에 갇혀 사는 경우도 있다. 문화에 대한 이해와 함께 시대의 변화도 받아들여야 한다.

24 한의학에서 보는 화병

화병은 화(火), 즉 불이라는 속성을 가진 질병이다. 화가 났다는 것은 분노를 가지고 있다고 말하지만, 역시 저변에는 불과 같은 감정이 깔려 있다.

불은 한의학에서 자연의 특징으로 이야기하는 나무·불·흙·쇠·물(목·화·토·금·수)의 오행 가운데 하나이다. 이 오행은 자연 현상 가운데 두드러진 것을 상징화하여 설명한 것으로, 현상뿐 아니라 법칙으로도 설명이 된다.

화병을 불의 속성을 가진 질병으로 보게 되면 그 범위는 매우 넓어진다. 그렇지만 '화가 난다'와 같이 정서적인 의미로 한정하면 정신적 고통을 설명하는 대표적인 질병이 된다. 특히 분노라는 정서와 연결을 시키면 민간에서 회자되는 개념과 매우 유사하다. 이렇게 한의학의 개념과 심리학에서의 분노 그리고 우리 문화와 민간에서 회자되는 개념들이 모여 화병이라는 질병으로 이름 지어졌다.

화병은 단순한 반응이 아닌 실재하는 병

화병은 울화병(鬱火病)의 준말로, 분노와 같은 부정적인 감정이 해소되지 못하여 화의 양상으로 폭발하는 증상이 있는 증후군으로 정의된다. 핵심 신체증상으로 가슴답답함, 열감, 치밀어 오름, 목이나 명치에 덩어리가 뭉친 느낌이 나타난다.

핵심 심리증상으로는 억울하고 분한 감정, 마음의 응어리나 한(恨)이 대표적이다. 이와 같은 증상들이 뚜렷한 스트레스 사건과 관련되어 나타날 때 우리는 이것을 화병이라고 할 수 있다. 여기에서 중요한 것은 화병에는 명확한 증상이 있고, 단지 상황에 따라 좌지우지되는 게 아니라 지속적이라는 것이다.

우리의 일상에 화병을 적용해 볼 때 스트레스에 대한 일차적 반응으로써 분노가 있지만, 해결되지 않고 축적이 되면 화는 더욱 커지게 된다. 그리고 해결되지 않은 상태가 지속되다 보면 점차 커진 분노가 폭발하거나, 폭발할 힘이나 대상이 없으면 속으로 쌓여서 드러내지 못하는 불덩이로 변화하게 된다.

이런 상황에서 불안으로 또 우울로 정서가 변화하고, 점차 가슴답답함, 두근거림, 치밀어 오름 등의 신체증상을 호소하면서 화병의 특징이 나타나게 된다. 그래서 화병을 정신장애의 시작이자 끝이라는 말을 한다.

화병의 역사에 한의학 연구가 있다

1997년에 출간된 《홧병》[109]에서는 한의학 임상현장에서 많이 보는 화병 환자의 사례를 소개하고 있다.

정신의학에서는 우울증으로 진단을 내리고 항우울제를 처방하였지만, 한의학 의료기관에서는 화를 특징으로 하여 진료를 했다. 화병이 정서적으로는 분노를 가지고 있지만, 다양한 신체증상이 불의 속성을 가지고 있었으므로 화병의 치료에 한의학의 강점이 있었다. 그렇지만 당시 상황에서 화병은 시대 현실이 바뀌면 없어질 질병으로 인식하기도 했다. 우리 문화가 바뀌면 사라지리라는 주장이었다. 또한 억울하고 분함이 쌓여서 생긴 병이므로, 화를 풀어내는 것을 매우 강조하였다. 그러다 보니 그 책에서 가장 강조한 것은 "쌓아두지 말고 풀어라"였다.

2007년에 나온《화병으로부터의 해방》[110]은 화병의 연구 결과를 축적·정리한 책이다. 2000년대 들어와서는 정신의학, 심리학 그리고 한의학에서 각기 연구하고 합심하여, 화병을 진단·평가하는 도구를 개발하는 등 다양한 탐구들이 이어졌다. 이전의 화병에 대한 시각 중에서 가장 많이 달라진 점은 이제 더이상 "쌓아두지 말고 풀어라"를 주장하지 않는 것이다. 이미 시대가 변화하여 화를 드러내는 경우와 심해서 폭발하는 국면이 더욱 문제로 대두되었다. 그렇다 보니 화를 내는 것보다는 화를 조절하는 것을 주장하게 되었다.

2008년에 화병연구센터가 설립되어 화병에 관한 종합적인 연구가 시작되었는데, 당시의 목표는 임상진료지침의 개발이었다. 그 결과물로 일반인 대상의《화병 100문 100답》[111]이 출판되었고, 임상현장에서의 화병 진료를 위한《화병임상진료지침》[112]이 개발되었으며, 지속적으로 업데이트되어 한의학 임상현장에서의 적용을 위한《화병 한의표준임상진료지침》[113]의 출간으로 이어졌다.

화병은 한국인 정신장애의 키워드로써 사회의 정신장애를 해결하기 위해서는 분노를 알고, 화병을 해결하는 것이 필요하다. 한편 한의학 정신건강센터[114]는 한국 사회의 분노 문제해결을 목적으로 설립되었다.

한의학 정신건강센터(Korean Medicine Mental Health Center)

미션: 균형과 조화를 통한 최적의 정신건강
비전: 한의학 기반으로 정신건강을 관리하고 지속적인 연구를 수행할 수 있는 HQ의 역할, 국민 정신건강을 위한 Hub 역할을 담당

실행 목표:
• 화병과 우울장애에 대한 환자 레지스트리 구축 및 대규모 관찰 연구 수행
• 정신장애에 대한 한의 진단 및 평가·치료 기술 개발
• IT기술을 접목한 한의학 정신건강 프로그램 개발
• 해당 기술을 신의료기술로 등록하고 보험에 진입
• 궁극적으로 한국인 정신건강 증진에 기여

한의학 정신건강센터에서는 화병의 극복을 위해 진단 및 평가도구와 치료 프로그램을 개발하고 있다.

《화병 종합평가 검사지》[115]는 화병을 일으키는 사건에 대한 검토와 함께 증상과 심리 특성을 검사하고 평가한다. 화병은 억울하고 분한 생각과 분노의 감정이 함께한다. 거기에는 인과관계가 있는 사건이 있다. 그래서 사건에 대하여 정리해야 하는데, 이를 위한 사건 질문지가 있다. 화병은 독특한 증상이 있는 정신장애이다. 특히 일반적인 정신장애에 비하여 뚜렷한 신체증상을 특징으로 하고, 분노와 관련된 정서증상이 있다. 주목할 점은 분노 통제의 어려움을 호소하는데, 이 점은 화병의 최근 모습인 단기간의 반응, 연령이 낮아지고, 남성에게서 나타나는 화병에서 두드러진다. 이를 측정하기 위한 화병 증상 척도가 있다. 그리고 스트레스에서 분노 그리고 화병으로 이어지는 과정에 심리적 특성이 있다. 사회적 소외감, 대인관계 과민성, 문제해결 효능감 부족이 그것으로, 화병 환자가 가지고 있는 특징인데 이를 측정하기 위한 심리 특성 척도가 있다.

《자생력 증진을 위한 마음챙김과 기공 훈련》[116]은 화병 환자에게도 적용이 된다.

화병을 극복하기 위해 명상과 기공을 활용하는 프로그램으로 화병의 문제를 도출하고 고통에 대하여 이해와 공감하기로 시작하여 균형과 조화를 만들어 내는 호흡 훈련, 몸과 마음을 편안하게 만드는 이완법, 자신을 관찰하고 현재에 머물 수 있는 기술로의 마음챙김과 명상 훈련, 기에 대한 이해와 느끼기를 위한 감기(感氣), 자연의 기운을 받아들이고 자신에게 축적하는 축기(蓄氣), 기를 자신의 것으로 만들어 건강에 활용하는 행기(行氣)의 기공 훈련을 하여 최종적으로 일상에서 최적의 상태를 스스로 만드는 작업을 진행하는 것이다. 이와 같은 방법으로 화병을 이겨내는 자생력을 키우는 프로그램이다.

화병의 병리를
한의학으로 풀어간다

한의학적으로 화병은 어떤 이유에서 발생하는가? 한의학적으로 화병의 발병 원인은 지속된 억울한 감정으로 말미암은 간기울결(肝氣鬱結)로 본다. 또한 스트레스를 잘 풀지 못하고 생리적, 장기적 취약점이 있어 여성에게 주로 다발하며, 화(火)가 가지고 있는 위로 상승하려는 성질, 신수(腎水)가 심화(心火)를 억제하지 못한 데서 병이 비롯하므로 증상이 화(火)의 역동성과 연관된다는 점, 발병이 만성적인 경과를 밟는 것은 복합감정이 문제가 되고 또 감정이 오래되어 화로 바뀌며 나이가 들어 수(水)가 화(火)를 억제하지 못하는 시기에 발병한다는 점으로 화병의 발생을 해석한다.

이러한 한방 병리에 따라, 한의학적으로는 똑같은 화병 환자라도 그 양상에 따라 간기울결(肝氣鬱結), 간양상항(肝陽上亢), 심신불교(心腎不交), 기혈양허(氣血兩虛), 담울담요(膽鬱痰擾) 등으로 변증[117]하고 구분하여 치료한다.

☑ 간기울결(肝氣鬱結)은 답답함을 주로 호소한다. 억울하고 분함이 해결되지 않고 남아 있는 경우에 나타나는데, 치료를 위해서는 막혀 있는 기운을 풀어주는 것이 필요하다.

☑ 간양상항(肝陽上亢)은 치밀어 오르는 열감을 주로 호소한다. 답답함과 함께 열이 치받는 양상을 드러내는데, 짜증과 함께 분노 폭발과 행동으로 이어지는 만큼 치받는 기운과 열을 안정시키는 것이 필요하다.

☑ 심신불교(心腎不交)는 만성화된 화병의 결과이다. 갱년기의 열처럼 화가 좀처럼 조절되지 않으며 별다른 자극이 없는데도 수시로 열이 치받아, 위로는 열이 오르고 아래는 내리므로 차가워지는 것이 특징이다. 이때는 음양과 차고 더움의 조절이 필요하다.

☑ 기혈양허(氣血兩虛)는 화병이 우울증으로 넘어가서 많이 생긴다. 식욕이 없고 무기력한 양상을 동반하는데, 우선적으로 기력 회복이 필

요하다.

☑ 담울담요(膽鬱痰擾)는 여러 신체증상이 혼재되어 있는데, 주로 어지럼증, 헛구역질, 이명 등으로 한의학의 병리 물질인 담(痰)과 관련이 있다. 치료는 이 담을 조절하는 데 중점을 둔다.

이처럼 화병은 한의학적으로 설명할 수 있고, 예측이 가능하며, 이에 따른 치료 원칙 역시 명확하게 제시하여 실제 치료에 적용해 왔다. 특히 한의학의 심신일여(心身一如) 관점을 분노라는 정서로 인하여 발생하는 화병에 대하여 명확하게 제시하고 있다.

화병 환자가 가지고 있는 다양한 증상이 신체적인 문제에 한정된다면 침(鍼)치료와 약물치료가 가장 효과적이다. 그렇지만 정신적인 문제가 여전히 남아 있다면 이를 해결하기 위한 상담과 관리 프로그램이 필요하다. 화병의 치료는 신체적인 요소와 정신적인 요소를 모두 고려하여야 한다.

한의학에서 보는 화병은 어떤 의미를 갖는가?

오늘날의 정신의학처럼, 분노와 관련된 정신장애의 진단과 치료가 부족한 상황에서, 한의학에서 제시하는 화병의 진단과 치료는 분노로 인해 발생하는 질환 치료에 중요한 실마리를 제공한다고 할 수 있다.

즉, 분노로 인한 화병뿐 아니라 다른 정신장애 또는 신체 질환으로 이어지는 것을 방지하기도 하고, 질환이 악화하는 것을 막을 수도 있다. 그래서 분노로 유발된 고혈압을, 화병 치료를 통해 완화할 수도 있다는 의미이다.

화병은 정신장애 스펙트럼의 관점에서, 시간에 따라 변화하는 정신장애의 모습을 볼 수 있다. 분노에서 시작하여 화병으로 끝나는 정신장애의 모든 모습을, 화병을 통해 알 수 있는 것이다.

분노가 곧 화병인가?

Q1 세상에서의 분노 문제를 화병이라고 할 수 있는가?

세상에서 벌어지고 있는 분노의 문제를 화병으로 볼 수 있는가?

정서와 정신장애는 밀접하게 관련이 있다. 우울, 불안은 쉽게 우울증, 불안장애로 연결이 된다. 그런데 우울, 불안보다 더 건강을 위협하는 분노는 정신장애로 연결되지 않고 있다. 분노장애가 논의되었지만, 아직까지 정신장애에 대한 국제 진단 분류체계에는 포함되어 있지 않다. 단지 분노의 행동적 문제만이 대상이 되어 격분증후군으로 설명되거나, 우울증 환자에게 분노의 양상이 있는 우울증의 아형 정도로 정리되어 있다.

그렇지만 분노가 단지 잠시 있다가 사라지는 것이 아니라면, 그리고 분노가 남아서 억울함과 분함, 적개심과 공격성 그리고 뚜렷한 증상이나 해결하지 못하는 무력감에 빠진다면 이것은 분명히 의학적으로도 문제가 되는 증상 혹은 장애인 것이다. 결코, 분노를 단지 순간적으로 나타났다 사라지는 감정으로 치부하는 것은 적절하지 않으며, 질환이나 장애로 검토해 보아야 한다.

화병은 한의학적 질병 개념이다. 한의학에서 정신장애를 정서 문제인 칠정(七情)으로 다루는 경우가 많지만, 이것은 주로 정서적 반응에 해당하는 것이다. 정서 자극을 받은 이후에 나타나는 질환이나 장애의 결과물로는 화(火), 울(鬱), 허(虛) 그리고 병리적 산물로의 담(痰)과 어혈(瘀血)이 있는데, 정신장애와 가장 연관이 많은 것은 그중 화이다. 화는 분노라는 정서의 특징과도 연관이 되고, 또 분노라는 정서가 가장 위협적이기 때문이기도 하다.

화병은 분노 문제를 다루는 데 있어서 매우 중요한 질병 개념이다. 정서 문제와 연관된 질병으로 우울, 불안에 그치는 것이 아니라, 가장 위협적이고 치명적 정서인 분노를 정신장애와 연결시킨다는 점에서 그러하다. 그리고 화병은 몸과 마음을 연결하는 중요한 질병 개념이다. 화병의 증상은 분노에 국한되지 않는다. 분노라는 자극에 화라는 양상으로 심장과 마음에 영향을 끼치게 되는데, 이러한 관점은 전통의학에서 다루고 있는 마음과 신체의 연결점에서 심장을 다루는 것과 관련이 있다.

Q2 화병을 해결하면 분노는 조절되는가?

나의 문제는 화인가, 분노인가?

화병의 한자 표현은 화(火)병이다. 불의 속성을 가지고 있는 것이다. 그리고 불의 속성을 가장 뚜렷하게 가지고 있는 감정이 분노이다. 화병의 원인은 억울하고 분함이다. 이어서 치받는 증상과 열감 그리고 분노의 표출로 이어진다. 화병을 분노증후군(anger syndrome)으로 번역해서 국제 진단 툴에 넣은 것도 그런 이유이다. 아쉬운 것은 분노장애(anger disorder)라는 진단 툴은 아직 확보하지 못하고 있다는 점이다.

분노라는 감정이 자극에 대한 반응이라면, 화병은 증상을 가진 질병이다. 자극이 없어지면 사라지는 것을 반응이라고 한다면, 자극이 없어져도 남아 있는 것을 증상이라 하고, 이러한 증상이 지속될 때 질병 혹은 장애로 설명이 된다. 분노가 자극에 대한 반응으로의 감정에서 반복되고 지속하는 양상을 가지면 증상, 혹은 질병과 장애로 발전하는데, 분노가 질병이라 장애로 바뀌는 전형적인 사례가 화병이다.

그리고 화병을 치료하면 분노 역시 조절되는 것을 볼 수 있다. 분노가 조절되지 않아서 괜히 자녀에게 화를 내곤 했다는 환자가 화병 치료를 통해 자신의 분노 역시 조절되는 것을 경험하게 된다. 그것은 분노에서 화병으로 연결되는 중간에 화(火)라는 명확한 병리적 특성이 있으므로, 이 화를 조절하는 작업을 하면 화와 연관되는 증상뿐 아니라 분노 역시 조절이 된다.

● 분노라는 정서를 치료하는 과정이다

분노는 불과 같은 성질이 있어서 불을 끄는 작업이 필요하다. 분노가 쌓이면 더욱 강력해지므로, 이를 막는 한편 풀어내야 한다. 또한 분노가 나타나는 한편, 그와 반대로 우울하고 무기력함이 뒤따르는데 이 같은 증상도 해결해야만 분노가 조절된다.

● 화병의 치료 과정은 분노조절의 과정과 유사하다

열을 조절하는 약을 통하여 불을 끄는 작업을 진행하고, 침을 통하여 답답하게 막힌 것을 풀어주는 작업이 진행된다. 열이 한곳으로 모여 다른 곳에 찬 양상이 나타나는 경우, 조화와 균형을 찾아주는 작업 역시 진행해야 화병이 해결된다.

*

한의학에서의 화병 모델은 분노를 치료하는 방법으로 활용된다. 분노가 질병으로 발전하는 기전을 찾아가 분노의 불같은 성질을 다루어야 하고, 이 불의 특성은 한의학의 치료 원리에 따라 조절이 가능한 까닭이다. 분노 사회로 치닫고 있는 문제를 해결함에 있어, 화병 치료 모델이 중요한 해결방법으로 제시되고 있다.

분노와 화병	
분노와 화병의 차이점 정서 VS. 질병 증상 VS. 결과 짧은 기간 VS. 긴 기간 타인이 힘듦 VS. 자신이 힘듦	분노와 화병의 공통점 화가 중심 개념 화를 관리함으로써 분노와 화병을 조절 정신장애의 시작과 끝

분노와 화병의 치료

분노와 화병은 치료의 대상이다. 적극적인 치료와 관리가 필요하다.

25 분노와 화병은 치료해야 한다

분노를 그저 스쳐 지나가는 감정으로 볼 수는 없다. 그 시작은 비록 미미할 수 있지만, 결과는 심각한 정신장애로 이어질 수 있기 때문이다.

분노는 시간에 따라 변화한다. 아주 사소한 감정이라 하더라도 분노가 가진 특징은 쌓이고, 증폭되고, 왜곡되고, 전염되며, 최종적으로 폭발을 한다는 것이다. 그리고 감정이나 마음에만 머무는 것이 아니다. 여러 신체증상으로 이어지는데 이러한 것들의 종합적인 결론이 바로 화병이다. 정신장애는 분노에서 시작하여 화병으로 끝이 나는 것이다.

감정의 하나인 분노에서 놓치면 안 되는 것은 그 사람의 특성이다. 기질과 성격 그리고 한의학의 체질이 이와 관련이 있다. 스트레스가 외부에서 주어질 때 사람마다 조금씩 다른 반응을 하는데, 바로 그 사람이 가지고 있는 특성 때문이다. 원래 화가 많은 사람, 부정적으로 생각하는 편향, 반복적인 생각에서 헤어나오지 못하는 반추, 그리고 쉽게 화를 내는 충동적, 공격적 태도와 행동이 이와 관련이 있다.

정신장애 스펙트럼에서 치료의 실마리를 찾다

정신장애 스펙트럼에서 볼 때, 분노에서 화병으로 이어지는 시간 가운데 치료의 실마리를 찾아야 한다. 분노는 인간의 기본 감정이므로 분노 자체는 병이 아니다. 하지만 해소되지 않은 분노 감정 또는 절제되지 않은 분노 표현은 치료가 필요한 여러 의학적 문제를 야기할 수 있다.

해소되지 않은 분노 감정에 기인한 정신적 문제로서 화병이 대표적이라면, 절제되지 않은 분노 표현에 기인한 문제는 급성 화병에 해당할 수 있는 분노조절장애가 대표적이다.

화병은 그 자체로 신체 건강과 정신건강을 위협할 뿐 아니라, 기타 정신장애와 공병되거나 점차 다른 정신장애로 발전할 수 있다. 또 화병이 치료되지 않고 지속될 경우, 점점 더 부정적 감정반응에 취약해지며, 스트레스에 예민하고 취약해져 대인관계에서도 심각한 문제를 초래하게 된다. 따라서 적시에 화병을 진단받고 치료하는 것이 중요하다. 하지만 화병 설문조사에 따르면, 화병은 치료가 불가능한 병이라고 답한 비율이 52.7%에 달할 정도로 화병 자체에 대해서는 인식은 높지만, 임상 장면에서 보면 화병 치료에 대한 인식이 저조한 편이다.

스트레스에서 화병으로 이어지는 과정을 보면, 처음에는 단순히 분노라는 정서에서 출발한다. 하지만, 스트레스가 반복되고 이에 저항하고 적응하는 과정에서 정서의 변화가 있고, 여기에 개인이 가지고 있는 특성이 결합하여 복잡한 정신장애로 발전하게 된다. 그리고 점차 극복할 수 없는 상황에 부닥치게 되면서 더욱 우울증이나 화병으로 정신장애의 종점까지 이르게 되는데, 이러한 변화 상황에 맞춰 적절하게 치료해야 한다.

화병은 오래전부터 한의학을 통해 치료해 왔다. 화병에 대한 한의학의 치료는 한약 치료, 침구 치료, 명상, 상담 치료 등을 병행하게 된다. 한약 치료는 울체된 감정을 해소하며 답답한 느낌과 불안을 경감시키고, 침치료는 핵심 증상 감소에 도움이 되는데 드러난 증상과 고통의 양상을 짚어내어 치료에 임한다.

한의학 치료는 환자가 지금 당장 가지고 있는 고통을 기본으로 한다. 그렇지만 증상과 고통이 없어졌다고 하더라도, 여전히 화병의 잔재는 남아 있다. 그러므로 근본적인 문제해결을 위한 노력이 뒤따라야 한다.

인간의 특성인 기질, 성격
그리고 체질을 반영

정신장애는 인간의 특성인 기질, 성격 그리고 체질이 반영된다. 정신장애를 스펙트럼으로 봤을 때 증상과 고통의 배경을 고려해야 하는데, 바로 개인이 가지고 있는 특성이다. 분노와 화병 역시 치료에 들어가기 위해서는 개인이 가지고 있는 특성을 알아보아야 한다.

태어날 때부터 가지고 있는 개인의 특성은 기질과 체질로 설명한다. 기질성격검사에서 제시하는 자극 추구가 높은 사람, 사상체질에서 설명하고 있는 소양인이 그런 부류이다. 기질에 따른 설명을 보면, 원래 자극 추가가 높은 사람이 자신이 원하는 것을 실현하지 못하는 경우 분노로 치닫게 된다.

체질에 따른 설명을 보면, 본성 가운데 정의를 추구하는 사람이 이를 실현하기 위해 분노라는 감정을 가장 많이 활용하는 것이다. 환경에 따라 변화된 특성은 성격으로 설명한다. 스트레스를 받는 환경에서 이를 해결하기 위해 가장 많이 활용하는 감정이 바로 분노다. 때로는 문제해결을 위한 근원적인 에너지 역할을 하기도 하지만, 문제해결이 되지 않으면 쌓이는 감정으로도 남게 된다. '쉽게 화를 내는 사람' '언제든 화를 낼 준비가 되어 있는 사람'이 여기에 해당한다. 바로 특성 분노가 높은 사람이다.

그렇다고 해도 역시 중요한 것은 환경이다. 분노를 유발할 수밖에 없는 환경은 변화하지 않은 상수이다. 클리닉에서 진료하다 보면 환자에게 "저 같아도 화병이 걸릴 것 같네요"라는 말이 자연스럽게 튀어나오는 경우가 많은 것으로 이를 알 수 있다. 그렇지만 환경과 개인의 특성이 함께 만들어 낸 것이 핵심적 문제가 된다. 기억이 바로 그것이다.

그러나, 기억 역시 정확하지 않다. 시간이 지나면서 증폭이 되기도 하고 심지어 왜곡되기도 한다. 기억에 대한 해석은 분노에서 시작하여 화병으로 이어지는 과정에 자연스럽게 나타나게 된다.

분노와 화병은
치료의 대상이다

　개인의 특성에 환경 스트레스가 추가되고, 이것이 기억으로 남으면 시간이 지나며 분노에서 시작되어 화병으로 발전하는데, 이는 관리의 대상이라기보다는 치료의 대상이 된다. 분노와 화병으로 클리닉을 방문하는 환자를 기준으로, 치료가 반드시 필요한 상황은 다음과 같다.

　● 현재의 고통과 괴로움이 증상으로 고착된 경우이다. 더이상 환경의 자극이 없는데도 증상이 자신을 괴롭히는 경우는 치료 대상 1순위다. 증상이 고착되어 반복하면 기억 역시 점차 증폭되고 왜곡하게 된다.

　● 같은 환경에 있는데도 자신만 괴로운 경우가 있다. 동일한 스트레스를 받았음에도 불구하고 유독 자신만 괴로운 경우라면, 혹여 자신의 특성이 지금 앓고 있는 화병에 개입되어 있는지를 알아봐야 한다.

　● 일상에서 쉽게 분노를 내고 있다면, 개인의 성격이 이미 형성되어서 바꾸기 어려워진 경우이다. 사소한 일에도 쉽게 화를 내는 경우, 무엇인가 이야기를 듣고서 왜곡하고 반추하는 경우도 치료 대상이다.

　● 병원을 방문해도 진단이 잘 이루어지지 않는 경우가 있다. 여기저기 고통은 있지만 여러 가지 검사를 해도 의학적으로 밝혀지지 않은 경우다. 이른바 닥터 쇼핑을 하여 여러 병원을 전전하지만 만족스러운 설명은 듣지 못한다.

　● 정신건강의학과에서 우울증으로 진단이 되어 치료받고 있지만, 여전히 화의 증상을 가지고 있는 경우다. 화병을 한국인 우울증의 아형이라고 설명이 되기도 하지만, 분노와 화(火)의 증상을 가지고 있으면 우울증의 치료가 쉽지 않은 경우가 많다.

　치료는 개인의 특성을 이해하는 것과 함께 시간 축을 기준으로 하여 현재 어떤 상태인지를 명확하게 파악하고, 다음으로 이어지지 않도록 끊어야 한다. 일단 증상을 개선하는 것이 필요하다. 반복되는 증상과 괴로움은 자신이 앓고 있는 화병의 원인이 되는 감정과 기억을 계속해서 증폭하고 왜곡시키기 때문이다.

근본적인 문제를 해결하기 위해서는 분노에 대한 알아차림이 중요하다. 특히 이것이 자신의 특성과 연관이 된다면 이에 대한 상담치료가 필수이다. 자신의 특성이 환경에 의해 만들어진 성격이므로, 환경과 개인을 객관적으로 볼 수 있도록 상담이 진행된다. 이어 분노를 조절하고 화병을 치료한다는 원칙에 입각하여 진료를 진행한다.

분노는 원인이고 양상이다. 원인과 현상은 그 상태를 알아차리고, 스스로 조절할 수 있도록 해야 한다. 화병은 결과이고 현상이다. 증상을 개선하고 그 증상이 유발되는 원인을 파악하여 해결해야 한다.

분노와 화병의 치료에는
여러 방법이 있다

화병은 오래전부터 한의학에서 치료해 왔다. 화병은 정신적인 문제뿐 아니라 육체적인 고통도 함께 가지고 있다. 심신을 통합적으로 보고, 특히 질병이 화라는 특징을 가지고 있으므로 한의학의 치료 원칙에도 부합된다. 증상을 개선하는 데 한의학은 강점을 가지고 있다.

화병은 화, 즉 불의 특성을 가졌으므로 이 같은 증상의 특성을 가진 경우, 변증(辨證)을 통한 치료에 강점을 가진 한의학이 유리하다. 침치료는 막힌 기운을 풀어주는 작용을 한다. 분노가 쌓여 답답함이 심한 경우 우선적으로 고려된다.

화병은 우울증의 치료를 함께 고려하여야 한다. 화병은 우울증과 공병을 가지고 있다. 정신건강의학과에서 분노 역시 항우울제를 기본 처방으로 제시하고 있다. 항우울제는 기본적으로 정서의 조절에 관여한다. 감정의 변동이 심한 경우, 특히 충동적이고 공격적일 때 약물의 도움이 필요하다.

우울증에 대하여 심리학적 개입으로 인지적 오류를 해결해야 한다.

개인의 특성을 고려할 때 기억과 감정이 함께하여 문제를 일으키는데, 특히 증폭, 왜곡, 반추의 현상이 일어나지 않도록 분노를 차근차근 관찰할 필요가 있다.

보완대체의학적 방법을 적극적으로 활용해야 한다. 화병을 병원에서만 해결할 수는 없다. 수시로 나타나는 현상에 적극적으로 대처해야 하기 때문이다. 분노와 화병은 일상에서 함께하므로 자신이 할 수 있는 방안을 찾아 적절한 대응이 필요하다. 상황이 벌어질 때 자신만의 해결 방법이 있다면 분노의 상황을 넘어가면서 화병의 증상 역시 더이상 심해지지 않는다.

보완대체의학에서는 자신에게 맞는 다양한 방법들을 제시하고 있다. 분노가 치닫는 상황에서 자신의 마음을 한 발 떨어져서 관찰하는 명상, 마음을 안정시키고 의도적으로 자기 일에 집중하기 위한 향기와 음악, 그리고 쌓이는 기운을 풀어내는 기공을 익히는 것이 필요하다.

분노의 치료 - 한의학의 화병 치료,
정신건강의학과의 우울증 치료

70대 M씨는 노년에 접어들었으므로 지금 겪고 있는 화병은 어쩔 수 없을 것 같다는 심정으로 병원을 방문했다.

40대에 접어든 자녀와 한집에서 사는 것이 쉬운 일은 아니다. 자녀와 함께 살기는 하지만, 남남을 넘어서 적대적 관계로 지내고 있기도 하다. 자녀는 오로지 자신의 생활에만 관심이 있다. 때로는 섬뜩한 생각이 들기도 한다. 어쩌면 내가 어서 죽기를 자녀가 원하는 것은 아닌가 싶을 때가 있다. 물론 그 아이의 인생도 어느 순간 꼬였다는 생각이 들기도 한다. 나 역시 꼬인 실타래를 풀 수 없는 상황이다. 해결되지 않는 상태가 지속되고 있으므로 좋은 구석이라고는 하나도 없는데, 같은 공간에서 이렇게 부닥치고 살아야 하는 것이 너무 힘들다.

자녀로부터 받는 스트레스는 흔히 '해결할 수 없는 스트레스'로 여기게 마련이다. 누구에겐가 하소연이라도 하면, 위로보다는 '업보'라는 말을 듣기도 한다. 어차피 가지고 가야 할, 숙명적으로 가야 할, 결국 나 자신의 책임 문제로 받아들일 수밖에 없는 상황으로 해석이 된다. 그야말로 자업자득이다.

스트레스의 중압감이 무척 커서 해결할 수 없는 경우에는 학습된 무기력의 양상으로 우울증이 생기는 것은 당연하다고도 이야기한다. 이런 상황에서 스트레스가 무겁게 짓눌리는 것뿐 아니라, 매일 송곳처럼 찌르는 듯한 일이 벌어지면 짜증과 분노가 드러나는 것을 관찰할 수 있다. 포기하는 것은 고사하고, 매번 반복되는 날카로운 공격 가운데서 방어하려는 반응이 일어난다. 일단 자극에 대한 방어에서 나타나는 몸의 고통을 덜어내기 위해 갖은 애를 써야만 하고, 궁극적으로 무거운 우울감에서도 벗어나야 한다.

화병과 우울증은 같은 병인 듯도 하고, 다른 병 같기도 하다. 화병이었다가 우울증으로 빠지고, 또 우울증이었다가 화병으로 빠지기도 한다. 화를 내고 짜증을 부리다 보면 힘에 부칠 뿐 아니라 무기력해져서 화를 낼 기운조차 없어져 버리기도 한다. 그럴 때면 방 안에서 한 발짝도 나가지 않고 누워지내기도 한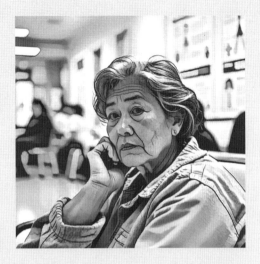다. 밥도 잘 먹지 않고, 아예 단절을 한다. 그렇게 누워 있다가도 억울하고 분함을 토로하면서 밖으로 나오기도 한다. 때로는 분노를 폭발하기도 하여 주위 사람을 놀라게 만들기도 한다. 이렇게 화병과 우울증은 반복되면서 이어지고 있다.

화병이 치료되는가에 대한 기본적인 의문이 있다. 바로 "환경이 바뀌지 않은 상황에서 어떻게 해결할 것인가?"에 대한 의문이다.

환경이 바뀌더라도 우울한 기분에 갇혀 있기도 하고 때로는 분노 감정을 조절하지 못하는 경우도 있으니까, 전적으로 환경 문제로만 결론을 내릴 수는 없다. 이해할 수 없이, 조절되지 않는 감정과 몸의 상태를 조절하게 되면 어려운 환경 속에서도 견뎌낼 수 있다. 먼저, 자녀와의 동거에서 힘든 상황만 반복되는지를 살펴보아야 한다. 굳이 접점을 많이 둘 필요는 없다. 도리어 접점을 줄여서, 그나마 다툼 없이 보낼 수 있는 짧은 시간을 확보하고 경험하는 것이 중요하다. 한 끼의 식사나 한 편의 드라마가 그 역할을 해 줄 수도 있다. 그리고 그러한 경험 후에 조금 더 긴 시간을 보내고자 한다면 함께 산책에 나설 수도 있다. 대화가 없더라도 같이 있는 시간을 확보하기 위한 차원이다.

M씨는 우울증과 화병을 해결하기 위해 양방과 한방에서 모두 치료를 받기로 작정했다.

정신건강의학과에서는 우울증으로 진단

병원에 가서 어떻게 하는 것이 좋을지를 물어보면, 일단 우울증약을 꾸준하게 복용하라고 한다. 그러고는 상황에서 벗어나기 위해서는 따로 사는 것도 한 방법이지 않냐고 조심스럽게 도움말을 건넨다. 실컷 자녀 욕을 하고서 선생님으로부터 위로를 받으면, 잠시 좋아지는 듯하다가도 현실은 늘 도돌이표다.

그래도 우울증약을 먹으면서부터는 처져 있던 상태가 조금 좋아졌다. 또 수면유도제를 처방받아 복용하니 잠도 어느 정도는 잘 수 있다. 잠을 자고 처져 있는 상태가 개선되니 그래도 다소나마 견디지만, 그 이상은 회복이 되지 않는다. 환경이 바뀌지 않은 상태에서는 어쩔 수 없지 않겠냐는 생각이 든다.

인지행동치료를 받아보았다. 우울증 문제는 내가 스트레스를 받은 후 이를 인지하는 가운데 잘못된 방식이 있는 건 아닌가를 찾아보는 작업에서 시작한다. 작업을 진행하다 보니까 사소한 자극에 대해 너무 민감하게 반응하기도 했다는 걸 알 수 있었다. 이전의 경험이 있어서 그런지, 눈빛만 봐도, 또 한마디 대꾸만 해도 짜증과 분노가 치받아 오르는 것을 알 수 있다. 스트레스 상황을 객관화하고 또 이를 제삼자의 관점에서 평가하면 과도한 스트레스 반응을 줄일 수 있다는 것을 배웠다.

상담을 통해, 이런 상황에서 어떻게 행동하는 것이 문제해결에 도움이 되는지 조언을 들었다. 상황이 벌어지면 시간을 벌고, 그나마 내가 할 수 있는 '산책'을 하고 돌아와서 다시 대화를 나누기로 하였다. 자녀와 만나는 때만큼은 좋은 경험을 쌓기 위해 노력하기로 하였다.

한의원에서는 화병으로 진단

한의원에서는 화병과 관련된 한약을 먹고 침을 맞았으며, 과거의 기억 속에서 갇혀 있는 감정을 풀어주기 위한 감정자유기법을 시행하였다. 환자는 억울하고 분함으로 맺혀 있는 마음을 풀 수 있을까, 특히 가슴답답함과 치받아 오르는 열감을 조절할 수 있을까를 기대하며 치료받고 있다. 환경이야 어떻든지 치받아 오르는 열을 내렸으면 좋겠고, 가슴의 답답함과 두근거림이 해결되었으면 좋겠다.

침치료를 통하여 가슴답답함이 풀리는 것은 한의원에서 자주 경험했다. 물론 집에 들어오면 다시 증상이 시작되지만, 침치료를 받는 그 순간 그리고 하루 이틀은 편안함을 느낄 수 있었다. 한약은 열을 떨어뜨리는 데 도움이 되었다.

감정자유기법이라는 방법을 통해, 반복되는 트라우마를 조정하는 작업에 도움이 될 때가 있다. 감정을 드러내며 평가하고, 이런 상황에서 할 수 있는 자극을 스스로 주면서 분노를 삭이는 방법이다. 애써 감춘다고 해결이 되지 않는 상황인데 그나마 한의원에서 자신의 증상을 드러내고, 이런 상황에서 내가 할 수 있는 치료를 받고 또 배워서 스스로 해보는 것이다.

"비록 자녀의 얼굴을 쳐다보면, 억울하고 분한 생각이 치밀어 오르지만, 그럼에도 나는 자신을 편안하게 받아들입니다"와 같은 수용 확언을 처음 했을 때는 도리어 부아를 돋운다는 느낌이 들었다. 그렇지만 이것을 반복하면서 비록 환경은 어쩔 수 없지만 스스로 이 상황을 받아들이지 못하면 더욱 힘들어질 테니까, 아예 작정하고 받아들여 보는 것이 좋을 수도 있겠다는 생각이 들었다. 그리고 부아가 나는 마음을 경혈 두드리기를 통해 다소 완화할 뿐만 아니라 스스로 할 수 있는 것에 재미를 붙일 수 있었다.

정신건강의학과나 한방신경정신과나
치료의 목표는 같다

억울하고 분한 과거의 기억에 너무 빠져 있지 않고, 서로 간에 행복할 수 있는 시간을 확보하여 경험하되, 자신의 삶을 주도적으로 살아갈 수 있도록 하는 것이다. 감정의 굴레에서 벗어나 자기 생각과 행동으로 인간다운 삶을 살아가야 한다.

화병을 치료하는 다양한 방법이 있다. 변화하지 않는 환경 속에서 어쩔 수 없는 상황이라고 두기보다는 적극적인 치료가 필요하다. 일상의 시간은 힘든 시간도 있지만, 가끔은 평화로운 시간도 있고, 또 많은 시간은 그저 그런 시간으로 흘러간다. 이 시간들을 나름대로 잘 활용하면 화병도 치료가 된다. 의료기관에서의 조언과 치료도 반드시 필요하다.

---

26 분노와 화병 치료법 ① – 몸도 치료하고 마음도 치료하는 한의학

화병은 분노와 같은 부정적인 감정을 해소하지 못하여 화의 양상으로 폭발하는 증상이 있는 증후군으로 정의한다. 이때 화는 단지 정신증상뿐 아니라 각종 신체증상을 초래하므로, 화병은 화와 닮은 특징적인 신체증상을 가지고 있다.

대표적인 핵심 신체증상이 가슴답답함, 열감, 치밀어 오름, 목이나 명치에 덩어리가 뭉친 느낌 등이다. 한편, 핵심 심리증상으로는 억울하거나 분한 감정, 마음의 응어리나 한이 있다.

한의학은 몸과 마음이 긴밀하게 연결되어 동적으로 상호작용한다는 전제를 가지고 있는 학문으로, 한의학에 기반한 다양한 한의치료들은 심신 모두를 치료하는 효과를 가진 경우가 많다. 이는 화병의 치료에서도 마찬가지로, 2021년에 발표된 《화병 한의표준임상진료지침》에서는 화병의 각종 신체 및 심리증상에 대하여 한약, 침, 약침, 뜸, 부항 등의 한의치료를 권고하고 있다.

《화병 한의표준임상진료지침》에서는 화병 치료에 대하여 다음과 같이 권고하고 있다.

① 화병 환자의 증상 호전을 위해 한약 치료를 고려한다.
  ▶화병 일반 추천 처방: 분심기음가미, 소요산가미, 반하사심탕, 시호가용골모려탕.
  ▶시판 한약제제 추천 처방: 시호가용골모려탕, 천왕보심단, 온담탕가미, 반하사심탕, 가미소요산, 분심기음.
② 화병 환자의 소화장애 등 복부 증상 호전을 위해 중완, 관원, 기해, 족삼리, 태충혈에 침과 뜸 치료를 시행하는 것을 임상진료지침 개발 그룹의 임상적 경험에 근거하여 권고한다.
③ 화병 환자의 근육통과 불면증, 흉민, 심리적 긴장 완화를 위해 독맥경과 방광경에 부항치료를 시행하는 것을 임상진료지침 개발 그룹의 임상적 경험에 근거하여 권고한다.
④ 화병 환자의 증상 호전을 위해 EFT 치료를 고려한다.
⑤ 화병 환자의 증상 호전을 위해 집단 상담요법을 고려한다.
⑥ 화병 환자의 증상 호전을 위해 명상요법을 고려한다.

화병에는 다양한 치료를 복합적으로 적용하는 경우가 많다. 단기간에 반응이 나타나는 치료 방법이 있지만, 지속적인 치료 혹은 관리가 필요한 경우도 있다.

①침치료는 가장 단기적으로 증상 완화를 목표로 할 수 있으며, 즉각적인 증상 완화를 목표로 시행한다. 그리고 뜸과 병행하여 분노로 인한 과긴장 상태를 이완시켜 안정을 도모한다.

②약물치료는 단기간의 증상 완화와 함께 중장기적인 질병 치료, 증상의 재발 방지를 목적으로 투여하는데, 질병의 양상이 변화될 때마다 이에 부합한 처방이 활용된다.

③근본적인 치료를 위해서는 한의학 상담을 포함한 정신치료가 필요하다.

④생활방식 교육 등 관리 방법들은 화병의 예방과 재발 방지의 장기적 목적으로 시행된다.

화병에 대한
한의치료의 강점

화병은 정신장애에 속하지만, 화병 환자들은 화병으로 인한 가슴답답함, 열감, 불면, 두통, 어지럼증 등 각종 신체증상으로 고통을 겪는다.

한의학에서는 화병이 해소되지 않은 울체된 화로 인해 각종 증상을 발생시킨다는 병리를 설정하고, 이를 직접적으로 해결하기 위해 한약 치료나 침치료로 해울(解鬱)을 도모하거나 뜸치료로 하부를 따뜻하게 하여 신체의 화를 순환시키는 치료법을 적용한다.

이와 같은 특징들 때문에 항우울제, 항불안제, 항정신병약, 신경안정제 등 정신 병리를 주요 표적으로 하는 양방의학적 치료와 비교하여, 한의치료는 화병 환자들이 직접적으로 호소하고 고통을 겪고 있는 신체증상을 해결하는데, 특히 강점이 있다고 할 수 있다.

화병에 대한 한의학적 치료의 강점 중 하나는 똑같은 화병 환자라도 신체기능 및 증상에 따라 유형을 분류하여 맞춤형 치료를 제공할 수 있다는 점이다. 이것을 한의학에서는 변증시치(辨證施治)라고 한다.《화병한의표준임상진료지침》에서는 화병을 간기울결(肝氣鬱結), 간화상염(肝火上炎), 심신불교(心腎不交), 기혈양허(氣血兩虛), 담울담요(膽鬱痰擾)로 구분한다.

①먼저 간기울결형은 감정이나 의지가 억눌려 있으며, 조급하고 쉽게 화가 나면서 마음이나 가슴, 옆구리가 답답한 증상을 특징으로 하는 유형이다.

②간화상염형은 간기울결형에서 열 증상이 더 심해진 것이다. 마음이 조급하고 쉽게 화가 나면서, 눈이 충혈되거나 붓고, 얼굴이 붉어지거나 열감이 있으며, 갈증, 입이 쓰고, 이명, 두통, 어지럼증, 변비 등의 증상을 특징으로 하는 유형이다.

③심신불교형은 심신이 잘 이완되지 않으면서 기력이 저하되는 유형이다. 누우면 답답하고 불편하여 잠을 잘 이루지 못하고, 쉽게 불안해하며, 가슴이 두근거리고, 허리와 무릎이 시리거나 힘이 없는 것을 특징으로 하는 유형이다.

④기혈양허형은 기력이 소진된 상태인데, 정신이 피로하고 기운이 없으며, 잘 잊어버리고, 숨이 짧으며, 식은땀, 식욕 저하, 체중감소 등

의 증상을 특징으로 하는 유형이다.

⑤마지막으로 담울담요형은 공포 반응이 주로 나타나는 유형이다. 잠을 잘못 자고 꿈을 많이 꾸며, 가만히 있지 못하고 불안함을 느끼거나, 겁이 많고 쉽게 놀라며, 헛구역질이 나고, 쉽게 가슴이 두근거리는 등의 증상을 특징으로 하는 유형이다.

한의학계에서는 이 5가지 변증 유형을 구분하는 평가도구를 개발했으며, 임상에서도 각 유형에 따른 화병에 대한 맞춤형 치료를 제공한다. 따라서 화병 치료뿐 아니라 이명, 두통, 어지럼증, 상열감, 식욕 저하, 식은땀, 변비 등 다양한 수반 증상을 함께 치료하고, 몸의 전반적인 컨디션을 회복시킴으로써 스트레스에 대처하는 자생력을 키운다는 강점이 있다.

한약과 침은
화병 치료의 기본

화병에 한약을 처방할 때는 일차적으로 위의 변증의 법칙에 따라서 시행한다.

간기울결로 유발되는 문제는 해결되지 않는 답답함이다. 소요산은 쌓여 있는 기운을 풀어주는 데 활용하는 처방이다.

간화상염은 치받은 열을 조절하는 것이 중요한데, 분심기음가미는 답답함을 풀어주는 분심기음에 황금, 황백 등 열을 조절하는 약을 추가한 처방이다.

심신불교는 조화와 균형이 깨어진 상태이기에 열을 내리면서 전신을 안정시키는 목적으로 신경보호 효과를 가지고 있는 천왕보심단이 활용된다.

기혈양허에는 화병을 오랜 기간 앓으면서 탈진된 몸을 끌어올리는 것을 목적으로 귀비탕이나 보중익기탕이 활용된다.

담울담요는 정신적인 문제가 해결이 안 되면서 심장의 불편함이 함께 있으므로 온담탕을 통해 심장이 편안하도록 돕는다.

변증을 통한 치료뿐 아니라 환자가 주로 호소하는 고통과 증상의 개선을 목표로 처방하기도 한다.

- ▶분노–**억간산**
- ▶가슴답답함–**분심기음**
- ▶상열감–**황련해독탕**
- ▶목의 이물감–**반하후박탕**
- ▶치받는 증상–**가미소요산**
- ▶불안–**시호가용골모려탕**
- ▶우울–**육울탕**
- ▶불면–**천왕보심단**
- ▶두통–**청상견통탕**
- ▶어지러움–**자음건비탕**
- ▶신체 통증–**목향순기산**

체질에 따라서도 약물이 처방되는데, 환자의 체질적 특징과 화병의 증상이 융합된 경우 그러하다. 태음인에게 답답함과 열감이 함께 있는 경우 청심연자탕과 열다한소탕, 소양인에게 치받는 양상과 답답함이 함께 있는 경우 양격산화탕, 소음인이 억울함과 분함을 가슴에 안고 있는 경우 향부자팔물탕과 십이미관중탕이 활용된다.

침치료는 경락을 통한 기의 소통을 목적으로 시행한다.

화병 환자의 가슴답답함과 치밀어 오르는 양상을 단기간에 즉각적으로 개선하는 것을 목표로 한다. 가슴 증상의 개선을 위해 단중이라는 혈자리를 활용하는데, 단중은 화병 환자들에게 진단 및 치료의 포인트이다. 이 부위의 압통점을 확인하고 시술함으로써 가슴의 답답함과 치밀어 오름을 해결한다. 전신의 원활한 기의 소통을 위해 중완, 하완, 합곡, 족삼리를 자침하고, 반추와 같은 정신적인 괴로움을 조절하기 위해 백회와 사신총을 시술하기도 한다. 그리고 단순한 대증 처방을 넘어 정신적인 고통을 조절하기 위하여 사암침법이 활용된다.

새로운 치료법인 감정자유기법이 활용

감정자유기법을 포함하여 각종 한방정신요법도 화병의 근본적인 치료에 도움이 된다. 한방정신요법의 방법과 목적은 개별 환자에 따라 달라질 수 있는데, 대체로 감정조절 능력과 긍정적 정서의 증가, 역기능적 신념의 변화, 지지체계의 회복, 질병 회복에 대한 능동적 인식(자기효능감) 그리고 수용과 자애심 증진을 통해 화병으로부터의 해방에 도움을 줄 수 있다.

최근 신의료기술로 등재된 한방정신요법인 감정자유기법을 화병 환자에게 사용하여 그 경험을 조사한 연구에 따르면, 이러한 정신요법을 받은 화병 환자들은 다음과 같은 경험을 한 것으로 나타났다.[118]

① 신체증상의 감소

"스트레스를 받아 굉장히 긴장하고 열이 많이 났어요. 그때 '확언'을 하면서 두드리기를 4~5번 계속해서 시행하니 10에서 5까지 (열이) 떨어지고, 안정되었어요."

② 인지적 변화

"상사에게 업무 관련해서 스트레스를 받았어요. 화장실에 당장 가서 3분 동안 시행하면서 '내가 왜 스트레스를 받아야 하지? 이런 마음 때문이구나'하면서 원인과 상황이 파악되고 증상이 감소했어요."

"옛날 남편이 나에게 못했던 일, 안 좋았던 기억들이 자주 떠올랐어요. 그런데 지금은 회상하는 횟수도 10에서 3~4 정도로 줄었고, 회상이 되더라도 괴롭지 않고 이해하며 포기할 수 있어요."

"기분이 좋아지고, 사람이 좀 밝아졌어요. 남들을 볼 때도 긍정적으로 생각하게 되고…."

"스스로에 대해 긍정적인 생각을 하게 돼요. 나를 위한 생각을 하고 부정적인 부분은 점점 다듬으려고 해요."

③ 정서적 변화

"화가 줄어들었으며, 특히 항상 울고 싶던 감정이 줄었어요. 격하게 감정이 올라올 때는 EFT 집단치료로 해소해야 해요."

"짜증이 줄어들고 하다 보니 마음이 편해졌어요. 마음이 안심되며 욱하는 것이 줄었어요."

④ 대인관계 예민성 감소

"대화하다가 말 한마디에 발끈하곤 했는데, 확실히 줄어들었어요. 싸우고 싶다거나 치고 싶단 생각도 줄었어요."

실제로 4주 동안 매주 1회의 감정자유기법 집단치료는 화병 환자에게 화병 증상, 특성 불안, 우울, 특성 분노를 모두 유의하게 감소시켰다는 연구 결과도 존재한다.[119]

*

화병을 치료하기 위한 한의학의 방법은 다양하다. 그것은 화병 자체가 가지고 있는 특징과도 연관이 있다. 화병 환자는 다양한 정신장애 스펙트럼 가운데 한 지점에 있으며, 개인의 특성 역시 여기에 반영되기 때문에 이를 종합하여 치료가 결정된다.

27 분노와 화병 치료법 ② − 우울증 치료와 함께하는 치료

화병에 대한 정신건강의학과에서의 진료를 보면, 화병을 우울증으로 진단하고 이에 근거하여 항우울제를 처방하는 경우가 가장 많다. 정신 장애 스펙트럼에서도 볼 수 있듯이 우울은 정서적으로 스트레스로 인한 최종적 감정이기에 우울증과 화병은 오랜 기간 스트레스를 받은 결과로 함께 나타나는 경우가 많다. 물론 화병이 우울증으로, 또 반대로 우울증이 화병으로 변화하기도 한다.

한의학의 경우 기본적으로 환자의 증상과 고통에 기반하고 변증을 고려하여 처방하므로 치료의 선택이 다양하다. 반면 범주화된 진단을 기반으로 하여 치료법을 결정하는 정신건강의학과에서는 기분장애로 진단하면 일차적으로 항우울제를 기본으로 처방하게 된다.

우울증의 맥락에서 다뤄진 화병의 약물치료

기존의 정신의학적 관점에서 화병 치료는 주로 우울증의 맥락에서 다루어지고 있다. 대표적인 임상연구가 2009년에 발표한 '화병 증상에 대한 Paroxetine의 효과'라는 논문이다. 이 임상시험에서는 우울증, 불안장애, 신체형장애, 적응장애, 화병이 있는 환자에게 SSRI 계열의 항우울제인 paroxetine을 4주간 투여하고 그 효과를 분석한 결과, 이 환자들에서 HAM−D 총점, 화병척도의 총점과 모든 항목의 점수 그리고 STAXI의 총점, 상태분노, 특성분노, 분노억제 등의 점수에서 치료 전과 비교해 치료 후에 통계적으로 유의한 감소가 관찰되었으며, 저자들은 paroxetine이 화병 증상에 효과적인 치료약물임을 시사한다고 결론을 내렸다.[120]

이 논문에서는 화병 또는 분노와 관련한 상태에 대하여 우울증과의 관련성(특히 세로토닌계와의 관련성)을 설명하며 다음과 같이 기술하고 있다.

"분노, 증오 내지 공격성은 세로토닌계와 관련이 깊은 것으로 보고됐다. 또한 세로토닌계는 억울함(unfairness)의 감정에 관련된다고도 한다. 한편 van Praag도 분노에 의해 유도되는 우울증의 한 아형을 제안하고 있다. 따라서 화병의 분노 관련 증상도 SSRI 계통의 항우울제에 의해 효과적으로 치료될 것이라는 가정을 할 수 있다."

화병에 국한되지 않고 분노 문제에 대한 정신의학의 접근이라고 한다면, 뇌전증이나 편두통에 사용되는 Topiramate라는 약물도 고려될 수 있다. 이 약물은 마치 뇌전증의 발작을 감소시키는 것처럼, 공격성의 폭발 빈도를 줄이기 위한 목적으로 사용되고, 특히 경계선 성격장애(borderline personality disorder)와 같은 감정의 충동이 심한 환자들에게 사용된다. 연구에 따르면, 이 약물은 분노 표출에 대한 개선 효과는 크게 보였고 분노 억제에 대한 개선 효과는 적었지만, 모두 유의하게 개선하는 효과가 있었다고 한다.[121]

항우울제 세로토닌의 활용

정신건강의학과 전문의 이시형 박사가 제안하는 감정조절법《세로토닌하라!》[122]에서는 세로토닌에 대하여 뇌과학을 통해 설명하면서 일상에서의 세로토닌 관리법을 제안하고 있다.

우울증과 관련하여 마음을 결정하는 세 가지의 뇌내 물질이 있는데, 노르에피네프린, 도파민 그리고 세로토닌이다. 노르에피네프린은 교감신경계에서 작용하는 스트레스에 대항하는 공격 회로로 즉흥적이고, 충동적이고, 적극적이며 심지어 공격적이어서 분노에 대한 일차적 반응이다. 이에 대하여 도파민은 호기심이 왕성하여 새롭고 기이한 것을 추구하며 새로운 일에 대단한 관심을 보여 겁 없이 뛰어드는데, 때로는 중독으로 자기조절이나 통제가 안 된다.

이러한 두 가지 뇌내 물질에 대항하여 세로토닌은 작은 위험이나 해로움에 민감하여 위험을 회피하며 매사에 조심하고 다소 소심한 면모를 보이는데, 좌우 균형을 조율하는 기능을 하면서 전두엽의 '공감의 뇌'를 이루는 중추 역할을 하여 공격성, 폭력성, 충동성, 의존성, 중독성 등을 조절해 평상심을 유지하게 하는 조절 기능, 주의 집중과 기억력을 향상하는 공부와 창조의 기능 그리고 생기와 의욕을 불러일으키며 편안하고 평온한 행복을 느끼게 하는 행복 기능을 하고 있다.

바로 이 세로토닌이 항우울제의 대표적인 물질로, 정신건강의학과에서 가장 흔하게 처방을 받는다. 그러나 이시형 박사는 이런 약물치료보다 세로토닌을 강화시키는 일상에서의 방법을 제시하면서 궁극에는 조절력으로 무장한 세로토닌형 인간을 제안하였다.

우울증을 해결하기 위해 뇌과학과 신경생물학의 연구 결과를 정리한 《우울할 땐 뇌과학》[123]에서는 세로토닌의 활성화를 위해 햇볕 쬐기, 마사지 받기, 운동하기, 행복한 기억 되새기기를 제안하고 있는데, 특히 이러한 작업을 반복하여 습관화하는 것이 중요하다고 한다. 이런 습관화를 통해 궁극적으로 인간의 뇌인 전전두피질을 활성화하여 살아야 할 이유에 집중하며 자기감정 알아차리기가 중요함을 강조하고 있다.

우울증과 관련된 신경 회로는 생각하는 뇌인 전전두피질과 느끼는 뇌인 변연계가 관여하는데, 스트레스와 시상하부, 불안과 편도체, 기억과 해마, 주의와 대상피질, 습관, 즐거움, 중독과 선조체, 고통과 섬엽 등으로 각각의 뇌 부위가 작용하지만, 중요한 것은 이들의 네트워크 즉 연결인데 바로 세로토닌의 작용과 깊게 관련된다.

분노조절을 위해 사용하는 심리치료

인지행동치료는 분노 관리를 위한 대표적인 비약물요법으로 여겨진다. 분노에 대한 인지행동치료는 공격적인 행동 그리고 이와 관련된 감정을 조절하는 것, 수반하여 발생한 사회적 문제해결을 목표로 한다. 즉, 분노라는 감정뿐 아니라, 공격적 행동 그리고 사회적 문제(대인관계 문제 등)를 중요한 치료 대상으로 삼고 있다.

구체적으로 이러한 심리치료는 공격적인 행동의 원인 그리고 그 결과를 파악하게 하고, 분노 표현을 알아차리게 하며, 문제를 해결하고 역기능적 신념을 해결하는 등, 분노 감정과 공격적인 행동을 사회적으로 받아들여질 수 있는 적절하고 기능적인 반응으로 대체하는 것을 돕는다. 그리고 이러한 심리치료의 효과는 아동에서 성인에 이르기까지 다양한 집단에서 분노조절에 효과가 있는 것으로 알려져 왔다.

인지행동치료를 통해 스트레스에 대한 분노반응성도 감소하는데, 158명을 대상으로 12주 동안 인지행동치료를 시행한 임상연구 결과에 따르면, 인지행동치료를 시행한 군에서는 일상에서 스트레스 요인에 대하여 부정적 정서로 반응하는 것이 유의하게 감소한 것으로 나타났다.[124] 이 분노조절 인지행동치료 프로그램에서 제시하는 치료 요소를 소개하면 다음과 같다.

①지속적인 분노의 개념적 모델에 대한 심리교육

②뚜렷한 분노 감정을 스스로 점검하기

③스스로 점검한 기록지에 적은 생각들을 인지적으로 재구성하기

④행동요법(사회성 및 의사소통 기술 훈련, 문제해결 훈련 등)

⑤세션 중 분노를 유발하는 상황에 대한 시각화된 노출 및 이완요법

⑥인위적인 상황 노출(일상생활에서 분노를 유발하는 상황에 인위적으로 노출시키는 것)

우울증 치료가 화병 치료에 도움될 수 있다

앞의 연구처럼 화병을 우울증으로 보지 않더라도, 상당수의 화병 환자들이 우울증을 동시에 앓고 있어서 우울증 치료가 화병 치료에도 도움이 될 가능성이 있다.

역학 연구에 따르면 화병 환자 중 60.7%가 주요우울장애를 동반한다는 결과도 존재한다.[125] 이러한 높은 공병률에 따라 《화병 한의표준임상진료지침》에서는 우울증에 동반된 분노 증상의 치료를 다음과 같이 권고하고 있다.

---

① 우울증 환자에 대하여 경혈에 자침하여 득기를 유발하는 것이 비경혈에 자침한 샴군(sham group, 거짓 침치료 대조군)에 비하여 분노와 관련된 척도의 정도를 유의하게 감소시켰다. 이에 따라 우울증 환자의 분노 증상 호전을 위하여 경혈에 자침하여 득기를 유발하는 것을 고려해야 한다.

② 우울증 환자의 분노 증상 호전을 위하여 항우울제 단독 투여보다 침치료를 항우울제 투여와 병행하는 것을 고려할 수 있다.

③ 우울증 환자의 분노 증상 호전을 위하여 항우울제 단독 투여보다 전침치료를 항우울제 투여와 병행하는 것을 고려할 수 있다.

우울증의 치료와 화병의 치료는 함께해야 한다

정신장애 스펙트럼에서 보는 바와 같이 정신장애는 분노에서 시작하여 갈등과 불안으로 이어지고 종착점으로 우울증과 화병에 이르게 된다. 결국, 정신장애의 결과는 화병과 우울증이 공병하는 것이고, 이들이 순환적으로 반복되는 양상을 보이는 것이다. 무엇이 더 중한지, 무엇이 더 빠르고 느린지는 중요하지 않다. 서로가 제각기 따로 존재하기도 하고, 또 합치기도 하면서 정신장애로부터 헤어나지 못하도록 만든다.

한국인, 조금 더 폭을 넓혀 동아시아 국가의 사람들에게 정신장애의 기본이 되는 우울증은 신체화 경향이 있다. 한국의 화병, 중국의 울증

(鬱證), 일본의 대인공포증들은 모두 분노, 우울, 불안이라는 정서적 양상과 함께, 치밀어 오르는 열감, 답답한 기운, 가슴 두근거림의 신체증상을 가지고 있다. 그렇기 때문에 우울증의 치료에서는 이러한 특성을 고려하여야 한다.

그런데 이런 특성은 동아시아 국가의 사람에게만 해당되는 것은 아니다. 이미 전 세계의 사람들이 분노, 우울, 불안의 문제를 가지고 있다. 이들 역시 이와 연관된 신체증상을 함께 가지고 있다. 정신장애는 더이상 범주화된 정신장애 하나에 머물러 있지 않다. 다양한 정서 문제에 이와 더불어 나타나는 신체증상을 고려하여 함께 치료해야 한다.

28

분노와 화병 치료법 ③
– 보완대체의학에서의
여러 방법

　"분노는 치료의 대상이 아니고 관리의 대상이다"라는 것은 기본적인 이야기다. 분노라는 감정이 그야말로 어느 때엔가 갑자기 왔다가 또 사라지기 때문이다. 일단 외부의 사건이 있고, 이에 대한 충격이 있으며 이를 분노의 정서로 바꾸게 되는데, 그 단계·단계, 시간·시간이 다르므로 임상현장에서는 도저히 만날 수 없다. 또한 그런 감정은 분노에만 머무르지 않고 불안, 우울로 바뀌고 화병으로 이어지게 된다. 결국 이런 변화무쌍한 상황에서 적절한 시기에 맞는 개입을 해서 문제를 해결하는 것이 중요하다.

　의학의 분야가 그렇다.

　임상현장에서는 환자가 되어 버린 사람이 진료를 받게 된다. 그리고 치료 역시 진단 준거에 맞춰 진행한다. 그런 상황에서 사각지대가 발생한다.

　고통과 괴로움은 있지만, 질병이라고 할 수 없는 경우, 그것보다 더 자주 목격되는 질병일 수도 있지만, 의료기관을 방문하기 어려운 경우, 그리고 표준적인 치료에는 반응하지 않는 질병이 있다.

　분노 문제가 그렇고 화병이 그러하다.

　변화하는 감정에 일일이 맞춰가면서 치료하기 어렵고, 변화무쌍한 환자의 상태에 의료기관이 일일이 개입할 수도 없다. 그렇다 보니 상황에 맞춘 치료가 필요하고, 때에 따라서는 스스로 하는 자기 관리가 필요한데 이것이 바로 보완대체의학의 영역이다.

다양한 보완대체의학
치료법 추천

《화병 한의표준임상진료지침》에서는 다양한 보완대체의학의 치료법이 추천되고 있다. 《화병 한의표준임상진료지침》에서는 화병의 치료를 위해 다음과 같은 보완대체요법을 소개하고 있다.

다음과 같은 치료는 분노 관리법과 같은 맥락에서 이해할 수 있다. 즉 이완반응을 도모하고, 내려놓기를 훈련함으로써 분노를 관리하고 화병을 치료하는데 기여할 수 있는 것이다. 즉, 이러한 각종 보완대체요법들은 그 치료 방법과 목적에 따라서, 단순히 증상 호전뿐 아니라, 궁극적인 화병 치료에도 도움을 줄 수 있다.

---

① 화병 환자의 증상 호전을 위해 이완법을 고려해야 한다.
② 화병 환자에 대한 명상 치료는 무처치(대기군)에 비해서 화병 증상 척도를 통계적으로 유의하게 감소시켰다. 이에 화병 환자의 증상 호전을 위해 명상요법을 고려해야 한다.

마음챙김에 기반한 스트레스 감소 프로그램인 MBSR(mindfulness-based stress reduction)이 가장 많이 알려져 있다. 여러 연구에 따르면, 이 프로그램은 마음챙김 수준을 증가시킬 뿐 아니라, 분노 억제나 공격적인 분노 표현을 감소시키는 데 효과적이다.[126] 공격성과 폭력성에 초점을 맞추어 마음챙김 훈련의 효과를 조사한 연구도 있다. 22편의 관련 연구를 분석한 체계적 문헌고찰에 따르면 마음챙김 훈련, 수용전념치료, 변증법적 행동치료, 명상과 병행한 요가 등이 공격성과 폭력성 조절을 위해 조사되었고, 이 중 마음챙김에 기반한 훈련들이 그 조절에 효과적일 것이라고 분석된 바 있다.[127]

마음챙김을 통하여
분노를 조절한다

왜 마음챙김은 분노 감정 또는 분노 감정과 관련된 결과(공격성이나 폭력성)를 개선하는데 효과가 있을까? 마음챙김은 순간순간의 현재 경험을 비판단적이고 개방적인 자세로 관찰하는 것이라고 정의할 수 있다. 따라서 우리는 마음챙김을 통하여 과거나 미래에 관한 생각에 사로잡히는 것이 아니라, 현재를 중심으로 인식하고, 경험하며, 행동할 수 있게 된다.

분노의 관점에서 학습된 분노는 자동적인 신체반응과 사고, 행동을 초래하게 되는데, 마음챙김이 자기조절에 도움을 줌으로써 이러한 자동적인 반응을 피하고 분노 경험을 그저 흘러갈 수 있게 돕는다. 따라서 마음챙김 훈련을 지속적으로 할 경우, 분노 반추와 분노 기억으로부터 빠져나올 수 있고 분노의 악순환을 끊어낼 수 있다.

한의학 임상현장에서는 화병을 대상으로 M&L 프로그램을 적용한 사례도 있다.[128] M&L 심리치료란 '지금, 이 순간 일어나는 것을 그대로 알아차림'을 뜻하는 'Mindfulness'와 '안전의 장 속에서 적극적 사랑을 내담자에게 향하는' 'Loving Beingness'라는 두 가지 근원적 힘을 기반으로 하여 진정한 자아를 찾도록 돕는 심리치료법이다.

남편의 외도 사건이 재차 발생하여 심한 충격 받은 후, 가슴 부위 답답한 통증, 숨차는 증세로 인해 '죽을 것 같은' 공포감과 함께 불면, 통증, 식욕부진, 어지럼증, 손의 저림, 다리의 냉감을 동반한 환자에게 자신의 고통과 괴로움에 대한 알아차림을 시행했다. 이로써 스트레스 상황으로 인한 부정적 감정을 줄이고 자애심을 만들어 자신의 강점과 내면의 힘을 알아차리며, 편안하고 따뜻한 감정을 재경험하여 부정적인 감정을 환기할 수 있었다. 스트레스 사건에 대하여 참고 회피하는 미성숙한 대응 전략 대신, 스스로 빛나는 면으로 감정을 환기하고 내면의 힘으로 스트레스를 해결하는 새로운 전략을 학습하며 점차 불안감과 신체증상도 감소하였다.

음악이
화병을 치료

치료적 목적으로 사용된 음악 청취 역시 화병 치료에 도움이 될 수 있다. 2007년에 발표된 연구에서는 화병 환자 7명을 대상으로 6주 동안 음악 청취가 미치는 영향을 조사했다. 화병과 관련된 신체증상(특히 불면증), 화병에 대한 자각 그리고 우울 정서가 개선된 것을 확인할 수 있었으며, 이러한 개선은 6주 후 추적관찰에서도 유지되었다.

이 연구에서 사용한 음악은 다음과 같다.[129]

⊙Gluck, Melodie
-Sweet Sorrow-장영주-1999. 09. 14.(EMI)
⊙Vitali, Chaconne
-Sweet Sorrow-장영주-1999. 09. 14.(EMI)
⊙Shostakovich Jazz suites No. 2 Waltz
-내 인생의 영화음악 - 영화에게 띄우는 14인의 러브레터
-2003. 07. 29.
⊙Mozart, Clarinet Concerto
-The best classical Album in the world
-Dresden Staatskapelle-2005 EMI
⊙Mascani, Intermezzo from Oprea 'Caballeria Rusticana'
-The Very Best Of Adagio (Disc 1); Herbert von Karajan
-2006 Universal
⊙Elgar Salut da'mour
-the great hits of Kyung wha Chung-정경화 2005 Decca

화병 환자들은 자신 내부의 부정적 감정을 효과적으로 드러내지 못하고 다른 사람들이 알아주기를 바라는 소극적인 태도를 보이므로, 자신의 억울함과 슬픔을 동질성의 원리와 한의학에서의 슬픔은 분노하고 격앙된 기세를 꺾고 평안하게 한다는 정서조절 원리를 적용하여 단조 중심의 슬픈 음악을 먼저 청취하도록 하였다.

단조 중심의 슬픈 느낌을 주는 음악을 청취한 이후, 일상의 생활에

가볍게 복귀하도록 돕는 밝고 서정적 느낌을 주는 음악으로 30분의 프로그램을 구성하였다.

프로그램으로 만든 음악을 1주일 동안 청취하며 처음에는 슬픈 감정을 느끼지만, 점차 편안하고 담담해지고, 2주일 이후에는 음악이 매우 편안한 느낌을 주어 잠을 푹 잘 수 있었으며 다른 화병 증상도 개선이 되었다.

한국의 전통 음악인 판소리 가창을 통해 화병을 치유한 사례도 있다. 즉, 판소리 가창을 통해서, 억울함으로 쌓인 화를 발성을 통해 발산시키는 한편 판소리 사설의 유의미한 감정을 체험함으로써 정서적인 해소도 같이하도록 했다. 〈춘향가〉 중 '사랑가'로 화병을 치료한 사례이다.[130]

향기요법은 분노와 불안을 다스린다

아로마 오일을 사용한 향기요법(아로마테라피)도 분노나 공격성을 개선하는데 도움이 될 수 있다. 특히 연구들에 따르면, 흡입형 아로마테라피가 단기적으로 공격성을 개선하는데 효과적이라고 알려졌다.[131]

라벤더(lavender) 에센셜 오일이 대표적이며 이외 많은 아로마 오일들이 이완 효과를 가지고 있기 때문에 분노로 인한 신체의 과각성을 진정시키는 의미에서 향기요법이 분노조절 효과가 있을 것으로 기대된다. 하지만 향기요법의 주된 연구대상은 불안이나 불면에 대한 것이었다. 따라서 분노 감정과 함께 불안이나 불면이 동반된 화병 환자에게 유용하게 사용될 수 있을 것이다.

냄새는 인간의 기억을 일깨우는 데 도움을 준다. 그래서 자신이 과거에 행복했던 기억을 끌어낼 수 있는 향기가 있다면, 이를 적극적으로 활용할 수 있다. 서구의 향기요법뿐 아니라 우리에게 익숙한 냄새를 활용하는 방법이 응용될 수도 있다.

기공을 통하여
화병을 조절하기도 한다

동양의 전통 심신 운동인 기공은 그 항스트레스 효과로 잘 알려져 왔다. 7편의 연구를 대상으로 한 메타분석에서는 기공이 스트레스와 불안을 감소시키는 데 효과적이라는 근거가 있다고 결론을 내리기도 했다.[132]

단축형 기공에 기반한 스트레스 감소 프로그램을 4주 동안 실시하여, 스트레스 상태의 성인에서 스트레스, 상태 불안, 특성 불안, 화병 성격, 화병 증상을 유의하게 감소시키고 삶의 질을 유의하게 개선시켰다는 연구 결과가 있다.[133] 또한 지역 사회 노인을 위해 기공체조 프로그램[134]이 적용되기도 하였다.

도입부에 준비운동으로 단전 치기, 온몸 털기, 손을 털기, 어깨 운동 등으로 기와 혈을 순환시키고 근육이 이완되도록 유도하여 10분 동안 실시하였다. 기공운동은 목운동, 사자자세, 아기자세, 굴렁쇠, 중심잡기, 다리자세, 흉추신장, 허리 운동을 따라하기 쉽고 자력으로 수행할 수 있도록 구성하였고 마지막 이완기에는 노인건강 체조를 5분 동안 실시하여 마무리하였다.

본 내용을 12주 동안 1주일에 두 번 24회기의 프로그램으로 실험군에게 실시하였는데, 프로그램은 지각된 신체적 건강 상태와 균형 자신감뿐 아니라 화병 증상을 완화했다.

화병 진료 가이드라인

Q1 분노와 화병을 치료하는 단계는?

○ 분노가 치료의 대상인가?

이런 의문에 대한 답은 현재 《한국표준질병사인분류》에서 분노가 빠져 있는 것으로 판단할 수 있다. 분노는 치료의 대상이 아니라 관리의 대상이라고 설명하는 것이다. 그렇지만 분노의 문제는 이제 의료 현장에서도 만나게 된다. 성격이나 기질적인 측면이 있기도 하고, 또 과도한 행동의 표출을 스스로 조절하지 못하여 병원을 찾기도 한다. 그러나 문제는 무엇보다도 분노와 연관된 다양한 정신적, 신체적 질병에 노출되기 때문이다.

격분증후군이나 분노를 가지고 있는 우울증 그리고 분노 생각으로 잠을 자지 못하는 불면증이 있는가 하면 분노 표출로 인한 심혈관장애, 분노 억제로 비롯된 암과 같은 질환도 있다.

○ 화병은 치료의 대상인가?

이런 의문에 대해서도 화병은 어쩔 수 없는 병이라는 생각을 가진 사람이 여전히 많다. 억울하고 분한 생각은 그 환경이 바뀌지 않으면 어쩔 수 없고, 또 그 환경만 바뀌면 증상은 바로 사라질 것이라는 생각을 가지고 있는 경우도 있다. 그렇지만 우리는 스트레스의 환경 속에서도 살아가야 하며, 문제가 해결된 상태에서도 증상이 남아 고생하는 사람이 있는 것으로 볼 때, 화병이 단지 그 사건에만 연관된 것은 아님을 알 수 있다.

화병 역시 다양한 신체증상을 일으켜서 고통과 괴로움을 주고, 더구나 억울하고 분함이라는 생각과 기억이 남아 지속적으로 고통을 주기에 이 문제를 정신의학적으로 풀어내어야 한다.

○ **어느 정도 상태에서 병원을 찾아야 하는가?**

- 정서에만 머물러 있지 않고 고통과 괴로움을 받고 있다면 병원을 찾아야 한다. 지나가는 감정이라면 그 순간을 넘어가면 되겠지만, 감정이 머물러 있는 시간이 길어지며 고통을 주고 있다면 감정 외의 다른 문제를 찾아보아야 한다.

- 감정이나 증상이 자기조절 범위 내에서 벗어나게 되면 병원을 찾아야 한다. 이전과 달리 너무 쉽게 화를 내거나, 또 너무 강하게 화를 내는 상황이 여기 해당하는데 화내는 시간이 점점 길어지고 강해지면 치료를 받아야 한다.

- 기억 속에 갇혀 있는 경우라면 병원에서 정신의학적 치료를 받아야 한다. 기억은 남아 있다가 왜곡이 되기도 하고, 강화가 되기도 한다. 과거의 기억이 자신만의 기억으로 더욱 강화되면 그만큼 고통이 배가되기 때문에 기억에 대한 평가를 통해 객관화시켜야 한다.

- 자신이 가지고 있는 질병이 분노와 연관된 경우에도 화병을 다루는 병원을 찾아야 한다. 고혈압이나 심장질환, 위장장애나 암과 같은 병을 앓으면서 정서적인 문제를 가지고 있다면 불안장애, 우울증, 그리고 화병에 대한 검토를 받아야 한다. 그대로 방치할 경우 병을 악화시킬 뿐 아니라, 개인적인 고통이 더 커지게 된다.

- 화병의 증상인 억울함과 분함, 답답함, 치밀어 오름, 열감이 뚜렷하다면 이 역시 치료의 대상이 된다. 그리고 이렇게 신체증상이 뚜렷한 화병인 경우, 도리어 치료에는 더욱 잘 반응하므로 치료에 대한 만족도도 그만큼 높다.

Q2 나에게 맞는 치료 방법은?

화병에 대하여 한의학에서는 치료 가이드라인뿐만 아니라 표준화된 임상경로까지 개발되어 있다. 한의원이나 한방병원을 방문하면 이에 근거한 치료를 받을 수 있다.

◉화병 진료의 표준 임상경로 – 화병의 치료는 해당 의료기관별로 차이가 날 수 있다. 신체증상을 주로 호소하는 경우에는 가까운 한의원에서 증상

개선을 목표로 치료를 받으면 되고, 정신적인 문제가 심하면 한방신경정신과 전문의를 통해 정신 상담을 병행하면 된다.

⊙**화병의 진단 및 평가** – 화병을 진단하기 위해 화병 진단 도구가 있다. 화병의 특징적인 증상뿐 아니라 화병을 앓고 있는 성격이나 기질의 문제 등도 점검하여 화병의 여부와 어느 정도 심한지를 판단하고, 또 어떤 치료를 받는 것이 좋을지도 결정하게 된다.

⊙**화병의 치료** – 화병을 앓고 있는 환자는 정신적인 고통뿐 아니라 신체적인 증상을 다양하게 가지고 있어서 여러 치료법이 통합적으로 활용된다. 일반적으로 침치료는 답답함과 같은 막힌 증상의 해소를 위해 활용되고, 한약은 화병의 특징적인 증상의 개선을 위해 활용된다. 감정자유기법 (EFT)은 화병을 일으킨 사건에 대한 기억의 조절과 억울함과 분함의 해결을 위해 활용되고, 한의학 상담은 화병을 극복하기 위한 자생력을 회복을 위해 진행한다.

⊙**화병의 관리 및 예방** – 화병은 일상에 그 원인이 있으며, 문제해결을 위해 일상의 생활 속에서 찾아야 하므로 각자에게 맞는 관리법이 필요하다. 사람에 따라서는 평안을 위해 명상을 하기도 하지만, 명상이 도리어 답답하여 어떻게든 밖으로 나가야 조금이라도 증상이 좋아지는 경우도 있다. 각자의 환경에 맞춰, 그리고 각자의 성격 그리고 체질에 맞춰 화병을 관리하고 예방하는 방법을 찾아가야 한다.

*

한의원이나 한방병원을 방문하여 화병 치료를 받는다면 가이드라인을 좇아가며 치료의 과정에 점검해 볼 수 있다. 다양한 치료 방법들이 어떤 목적을 가지고 진행되는지를 알게 되면 치료에 더욱 적극적으로 참여할 수 있다.

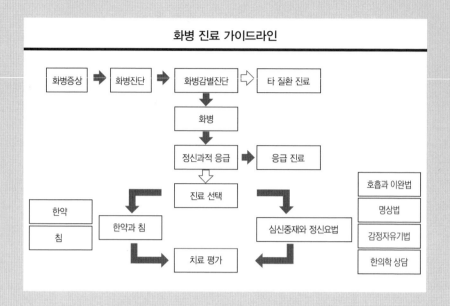

화병 진료 가이드라인

화병증상 → 화병진단 → 화병감별진단 ⇨ 타 질환 진료

화병

정신과적 응급 → 응급 진료

진료 선택

한약 / 침 → 한약과 침

심신중재와 정신요법

치료 평가

호흡과 이완법
명상법
감정자유기법
한의학 상담

분노와 화병의 재발견

분노에서 희망을 찾아낸다. 그 희망으로 화병을 치유한다.

29 분노를 넘어 용서

교육방송에 〈용서〉라는 장수 프로그램이 있다. 서로 간에 갈등의 세월을 보내면서 용서가 되지 않은 두 사람이, 걷기 여행을 통해 화해를 찾아가는 리얼리티 프로그램이다.

여행 장소는 기본적으로 많이 걷는 곳이다. 화려한 여행지보다는 그저 묵묵히 걸으면서 종종 대화를 하고, 가끔 다투고, 또 때로는 사색을 하는 그런 곳이다.

분노는 폭발을 일으키는 것이 문제가 된다. 폭발은 무엇인가에 갇혀 있는 과정이 선행된다. 억울하고 분한 마음을 가슴에 담아 해결하지 못하는 경우, 이것을 해결하기 위해서는 감정을 풀어내야 한다. 하지만 그렇다고 감정을 터트려 버리면 폭발이 되고, 근본적인 이유에 대하여 접근하지 않은 상태에서 해결을 시도하다 보면 결국 감정의 응어리는 고스란히 남게 마련이다. 그래서 시간이 걸리더라도 조금은 천천히, 그리고 문제의 근원에 다가가서 해결을 시도해야 한다.

그런 시도야말로 근본적인 해결책이 되는 까닭이다. 분노의 문제를 근본적으로 해결하기 위한 노력, 즉 용서에 이르는 방법으로 걷기 여행을 추천한다. 걷기 여행의 두 가지 사항 '걷기'와 '여행' 모두 분노를 조절하는 데 효과가 있다.

꾸준함으로
스스로 찾아가는 과정

걷기는 꾸준하게 걷는 행동을 통해, 자기 자신의 리듬을 찾아가는 과정이다. 보폭과 속도를 일정하게 하면서 자신의 리듬을 찾다 보면, 어느새 평안한 기분을 맞볼 수 있다. 걷기는 기본적으로 갇혀 있는 공간에서 밖으로 나와, 자신과 대면을 하게 된다.

> "걷기는 우선 일의 속박에서 벗어나는 '멈춤'의 자유를 주고 사회적
> 의무를 잊게 하여, 태곳적에 시작된 생명의 흐름에 몸을 맡기게 한다.
> 또 며칠 동안 걷다 보면 '안'과 '밖'이 확실하게 구분되지 않고 뒤섞이
> 며, 풍경 속에 살고 그 풍경을 천천히 소유하는 것처럼 느끼는 순간이
> 온다. 걷기가 우리의 공간 인식에 변화를 가져오는 것이다."[135]

만약 화해를 목적으로 걷기를 한다면 상대방과 함께 걷는 것이다. 코스는 걷기에 좋은 곳이어야 한다. 화려한 변화의 장소보다는 꾸준하게 걸을 수 있는 곳으로, 대화를 할 수 있는 환경이면 더 좋을 것이다.

스페인 산티아고 순례길에서 만나는 끝없이 펼쳐진 길은 목적지에 도달할 때까지 끝없는 대화를 만들어 낸다. 지리산 둘레길은 다음 마을에 이르기까지 오로지 걷기와 대화만 할 수밖에 없다. 또 걷기는 약간 지칠 정도로 걸을 수 있어야 한다. 몸이 지치면 서로에게 더욱 진솔해질 수 있다.

특히 함께 고통을 받는 곳에서는 서로가 도움을 요청할 수도 있게 되고, 자연스럽게 상대방의 어려움을 인지할 기회가 마련된다.

분노의 해결은
용서의 단계로 넘어가기

여행은 자신의 환경에서 벗어나, 자신을 돌아볼 수 있는 계기를 준다.

그동안 일상에서 반복적으로 눌리며 살아왔던 환경에서 잠시 벗어나는 것이다. 이곳에서는 자신을 객관적으로 볼 수 있게 되고 분노의 해결에도 도움이 된다. 그동안 자신의 굴레에 빠져서 그저 화를 내는 모습을 조금 떨어진 입장에서 관찰한다면 그것만으로도 무척 의미 있는 일이 될 것이다.

여행은 일상에서 벗어날 수 있는 곳을 찾아보는 것이 좋다. 여행지를 선택하는 과정에서도 서로 간에 대화를 만들 수 있을 뿐 아니라, 여행지에서의 협력을 통한 문제 극복의 경험은 용서의 단계에서 서로의 역할과 능력을 이해하고 인정할 기회를 주는 까닭이다.

분노라는 것은 자신의 감정에 휩싸이고 점차 감정을 증폭할 때 문제가 심각해진다. 그래서 한발 물러나 자신을 돌아보고, 또 규칙적인 리듬으로 자신의 리듬을 찾아갈 수 있다면 분노에서도 벗어날 수 있게 되는 것이다.

〈용서〉라는 프로그램을 보고 있으면, 심각한 문제를 겪었던 사람이 서로 간의 깊은 대화, 때로는 깊은 사색, 그리고 지친 몸을 추스르면서 용서의 단계로 넘어가는 과정을 볼 수 있다.

분노를 용해하기 위해
용서가 필요하다

분노가 강력한 에너지라는 데는 모두가 동의하지만, 그 강력한 에너지를 정작 받아들일 수 있는지에 대해서는 여전히 숙제다. 분노를 용해하는 방법이 필요한 것이다. 분노의 최종적 해결점에는 용서라는 말이 따라다닌다.

"용서는 분노를 가라앉히고 질병의 증상을 완화시키며 새 삶을 여는 열쇠다"라고 심리학자 딕 티비츠는 《용서의 기술》[136]에서 제시하고 있다. 그렇지만 용서가 단지 문제의 해결에 머물러서는 안 된다. 용서를 넘어 새로운 에너지로의 전환으로 이어져야 한다.

한자의 용서(容恕)에서 容은 '담다'를, 恕는 '같은 마음'이어서 문자적으로 '같은 마음을 품는 것'을 뜻한다. forgive에서 for는 '전적으로 (completely),' give(고대 영어 giefan)는 '주다'를 뜻하여 forgive는 '전적 시여 또는 완벽하게 주는 것'을 뜻한다.

공자의 제자 여러 명이 모였을 때, 그중 자공(子貢)이라는 제자가 공자에게 여쭈었다.

"선생님, 평생을 두고 마음에 담아 실천할 만한 좌우명 하나가 무엇인가요?"

이 질문에 공자는 "그것은 바로 서(恕)니라"라고 곧 대답하면서 "상대방이 원치 않는 것을 하지 말아야 한다."[137]고 덧붙였다. 서(恕)는 같을 여(如)+마음 심(心)으로 상대방과 같은 마음을 가지는 것이다. 결국, 용서라는 것은 상대방과 같은 마음을 가지는 것을 받아들이는 것이다.

용서는 영어로는 forgiveness, 순우리말로는 에누리라고 한다. 사전적 의미는 "다른 사람이 지은 죄나 잘못에 대하여 꾸짖거나 벌하지 않고 너그럽게 봐준다"라는 것을 의미한다. 피해자는 가해자가 한 잘못에 더 연연해하지 않고 그를 향한 부정적인 감정을 누그러뜨린다. 이는 피해자가 잘못을 저지른 가해자에게 반응하는 특정한 방식으로, 가해자의 잘못을 인정하면서도 과거의 잘못에 연연해하지 않는 피해자의 태도를 의미한다.

용서는 일반적으로 가해자를 향한 부정적인 감정이 더이상 일어나지 않게 하며, 가해자가 저지른 행위에 대해 관용을 보일 수 있게 하고, 가해자와의 관계가 회복될 수 있는 발판이 된다.[138]

화병의 경우에는 피해자와 가해자가 있게 마련이다.

물론 상황에 따라 서로가 모두 피해자라고 주장하기도 한다. 다툼이 벌어지고, 분노의 감정이 생기고, 억울함과 분함이 있고, 또 시간이 지나면서 기억의 합성과 오류에 따라, 서로가 모두 피해자라고 생각하게 된다. 용서는 기본적으로 피해자의 행위이기 때문에, 가해자와 피해자를 나누는 과정이 굳이 필요하지 않다. 자신을 피해자라고 생각하더라 도 자신의 의지에 따라 해결하는 방법으로 용서가 작용하게 된다.

용서의 경우는
여러 가지가 있다

억울하고 분함을 가지고 있는 화병 환자의 용서도 다음과 같다.

● 문제의 명확한 인식이 용서의 시작이다. 과거의 사건에 대하여 명 확하게 밝히는 것을 우선으로 삼는 경우다. 용서해야 할 대상과 내용이 무엇인지를 명확하게 하는 것이 요구된다. 실제로 가해자가 자신의 행위 를 고백하고 용서를 구하는 과정을 밟게 된다.

● 문제가 명확하지 않으며, 때로는 왜곡이 된 경우도 있어서 무엇을 용서할지를 명확하게 하지 못하는 경우가 있다. 가해자가 잘못을 빌지 않는 경우, 때로는 잘못을 빌더라도 진정성이 보이지 않는 경우, 내가 생 각하는 피해와 가해자의 피해가 다른 경우 등 명확하게 용서하기 어려 운 경우가 있다.

● 모두가 피해자라고 생각하는 경우, 먼저 용서를 할 수 있을까? 상 대방 역시 피해자라고 생각한다면 가해자를 용서하는 과정이 일어나지 않는다.

용서는 상대가 있고, 특히 가해자와 피해자가 있는 것이 일반적이다. 하지만 전통적인 화병의 경우에는 스트레스 사건과 증상의 발현이 시간 을 두고 일어나기 때문에 가해자, 피해자가 불명확한 경우도 많다. 특히 용서라는 마음을 가지려고 해도 가해자의 행동에 진성성이 없고, 심지 어 자신을 피해자라고 여기는 경우도 있어서 용서는 쉽지가 않다.

그런 의미에서 용서는 자기가 선택하는 자기 정화의 과정이다. 가해자 에 대한 용서라기보다는 억울함과 분함을 가지고 사는 자기 자신을 향 한 용서라고 할 수 있다. 그래서 그런 마음을 가지고 있는 자신을 위로

하고 그 마음의 늪에서 빠져나오는 과정이 용서이다.

화병 치료에서 용서는 진료가 거의 끝날 무렵 다루는 주제다. 그나마 치료가 어느 정도 이루어져, 마지막 남은 끈과 한을 털어내는 그 시점에서 비로소 용서라는 말이 나온다. 나에게 억울하고 분함을 준 대상자에 대한 용서, 그리고 그 대상자로부터 상처를 받아온 나에 대한 용서이다.

이렇게 명제로 보면 간단하지만, 용서는 그처럼 쉽게 되지 않는다. 환자에게 겨우 살렸던 따뜻한 마음의 불씨가 용서하는 문제에 접어들었을 때 여지없이 무너지고, 다시금 분노의 활화산이 타오르는 경우를 곧잘 보게 된다. 잘못된 용서는 되레 문제가 되기 때문이다. 그러므로 용서라는 장면에 접어들면, 우리는 잘못된 용서를 하고 있지는 않은지 주의해야 한다.

△너무 힘들어서 문제해결을 하지 않은 채 포기하듯 해 버리는 '성급한 용서'가 있다. 오랜 기간 겪으면서 해결하지 못한 채 끌고 오다가 자신이 힘들어서 용서에 동의해 버리는 경우다.

△종교 활동이나 상담을 하면서 어쩔 수 없이 해야 하는 '강요된 용서'가 있다. 용서가 답이라는 말을 들으면서, 주위의 사람들, 그리고 사회와 도덕·종교가 집요하게 동의를 바라기 때문에 어쩔 수 없이 하는 용서다.

△잘못을 나의 탓으로 돌려 버리는 '병적 용서'가 있다. 벌어진 일에 관한 생각을 반복하면서 내 잘못으로 일이 벌어졌다고 자신을 책망하면서 상대방을 용서하는 경우다.

△그 정도는 할 수 있는 거야 하면서 용납해 버리는 '묵인하는 용서'도 있다. 사회 통념상 그 정도는 할 수 있다고 타협하면서 자신이 그 고통을 감수하겠다고 마음먹으며 하는 용서다.

△용서해야 내가 착한 사람이라고 생각하는 '거짓 용서'도 있다. 용서하는 사람이 착한 사람이라고 정의하고 스스로 착한 사람이 되기 위해

용서하는 경우다.

그러나 이런 잘못된 용서는 오래가지 않는다. 실제로 용서는 마음먹기에 따라 달라지는, 그렇게 가벼운 주제가 아니다. 상처가 깊고 클수록 용서는 과정과 시간이 필요하다.

다음과 같은 질문을 던져 본다.

"용서할 마음이 진정으로 들었는가?"

"사실은 명확하게 밝혀졌는가?"

"상대방의 진실한 사과가 있는가?"

"사과가 없다면 상대방의 잘못이 충분히 인정됐는가?"

"상대방과 나는 독립된 대등한 관계인가?"

"상대방으로부터, 그리고 나 스스로 자유로울 수 있는가?"

"내가 나의 길을 걸을 수 있는가?"

화병클리닉에서 만난 환자와 사회에서 만난 억울한 사람은 화병이라는 공통점을 가지고 있다. 이들을 진정한 용서의 길로 나아가게 하려면 우리 사회는 투명하고 공정해져야 한다. 화병의 치유를 위해 가해자와 피해자가 대등한 관계가 되는 사회를 기대한다.

30 분노의 힘으로 희망을

개인의 억울하고 분한 일은 분노 감정을 만든다. 이 감정이 다른 사람에게 전달되고 또 증폭되게 되면 또 다른 사람의 피해를 일으키게 되고, 여러 사람의 분노는 사회적 분노가 되어 결국 분노 사회를 만든다. 일단은 개인의 분노를 해결하는 것이 중요하지만, 사회적 분노 역시 해결해야 개인의 분노 역시 조절이 된다.

화병 환자가 억울하고 분함을 승화시켜 혼자서도 잘할 수 있는 독립된 인간으로 성장하는 과정을 밟기도 한다. 억울하고 분함에 갇혀 있지 않고 그 굴레에서 벗어나기 위해 노력할 때, 분노는 에너지의 역할을 한다.

분노가 사회문제를 해결한 사례도 있다. 역사적으로 많은 일이 그래왔다. 우리나라의 민주화 운동이 대표적인 사례라고 할 수 있다. 정치적인 이야기뿐만이 아니다. 사회가 변화하는 과정에서도 분노가 그 역할을 담당해 왔다. 분노는 역동적 사회로써의 힘이 되기도 했다.

부정적 정서에서 긍정적 정서로

분노를 부정적 정서로 남겨둘 필요는 없다. 기능적 감정이란 생존을 위한 감정이기에 이를 긍정적으로 바꿔 희망으로 만들어 나갈 수 있다.

분노는 인간이 가지고 있는 기능적 감정이다. 기능적 감정을 원초적으로 말하면 살기 위해 반드시 있어야 하는 감정인 것이다. 이렇게 꼭 필요한 감정이 그동안 부정적인 감정으로 설정되곤 했다.

분노와 연관된 여러 단어가 그렇다. 공격적, 충동적, 심지어 폭력적이란 말과 연관어가 된다. 그렇지만 분노가 반드시 부정적인 것만은 아니다. 에너지라는 측면에서 보면 여느 감정에 비하여 강력한 파워를 가지고 있다. 더군다나 물리적으로는 화라는 속성을 가지고 있어서 더욱 그러하다. 결국, 가지고 있는 무기를 잘 활용하면 이익이 되고, 활용하지 못하면 해가 되는 것이다.

분노를 어떤 감정이나 행동과 연결하느냐 역시 중요한 문제이다. 분노 행동으로 이어질 때 폭력과 파괴와 연관이 된다면 그 결과는 비참하다. 무엇인가를 얻은 듯하지만, 결과적으로 손해나 피해를 보게 된다. 그렇지만 이것을 분투와 노력으로 바꾸거나, 심지어 노래나 그림, 심지어 사랑이나 애정으로 연결한다면 결과는 달라질 수도 있을 것이다.

지금 이 시대에 점점 더 심해지는 분노를 어떻게 극복할까?

분노라는 감정을 어떻게 하면 긍정적으로 바꿀 수 있을까?

엄청난 폭발력을 가진 무기를 에너지로 활용하는 방법은 무엇일까?

분노의 문제를 해결하기 위해 정신역동적인 측면에서는 '승화'라는 방어기제가 있다. 승화는 자신의 욕망이나 충동을 의식적이든 무의식적이든 스스로 받아들일 수 있고 사회적으로 용납할 수 있는 방법을 찾아 행동으로 바꾸는 것으로, 새로운 행동 패턴으로 자신의 감정을 긍정적으로 바꾸는 것이다.

분노 문제의 경우, 자신이 받는 억울함과 분함을 마음속에서 다지면서 긍정적인 에너지로 전환하는 것이다. 분노가 예술가들에게는 작품이 되고, 스포츠 선수에게는 대기록을 달성하는 동기가 되며, 시험을 앞둔 사람에게는 공부를 열심히 할 에너지가 되기도 한다.

분노는
나의 힘

아니타 팀페는 매우 도전적인 책《분노는 나의 힘》[139]을 집필했다. 독일의 청소년 치료 센터에서 세미나를 하면서 얻은 결론이다.

분노는 나의 일상이기 때문에 화를 내는 것을 두려워하지 말며 오래 참는 화가 나를 망친다고 하였다. 그리고 분노를 나의 편으로 만들어, 분노를 긍정 에너지로 바꾸는 방법을 제시하고 있다. 사실 분노 자체는 건강한 감정이다. 그러나 억누르고 방치하면 문제가 생긴다.

분노의 긍정적인 힘을 적극적으로 이용하여 삶에 에너지를 불어넣는 것을 주문한다. 화를 내면서 도리어 에너지를 충전하는 것이다. 분노는 지극히 정상적인 감정이므로 자기 안에 일어나는 분노를 인식하고 이해하며, 적당한 범위 내에서 적절한 방법으로 표현하고 거기에 따라오는 긍정적인 면을 취하라는 것이다. 이는 화병 환자에게도 전하고 싶은 메시지다.

창조적으로
분노하라

심리학자 로다 바루크의《창조적으로 분노하라》[140]에서는 화만 잘 내도 인생이 달라진다고 한다. 정의에 따르면 분노는 위협적인 외부 자극에 대해 저항하고자 하고, 욕구를 실현해 주는 감정이라는 것이다.

그래서 먼저 "나는 분노를 표현하면 안 된다." "분노를 표현해도 달라지지 않는다." "분노를 표현할 길이 없다"라는 관념에서 벗어나야 한다. 그리고 다른 사람의 분노에 대응하는 방법으로 첫째, 기울여 들어주기만 하여도 화가 풀린다는 '경청' 둘째, 입장 바꿔 생각해 보면 이해 못할 일도 없다는 '공감' 셋째, 상대방을 안타까워할 수 있으면 분노는 사라진다는 '측은지심'을 가질 것을 제안하고 있다.

똑똑하게
분노하라

묵은 화가 산뜻한 에너지로 탈바꿈하는 놀라운 반전 생각법인《똑똑하게 분노하라》[141]를 제시할 수 있다. 화에는 내재된 두 가지 에너지가 있다. 그 하나가 보호적 힘으로 자동적으로 나타났다가 사라지는데, 화가 나면 우리는 평소보다 더 크고 강해진다. 또 하나는 자각과 성장으로 의식적인 노력이 필요하며 꾸준하게 실천하면 더 차분하고 깊이 생각할 기회를 제공한다는 것이다.

이 에너지를 활용하기 위해서는 화가 났을 때 몸과 마음에 나타나는 반응과 신호를 먼저 알아내는 것이 필요하다. 이어 자신에게 일어나는 화를 객관적으로 보며 문제점을 확인하고 자신의 목표를 명확하게 정의한 다음, 이 목표를 성취하기 위해 실행할 수 있는 방법을 찾는 것으로 이어져야 한다.

화병 연구자의 관점에서 보면, 20년간 화의 변화는 분노의 억제에서 표출로 참는 것에서 분출로 분노가 드러나고 있다. 화를 참으면 참는 대상이 화병이라는 질병으로 피해를 본다. 화를 내면 당사자에게도 문제를 일으키지만, 분노의 대상이 되는 사람도 피해를 보게 된다. 그래서 분노의 문제가 개인의 문제에서 사회적 문제가 되고 있다. 이른바 분노 행동은 분노를 받는 사람이 힘들어지게 된다. 물론 분노가 일어나는 사람도 괴롭다. 이른바 격분증후군이다.

20년 전 화병클리닉을 찾은 환자는 대부분 오랜 기간 화를 꾹꾹 참아온 가정주부였다. 현재는 자신의 분노가 자녀에게 폭발하여 이를 조절하기 위해 클리닉을 방문하는 경우가 많다. 분노의 문제는 참는 것에서 내는 것으로, 자신의 괴로움에서 남을 괴롭히는 문제로 바뀌고 있다. 시대가 바뀌면 화병은 없어질 것이라는 예언은 틀렸다.

화병의 양상이 바뀐 것이다. 더군다나 분노의 감정은 점점 강도가 심해지고 있다. 화병의 양상도 공격적·행동적으로 바뀌고, 자신이 아닌 타인을 향하고 있어서 결국 사회적 분노로 이어지고 있다.

화병을 처음 연구할 당시에는 화를 너무 참으면 문제가 되므로 화를 내라고 주문하였다. 쌓아두지 말고 적절하게 드러내라고 권한 것이다. 하지만 시대가 흐르면서 변한 화병은 화를 심하게 표출하는 문제를 가지고 있다. 감정뿐 아니라 행동으로 드러나기도 하였다. 그러다 보니 이전과는 달리 참기 위한 상담이 진행되기도 한다.

화병의 화는 참는다고 혹은 드러낸다고 해결되는 것이 아니다. 정서는 변화무쌍하다. 그러기에 자신이 중심이 되어서 문제해결을 해야 한다. 때로는 참고, 때로는 화를 내기도 해야 한다. 화를 에너지로 삼아 문제해결을 위한 원동력으로 삼아야 한다.

우울증에서 화병으로 넘어가는 것도 이 에너지다. 화병에 갇혀서 참는 것을 풀어내는 것도 바로 이 에너지이다. 이제 화를 희망으로 바꾸기 위한 노력이 필요하다.

분노를 조절하고
화병을 치료한다

분노가 화병으로 변화하는 과정을 촘촘하게 살펴서, 치료뿐 아니라 예방 및 관리가 필요하다.

〈분노를 조절하고 화병을 치료한다〉

이 책의 주제다. 분노를 자신의 손에 두고 조절을 하는 것이다. 그리고 조절이 되면 결과적으로 화병은 치료가 되는 것이다.

분노를 조절하고 화병을 치료하는 과정을 정리해 본다.

1 분노가 만연한 사회이다. 분노가 더이상 개인의 문제에 한정되어 있지 않으며, 이미 분노 사회로 치닫고 있다. 그래서 화병은 개인의 질병을 넘어 사회적 질병이므로 사회가 함께 치료해야 한다.

2 사람들이 분노로 인하여 고통을 받고 있으며, 다양한 질병으로 이

행될 수 있다. 분노로 말미암아 다양한 질병을 앓게 된다. 신체적으로 고혈압이나 심장질환뿐 아니라 암에 직접적인 영향을 미친다. 정신장애는 분노에서 시작하여 화병으로 전 영역에서 문제가 된다.

❸ 분노는 일시적으로 일어났다가 없어지는 감정이 아니라, 그 사람이 가지고 있는 기질이나 성격과도 관련이 있어서 지속적이며 반복된다. 사회적 환경만큼이나 개인적 특성이 고려되어야 한다.

❹ 아직까지 분노를 다스리는 방법으로 약물 등의 다른 대안이 모색되어 있지 않고, 분노 관리가 최선이다. 분노의 정서를 다스릴 때, 병원 현장에서의 치료와 함께 보완대체의학의 접근과 예방과 관리가 병행되어야 한다.

❺ 분노에 대하여 자신의 조절 능력을 키우기 위한 다양한 방법이 제시된다. 무엇보다 개인의 역량을 키우는 것이 필요하다. 명상과 같은 방법을 통하여 개인의 분노 조절 역량을 키우는 방법이 있다. 음악이나 향기요법 같은 것도 분노가 치받을 때 개인이 선택할 수 있는 방법이다.

❻ 분노는 인체에 해로운 면이 있기는 하지만, 다른 측면에서는 인간에게 삶의 에너지를 제공하기도 한다. 그러므로 분노가 가지고 있는 긍정적인 측면을 잘 활용해야 한다. 분노를 자신의 힘으로 활용하기 위해 똑똑하게, 창조적으로 분노를 재해석해야 한다.

❼ 분노를 스스로 다스리기 어려운 경우, 전문가로부터 도움을 받아야 한다. 특성에 따른 여러 프로그램이 있으며, 긍정적 효과를 볼 수 있다. 자신의 분노를 전문가로부터 객관적으로 평가받으면, 자신의 분노가 왜곡되어 있으며 팽창하고 있고 전염되는 것임을 발견할 것이다.

❽ 분노를 긍정적인 에너지로 바꾸는 노력이 필요하며, 그 가운데 핵심으로 열정, 자애로움과 용서가 있다. 분노는 나의 힘이다. 문제를 해결하는 원동력이 된다. 자신이나 타인을 공격하지 않고, 분노를 문제해결의 힘으로 삼는 것이다. 따뜻하며 용서하는 마음을 가지고 자신의 삶을 열정적으로 살아가면 희망이 보인다.

분노의 승화
– 사회적 분노를 넘어서 희망으로

　50대 N씨는 사회가 왜 이렇게 흘러가고 있는지, 짜증이 난다고 한다. 스스로 화병에 걸렸다고 말한다. 세상에 대한 분노가 치밀어 오른다. 마음에 들지 않는 사람들이 정치하면서 나라를 망치는 것 같고, 경제적으로도 열심히 일한 사람보다는 투기해야 성공하는 것 같다.

　언론까지 이런 상황을 부추기고 있으므로, 짜증과 분노가 치밀어 오르지 않을 수 없다. 우리 사회는 정치적인 이유에서, 사회적인 이유에서, 경제적인 이유에서 화병으로 이행되는 경우가 많은 것 같다고 이야기를 쏟아낸다. 우리는 모두 한국 사회가 '분노 사회'라는 주장에 동의하게 된다.

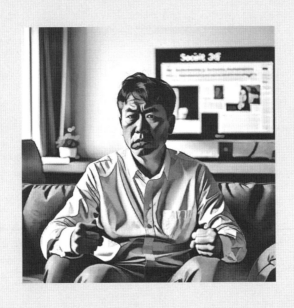

◆386이라고 불리던 세대가 이제는 50대가 되었다◆

어린 시절부터 무한 경쟁에 내몰리고, 추구하는 가치 없이 성적순으로 결정되는 자신의 모습이 힘에 부쳤다. 중고등학교 시절, 대학에 가기 위해 치열하게 공부했는데, 정작 대학에 입학해서는 소위 말하는 민주화 운동이라는 시대를 보냈었다. 독재나 억압에서 벗어나고자 거친 저항과 행동을 체험하였고, 또 민주화를 이루는 경험하기도 했다. 스스로 세상을 바꿨다는 자부심이 있었다. 그런데 사회가 점점 더 팍팍해지고 공정과 정의는 사라지고 있다는 생각이 드니, 그동안 해 온 일들이 후회스럽고 왠지 억울하고 분한 마음마저 들었다. 그리고 요즘 들어서는 세상이 제대로 돌아가지 않는다는 상념이 들어 짜증이 자주 난다고 하소연한다.

◆한국인들은 유달리 정치적 성향이 강하다◆

이른바 명분을 중시해 목숨을 걸기도 할 정도다. 사회 현상에 대하여 민감하다. 그도 그럴 것이 정책 하나하나에 집값이 들썩이고, 나는 열심히 살아가고 있는데 환경은 그렇지 못하니 그야말로 '헬조선'이라는 말이 자연스럽게 튀어나온다. 좁고 작은 나라에서 살아야 하는 숙명이라고 할 수도 있다. 하지만 소위 말하는 금수저라는 단어를 떠올리면, 열심히 일해도 도달할 수 없는 위치가 있으므로 포기해야 하는 상황에 몰리고 있다. 노력해도 어쩔 수 없이 고만고만하게 살아야만 하는 환경 속에서, 어쩌면 화병은 숙명 같은 병이라는 생각이 든다.

◆분노는 부정적인 것으로 정리된다◆

억울함과 분함을 해결하기 위해 튀어나오는 분노는 기본적으로 공격적이고 파괴적이다. 그리고 분노가 강할수록 더 힘이 강해진다고 느끼게 된다. 민주화 운동 시절에 겪었던 50대들의 기억이 그러하다. 화염병을 던지고, 보도블록을 깨어서 던져야 투쟁하는 것이었고, 또 그래야 문제가 해결되는 듯하였다. 그러나 분노는 우리만의 문제가 아니고, 이제 전 세계적인 현상이 되었다. 미국에서의 보수와 진보의 충돌은 인종 문제와 겹치면서 분열의 양상을 보이고, 유럽에서 살아가는 이슬람 사회는 한국인이 가지고 있는 한(恨)의 정서를 간직하면서 때로는 테러와 같은 심각한 사회적 문제를 야기하고 있다. 중국에서의 소수민족에 대한 탄압 역시 지배자와 피지배자의 갈등으로 번지고 있어서 온 사회가 분노를 조장하고 있다. 코로나와 같은 인류 전체의 재앙을 만나서도 인류애는 사라지고 각자의 생존 전략이 전 세계를 더욱더 어렵게 만들고 있다. 여기에 따라 경제적 문제도 함께하므로, 전 세계가 아수라장이 되어가는 느낌이다.

*

이런 사회적인 문제를 이야기하다 보면 아무것도 할 수 없다는 무력감에 빠지게 된다. 민주화 투쟁의 경험이 있는 세대조차도 지금의 상황을 개선하기 위한 전략과 방향이 보이지 않으므로, 어쩔 수 없이 현실을 받아들여야 하는 상황에서 무기력에 빠진다. 때로는 치받쳐 오르는 분노가 있지만, 도대체 이러한 분노에 과연 어떠한 의미가 있을지 가늠하기조차 어렵다.

환자는 사회적 문제로 억울함과 분함을 느낀 데 이어 나타나는 분노와 화병의 증상을 그저 무관심하게 피한다고 해결되지 않는다는 결론에 도달하였다. 다만 분노가 공격성과 폭력성을 가진다면, 문제해결이 아니라 되레 증폭과 악순환의 꼬리를 이어갈 것이라는 데 동의하였다. 어떻게 부드럽게, 희망차게 억울함과 분함을 풀고 분노를 잠재울 수 있을지 고민해 보기로 하였다.

분노 사회를 풀어가기 위한
행동을 하기로

희망을 품어보기로 하였다. N씨는 이미 분노가 사회를 바꾸는 경험을 해보았다. 젊은 시절에는 민주화 운동과 같이 공격적이고 도전적이며 심지어 파괴적인 행동으로 성공을 이룬 듯했다. 반면에 불과 몇 년 전에는 '촛불 집회'처럼 비폭력으로 저항하는 방식도 경험하였다. 변화를 만들어 내는 데는 이전과 같이 성공한 듯했다. 사회적 문제를 억울함과 분함으로부터 시작된 분노를 분출함으로써 문제를 해결하는 경험을 하였다.

◆방법은 다르지만, 결과를 만들어 내었다◆

물론 이조차 완성이라고 이야기할 수 없는 상황이 반복되고 있음을 깨달게 되었다. 그것은 개인의 해결이 아니라 사회적 해결의 문제이기도 하고, 각각이 가지고 있는 만족을 모든 사회가 함께 누릴 수 없기 때문이기도 하다. 사회적 분노의 해결에 자신이 어떤 방식으로 분노를 드러냈는지와 시간이 지나고 나서 얻어진 결과를 어떻게 받아들이냐의 문제가 그대로 남게 된다.

◆자신의 삶에 의미를 두기로 하였다◆

변화를 위한 노력을 조금씩이나마 쌓아 나가는 것이다. 실제로 그러한 경험을 해본 적이 있다. 분노에서 그치는 것이 아니라 사회의 변혁을 이룬 경험도 있다. 자신이 원하는 것을 드러내기는 하지만, 될 수 있으면 상대방 비난을 줄이는 방법을 택했다. 자신이 원하는 게 무엇인지를 제시하면서, 이로써 얻을 수 있는 결과에 대하여 공감할 수 있도록 하였다. 법률이 바뀌고 사회가 바뀌기도 한다. 스스로가 행복할 수 있는 삶을 만들어 내는 작업이다. 문제해결에 있어, 나의 문제해결에서 출발하여 사회를 변화시키는 것이다. 이를 위해 최선을 다하는 것이 필요하다.

◆또 한 가지는 결과를 받아들이는 것이다◆

나의 분노와 상대의 분노가 충돌했을 때, 결코 어느 하나만이 선택될 수밖에 없는 국면에서 자신이 원하지 않는 상황일지라도 받아들일 수 있는 여유를 가져야 한다. 여기에는 다른 사람에 대한 이해와 공감이 뒤따르게 된다. 그렇다고 자기 생각을 포기하는 것은 아니다. 다른 사람의 의견을 받아들일 수 있어야만, 또 자신이 원하는 사회로 변화를 꾀할 수 있는 것이다. 나만의 정의에 빠져 있어서는, 결코 세상의 변화를 끌어낼 수 없는 까닭이다.

*

N씨에게 필요한 것은 문제를 해결하기 위한 노력과 함께 우리 사회에서 벌어지는 결과를 받아들일 수 있는 여유이다. 이 둘은 상반되는 측면도 있지만, 결국 자신이 어떠한 일을 꾸준하게 실천해야 하는 것으로 귀결된다.

세상에는 변화의 흐름이 있다. 그렇지만 분명 자신이 원하는 것도 있다. 이럴 때는 문제해결을 위해 노력을 다할 필요가 있다. 분노의 경우에도 부드럽게, 희망적으로 접근하면서 자신의 주장을 전하는 것이다. 그러나 자신이 원하는 결과가 아닐지라도 수용할 수 있는 여유 역시 가져야 한다. 분노를 잠시 뒤로하고, 다시 일상을 살아가는 것이다. 세상을 바꾸는 기회는 계속해서 주어지는 것이고, 자신의 삶 속에서 노력을 계속해 나가는 것이다. 그래야 세상은 변한다.

화병을 희망으로 바꾸는 문제는 결과를 근거로 판단할 수는 없는 문제다. 원하는 결과를 얻었다고 하더라도, 결국 자신에게 오는 것은 아니다. 결국, 사회적 화병을 해결하기 위해서는 '진인사대천명(盡人事待天命)'의 자세가 필요한 것이다.

분노가 힘이 되는 과정

Q1 분노를 넘으면 희망이 보이는가?

분노가 부정적인 정서이기는 하지만, 인간이 가진 가장 기본적인 감정이다. 외부 자극에 대한 적극적인 방어의 감정임과 동시에 문제를 해결할 수 있는 원천의 힘이기도 하다.

사회적인 현상으로 분노가 힘이 되는 경우를 적잖게 목격할 수 있다. 이른바 변화와 개혁, 극단적으로는 혁명과 같은 것이 그러한 사례이다. 억울함과 분함이 축적되면서 이를 에너지로 활용하여 문제를 해결한 것이다. 물론 이러한 시도가 성공을 이루지 못한 경우도 그만큼 많다. 분노가 극복되기 어려운 단면이기도 하다.

사회적인 문제와 유사하게, 개인에게 있어서 분노는 상대방을 이기는 동력으로 적잖게 활용된다. 학창 시절이나 직장 생활, 심지어 부부간의 관계에서도 상대가 있으면 갈등과 분노는 있게 마련이다. 그리고 다툼에서 이기기도 하고 또 패배하기도 한다. 그러한 가운데서도 문제를 해결하고 더 좋은 관계로 발전하는 사례를 우리는 곧잘 만날 수 있다. 이렇게 갈등과 분노의 상황을 극복함으로써 이전보다도 더 튼튼한 관계를 만드는 모습을 경험하고 보면, 이때 분노가 큰 역할을 했음을 알 수 있다.

분노는 자기표현

억울함과 괴로움을 상대방에게 표현하는 방법이다. 거꾸로 말하자면 표현하지 않으면 억울함과 괴로움은 상대방에게 전달되지 않을 수 있다. 표현하기 위해서는 용기가 필요한데, 이때 분노가 그 역할을 담당하기도 한다. 일단은 분노의 힘을 잠시 빌려 상대방에게 표현한다.

그렇다고 분노만으로 모든 문제가 해결되는 것은 아니다. 분노의 힘을 빌려서 상대방에게 표현했다면, 분노와는 다른 정서를 가지고 문제를 수습해야 한다. 여기에 다양한 정서를 활용할 필요가 있다. 분노가 문제를 해결하고 희망으로 이어지기 위해서는 상대방에 대한 이해와 애정, 그리고 수용이 필요하며, 문제를 해결할 의지가 중요하다. 특히 반드시 해결해야 할 문제, 예를 들어 가족이나 친구와 같이 잘못해서 틀어지고 나면 어려운 사이가 될 대상이라면 문제를 해결하겠다는 마음이 분노 이전에 있어야 하고, 이를 지렛대로 삼아 분노를 조절해야 한다. 상대방에게 비수를 꽂는 분노가 아니라, 자신의 어려움을 이야기할 수 있어야 한다.

이제 분노를 넘어 화해와 용서로 이어지고, 바로 희망으로 연결이 된다. 억울함과 분함을 객관적으로, 그리고 상대방 입장에서 투명하게 바라볼 수 있어야만 한다. 그래야만 해결하기 어려운 문제를 받아들이고, 해결할 수 있는 문제는 합심하여 해결을 시도하여 새로운 결과를 도출해 낼 수 있다. 분노가 희망으로 바뀌는 것이다.

Q2 내가 분노를 넘어서는 방법은?

분노를 넘어서 희망으로 가는 방법을 찾아봐야 한다. 분노의 감정은 급하게 변화하며 일어났다가 또 쉽게 사라지기 때문에, 자칫 분노의 감정이 모든 것을 결정해 버릴 수 있다. 분노라는 정서 이외에 우리가 가지고 있는 여러 덕목이 있음을 알고, 그 하나하나를 꺼내어 활용해야 한다.

⊙**인내**-참는 것이 화병을 극복하는 방법이기도 하지만, 참는 것이 화병을 일으키는 가장 근본적인 원인이기도 하다. 그래서 화병을 치료하는 의사 입장에서는 "참아라!"라는 말을 쉽게 할 수 없다. 그렇지만 요즘의 화병은 분노 억제로부터 발생하기보다는 분노 표출로 인한 경우가 더 많아지고 있기 때문에 "참자!"라는 말을 많이 하게 한다. 참아서 시간을 확보하는 것이 분노를 극복하는 첫 단계이기는 하다.

⊙**긍정적 사고**-생각의 전환이 필요하다. 억울하고 분함이라는 늪에 빠지면 객관적으로 바라보기가 어렵다. 그렇지만 일상은 늘 변화하므로, 항상 피해자와 약자로만 존재하지는 않는다. 그리고 분노의 상황, 그 반대편에

는 항상 긍정적인 측면 또한 존재하므로, 그것을 찾아보는 작업이 필요하다. 가장 힘든 하루가 있지만, 하루 중 가장 즐겁고 행복한 시간도 있으므로, 이를 찾아내는 작업이 있어야 한다.

⊙**자애심**-더욱이 상대방 입장에서 바라보는 것은 거의 불가능하다. 그러므로 측은지심과 자비로운 마음을 가질 필요가 있다. 실제 화병 현장에서 화를 받는 사람이나 화를 내는 사람 모두 불편하고 힘이 든다. 이러한 상황에서 누구 하나라도 자애심을 발휘하면 갈등과 분노에서 벗어날 수 있다.

⊙**용서**-결국 화병의 근본적인 해결은, 용서라는 단계를 넘어서야 한다. 그렇다고 상대방에 대한 용서를 의미하는 것만은 아니다. 상대방을 용서하는 것보다 더 중요한 것은 분노하고 있는 나, 화를 내고 있는 나를 스스로 용서하는 것이다. 그동안 분노와 화가 자신을 공격해 왔음을 깨닫고, 스스로를 괴롭힌 자신을 용서해야 한다. 자신을 용서한 이후에는 상대방에 대한 용서도 시도해 볼 수 있다. 한갓 "용서할 수 있을까?"라는 화두를 던지는 것만으로도 마음의 평화로움이 찾아온다.

분노를 넘어 희망으로 이어지는 길

인내	긍정적 사고	자애심	용서
참을 수 있는 역량을 키움 분노의 감정에 대하여를 스스로 조절할 수 있는 범위를 넓힘	문제 해결을 위한 마음을 가진다. 벌어지는 일에 대하여 객관적으로 바라보고, 긍정적인 측면을 찾음	상대방에게 자비로운 마음과 측은지심을 가져본다. 상대방의 입장에서 볼 수 있는 역량을 키움	분노와 화가 자신을 공격해왔던 것을 깨닫고 스스로를 괴롭힌 자신을 용서 자신을 용서한 이후에는 상대방에 대한 용서도 시도

[1] 고한석, 한창수, 채정호, '외상 후 울분장애의 이해', Anxiety and Mood, 2014; 10(1): 3~10.

[2] 김종우(1998), 《홧병》, 여성신문사.

[3] 김종우, 정선용, 서현욱, 정인철, 이승기, 김보경, 김근우, 이재혁, 김낙형, 김태헌, 강형원, 김세현, '화병역학연구 - 자료를 기반으로 한 화병 환자의 특성', 동의신경정신과학회지, 2010; 21(2): 157-169.

[4] 김종우, 현경철, 황의완, '화병의 기원에 관한 고찰', 동의신경정신과학회지, 1999; 10(1): 205-216.

[5] 이시형, '화병(禍病)에 대한 연구', 고의, 1977; 1: 63-69.

[6] 민성길(2009), 《화병연구》, 엠엠커뮤니케이션.

[7] Min SK., Symptoms to use for diagnostic criteria of hwa-byung, an anger syndrome, Psychiatry Investig, 2009; 6(1): 7-12.

[8] 김종우(2007), 《화병으로부터의 해방》, 여성신문사.

[9] 대한한방신경정신과학회(2021), '한의표준임상진료지침-화병', 한국한의약진흥원.

[10] 김상현, 최유진, 정인철, 이미영, 양창섭, '울증(鬱證)의 개념 정립에 관한 문헌 고찰', 동의신경정신과학회지, 2020; 31(2): 121-133.

[11] Leng LL, Ng SM., Stagnation Syndrome: Relevance of the Multilayers of Illness Experiences in Chinese Medicine to the Understanding of Functional Somatic Syndrome, Psychosom Med, 2018; 80(2): 238-239.

[12] Tanaka-Matsumi, Taijin Kyofusho: diagnostic and cultural issues in Japanese psychiatry, Cult Med Psychiatry, 1979; 3(3): 231-245.

[13] Park SC, Kim YK, Anxiety Disorders in the DSM-5: Changes, Controversies, and Future Directions, Adv Exp Med Biol, 2020; 1191: 187-196.

[14] Maeda F, Nathan JH, Understanding taijin kyofusho through its treatment, Morita therapy, J Psychosom Res, 1999; 46(6): 525-530.

[15] 김종우, 현경철, 황의완, '화병의 기원에 관한 고찰-《조선왕조실록》을 중심으로', 동의신경정신과학회지, 1999; 10(1): 205-216.

[16] 민성길(2009), 《화병연구》, 엠엠커뮤니케이션.

[17] 김종우(1997), 《홧병》, 여성신문사.

[18] 김종우, 권정혜, 이민수, 박동건, '화병면담검사의 신뢰도와 타당도', 한국심리학회지: 건강, 2004; 9(2): 321-332.

[19] 권정혜, 박동건, 민성길, 김종우, 권호인, 이민수, '화병 척도의 개발과 타당도 연구', 한국심리학회지: 임상, 2008; 27(1): 237-252.

[20] 대한한방신경정신과학회 화병연구센터(2013), 《화병 임상진료지침》, 집문당.

[21] 대한한방신경정신과학회 화병연구센터(2013), 《화병 100문 100답》, 집문당.

[22] 대한한방신경정신과학회(2021), 《화병 한의표준임상진료지침》, 군자출판사.

[23] 성우용, '칠정연구-황제내경의 정서론을 중심으로', 동의신경정신과학회지, 2013; 24(4): 451-468.

[24] Ekman, P., (1984), Expression and the nature of emotion, Approaches to emotion, 3(19), 344.

[25] Ekman, P., (1971), Universals and cultural differences in facial expressions of emotion, In Nebraska symposium on motivation, University of Nebraska Press.

[26] 곽준혁(2016), 《정치철학 1: 그리스 로마와 중세정치와 도덕은 화해 가능한가》, 민음사.

27 김대군, '분노조절에 대한 윤리상담적 접근 – 세네카의 분노론을 중심으로', 윤리교육연구, 2014; 34: 61-82.

28 정우진, '동의보감의 이론적 특성에 관한 연구: 한의학과 도교양생론의 긴장관계를 중심으로', 도교문화연구, 2014; 40: 187-218.

29 김시천, '감정의 형이상학과 과학: 유가 수양론과 도가 양생론의 자아의 형이상학과 순수의식', 도교문화연구, 2009; 31(31): 247-280.

30 이고은, 유영수, 강형원, '동의보감에 나타난 칠정의 대한 연구-병기(病機)를 중심으로', 동의신경정신과학회, 2014; 25(1): 85-108.

31 유지선, 정영진, '분노조절장애의 방화에 대한 연구', 한국위기관리논집, 2015; 11(10): 273-827.

32 김도연, 김은하, 김수용, '정당한 세상에 대한 믿음이 일반 성인들의 화병 증상에 미치는 영향: 분배공정성과 절차공정성을 중심으로', 상담학연구, 2016; 17(5): 25-45.

33 Park J, Kitayama S, Markus HR, Coe CL, Miyamoto Y, Karasawa M, Curhan KB, Love GD, Kawakami N, Boylan JM, Ryff CD, Social status and anger expression: the cultural moderation hypothesis, Emotion. 2013; 13(6): 1122-1131.

34 De Vogli R, Ferrie JE, Chandola T, Kivimäki M, Marmot MG, Unfairness and health: evidence from the Whitehall II Study, J Epidemiol Community Health, 2007; 61(6): 513-518.

35 김민정, 현명호, '스트레스, 사회적 지지 및 자아존중감과 남성 화병 증상의 관계', 한국심리학회지: 건강, 2010; 15(1): 19-33.

36 Anjanappa S, Govindan R, Munivenkatappa M, Bhaskarapillai B, Effectiveness of anger management program on anger level, problem solving skills, communication skills, and adjustment among school-going adolescents, J Educ Health Promot. 2023; 12: 90.

37 이은영, 최순실, '한국형 분노범죄의 원인과 대응방안에 관한 연구', 교정복지연구, 2019; 59: 29-54.

38 김춘경, 이수연, 이윤주, 정종진, 최웅용(2016), 《상담학 사전》, 학지사.

39 스티븐 포지스(2020), 《다미주 이론》, 위즈덤하우스.

40 박문호(2013), 《뇌과학의 모든 것》, 휴머니스트.

41 질 볼트 테일러(2022), 《나를 알고 싶을 때 뇌과학을 공부합니다》, 윌북.

42 데이비드 폴레이(2011), 《3초간》, 알키.

43 Edwards MK, Rhodes RE, Loprinzi PD, A Randomized Control Intervention Investigating the Effects of Acute Exercise on Emotional Regulation, Am J Health Behav, 2017; 41(5): 534-543.

44 비벌리 엔젤(2007), 《화의 심리학》, 용오름.

45 박문호(2013), 《뇌과학의 모든 것,》 휴머니스트.

46 대한한방신경정신과학회 교과서편찬위원회(2016), 《한의신경정신과학》, 집문당.

47 Staicu ML, Cuţov M, Anger and health risk behaviors, J Med Life, 2010; 3(4): 372-375.

48 Garfinkel SN, Zorab E, Navaratnam N, Engels M, Mallorquí-Bagué N, Minati L, Dowell NG, Brosschot JF, Thayer JF, Critchley HD, Anger in brain and body: the neural and physiological perturbation of decision-making by emotion, Soc Cogn Affect Neurosci, 2016; 11(1): 150-158.

49 대한한방신경정신과학회(2021), 《한의표준임상진료지침-화병》, 한국한의약진흥원.

50 Speilberger, C. D.(1988), State-trait anger expression inventory professional manual, Odessa(FL): Psychological Assessment Resources.

51 전겸구, 서경현, 이준석, 노성원, 김소정, 이용미, 이주열, 김윤정, 김원종, 남상회, 안정현, 송현정, '한국판 상태-특성 분노 표현 척도 2판 개발연구', 한국심리학회지: 건강, 2023; 28(2): 537-

759.

52 Spielberger, C. D.(1999), Sate-Trait Anger Expression Inventory-2: STAXI-2. PAR, Psychological Assessment Ressources.

53 Buss AH, Perry M. The aggression questionnaire, J Pers Soc Psychol, 1992; 63(3): 452-459.

54 권정혜, 박동건, 민성길, 김종우, 권호인, 이민수, '화병척도의 개발과 타당도 연구', 한국심리학회지: 임상, 2008; 27(1): 237-252.

55 임현주, 김석환, 이상룡, 정인철, '화병변증도구 개발 연구', 동의생리병리학회지, 2008; 22(5): 1071-1077.

56 정명희, 이상룡, 강위창, 정인철, '화병 한의 평가도구 개발을 위한 기초 연구', 동의신경정신과학회지, 2010; 21(2): 141-145.

57 최승원, 김종우(2023), 《화병 종합평가 검사지》, 박영스토리.

58 김태헌, 류영수, '전신체열촬영에 의한 화병환자의 임상적 연구', 동의신경정신과학회지, 1999; 10(1): 133-146.

59 배은주, 김동현, 유경환, 박성욱, 윤성우, 고창남, '화병 환자의 심박변이도 특성에 대한 임상적 연구', 대한한방내과학회지, 2005; 26(4): 844-852.

60 Song JY, Kim JW, Lim JH, Jung HS, Hwabyung(Anger Syndrome) and pressure pain threshold in mid-sternum, European Conference on Psychosomatic Research, 2000.

61 Moon SH, Park YJ, Types of anger expression in adolescent women-a Q-Methodological approach, Taehan Kanho Hakhoe Chi, 2008; 38(4): 522-532.

62 최윤희, 진무경, 김보경, '화병군과 비화병군의 의사소통 유형 및 스트레스 대처방식 비교 연구', 동의신경정신과학회지, 2015; 26(4): 365-382.

63 Pease CR, Lewis GJ, Personality links to anger: Evidence for trait interaction and differentiation across expression style, Pers Indiv Diff, 2015; 74: 159-164.

64 Jang E, The relation between temperament and anger response among prisoners: comparison of Reinforcement Sensitivity Theory and the Psychobiological Model of temperament and character, Heliyon, 2019; 5(7): e02103.

65 김상영, 송승연, 정선용, 김종우, '기질 및 성격검사(TCI)에 나타난 한방신경정신과 환자의 전반적 특성 및 화병 환자의 특성', 동의신경정신과학회지, 2012; 23(4): 107-122.

66 허윤미, '한국 청소년 및 청년층의 화병성격에 나타난 유전과 환경의 영향', 스트레스 연구, 2020; 28(1): 25-32.

67 Mick E, McGough J, Deutsch CK, Frazier JA, Kennedy D, Goldberg RJ, Genome-wide association study of proneness to anger, PLoS One, 2014; 9(1): e87257.

68 정하룡, 고상백, 박종구, 유준상, 공경환, 이재혁, '화병과 사상체질 및 기타 요인과의 관련성 연구: 2006년, 강원도 지역 주민을 대상으로', 동의신경정신과학회지, 2010; 21(1): 159-172.

69 배효상, 박서연, 정준영, 박성식, '사상체질에 따라 마음챙김 명상이 분노에 미친 영향 연구', 사상체질의학회지, 2014; 26(2): 133-145.

70 정하룡, 고상백, 박종구, 유준상, 공경환, 이재혁, '화병과 A형 행동유형 및 심혈관질환과의 관련성 연구', 동의신경정신과학회지, 2011; 22(2): 27-37.

71 박영주, 신나미, 최지원, 이숙자, 남명현, 김성렬, '일 지역사회 한국여성의 화병증상에 따른 심혈관 건강, 우울 및 안녕', 성인간호학회지, 2011; 23(1): 60-71.

72 久保木富房(2012), '自律神經失調症の悩みをぐんぐん解消する200％の基本ワザ 誰でもスグできる!', 日東書院本社.

73 福永伴子(2015), '圖解すぐできる!自律神經失調症の治し方', ナツメ社.

74 王丽萍, '辨证联合针灸治疗心脏神经官能症36例', 陕西中医, 2014; 35(07): 832-833.

75 화병연구센터(2024),《자율신경실조증 한의표준임상진료지침》, 한국한의약진흥원.

76 마크 베어, 배리 코너스, 마이클 패러디소(2018), 신경과학: 뇌의 탐구 4판, 바이오메디북.

77 강신주(2013),《감정 수업》, 민음사.

78 Ortony, A., & Turner, T. J.(1990), What's basic about basic emotions?, Psychological review, 97(3), 315.

79 김지훤, 박보라, 장현호, 김태헌, 류영수, 강형원, '화병환자의 MMPI 프로파일과 성격특성 연구', 동의신경정신과학회지. 2009; 20(3): 189-203.

80 권호인, 김종우, 권정혜, '화병환자의 MMPI-2 프로파일 특성', 한국심리학회지: 여성. 2008; 13(3): 379-395.

81 Kirby, ED. Williams VP, Hocking MC, Lane JD, Williams RB., Psychosocial Benefits of Three Formats of a Standardized Behavioral Stress Management Program, Psychosomatic Medicine, 2006; 68(6): 816-823.

82 Blair RJR., Considering anger from a cognitive neuroscience perspective, Wiley Interdiscip Rev Cogn Sci, 2012; 3(1): 65-74.

83 Wilkowski BM, Robinson MD., Clear heads are cool heads: emotional clarity and the down-regulation of antisocial affect, Cogn Emot. 2008; 22: 308 - 326.

84 Boden MT, Thompson RJ., Meta-analysis of the association between emotional clarity and attention to emotions, Emotion Review, 2017; 9(1): 79-85.

85 최인영, 정윤경, '실행기능과 정서조절의 관련성: 정서인식 명확성을 매개로', 한국심리학회지: 발달, 2020; 33(2): 87-102.

86 배은주, 서효원, 김종우, '철학상담을 적용한 여성화병환자 사례보고-자아정체성에 기반한 철학상담을 중심으로', 동의신경정신과학회지, 2019; 30(3): 129-140.

87 Toussaint L, Nguyen QA, Roettger C, Dixon K, Offenbächer M, Kohls N, Hirsch J, Sirois F., Effectiveness of Progressive Muscle Relaxation, Deep Breathing, and Guided Imagery in Promoting Psychological and Physiological States of Relaxation, Evid Based Complement Alternat Med. 2021; 2021: 5924040.

88 İçel S, Başoğul C., Effects of progressive muscle relaxation training with music therapy on sleep and anger of patients at Community Mental Health Center, Complement Ther Clin Pract, 2021;4 3: 101338.

89 스티븐 포지스(2020),《다미주이론》, 위즈덤하우스.

90 정문주, 이도은, 김지수, 강성현, 유영수, 정인철, 강형원, '오지상승위치료법의 표준매뉴얼 개발을 위한 타당화 연구', 동의신경정신과학회지, 2022; 33(3): 227-239.

91 Kral TRA, Schuyler BS, Mumford JA, Rosenkranz MA, Lutz A, Davidson RJ., Impact of short- and long-term mindfulness meditation training on amygdala reactivity to emotional stimuli. Neuroimage, 2018; 181: 301-313.

92 de la Fuente-Anuncibay R, González-Barbadillo Á, Ortega-Sánchez D, Ordóñez-Camblor N, Pizarro-Ruiz JP., Anger Rumination and Mindfulness: Mediating Effects on Forgiveness, Int J Environ Res Public Health, 2021; 18(5): 2668.

93 송승연, 조현주, 김상영, 김종우, '화병환자의 마음챙김에 기초한 스트레스 감소 프로그램 (Mindfulness-based Stress Reduction: MBSR) 경험에 관한 질적 연구', 2012; 23(4): 153-168.

94 조현주, 김종우, 송승연, '화병 환자의 자애명상 치료적 경험과정에 대한 연구', 한국심리학회지: 상담 및 심리치료, 2013; 25(3): 425-448.

95 김양진, 염원희(2020), 《화병의 인문학: 전통편》, 모시는 사람들.

96 박성호, 최성민(2020), 《화병의 인문학: 근현대편》, 모시는 사람들.

97 김종우, 현경철, 황의완, '화병의 기원에 관한 고찰 – 조선왕조실록을 중심으로', 동의신경정신과 학회지, 1999; 10(1): 205-216.

98 민성길, '홧병과 한', 대한의사협회지, 1991; 382(11): 1189-1198.

99 대한한방신경정신과학회(2021), '화병 한의표준임상진료지침', 한국한의약진흥원.

100 유지선, 정영진, '분노조절장애의 방화에 대한 연구', 한국위기관리논집, 2015; 11(10): 273-287.

101 최성민, '사회적 질병으로서의 화병(火病)과 치유의 가능성', 문학치료연구, 2022; 62: 63-91.

102 Min SK., Clinical Correlates of Hwa-Byung and a Proposal for a New Anger Disorder, Psychiatry Invest, 2008; 5(3): 125-141.

103 고한석, 한창수, 채정호, '외상 후 울분장애의 이해', Anxiety and Mood, 2014; 10(1): 3-10.

104 유명순, '부정적 생애사건 경험이 울분에 미치는 영향', 헬스커뮤니케이션연구, 2020; 19(1): 1-17.

105 Okuda M, Picazo J, Olfson M, Hasin DS, Liu SM, Bernardi S, Blanco C., Prevalence and correlates of anger in the community: results from a national survey, CNS Spectr, 2015; 20(2): 130-139.

106 Resnicow K, Patel M, Green M, Smith A, Bacon E, Goodell S, Kilby D, Tariq M, Alhawli A, Syed N, Griggs J, Stiffler M., The Association of Unfairness with Mental and Physical Health in a Multiethnic Sample of Adults: Cross-sectional Study, JMIR Public Health Surveill, 2021; 7(5): e26622.

107 Smith LE, Duffy B, Moxham-Hall V, Strang L, Wessely S, Rubin GJ., Anger and confrontation during the COVID-19 pandemic: a national cross-sectional survey in the UK, J R Soc Med, 2021; 114(2): 77-90.

108 문태호, 송원영, '소셜 미디어 불안과 분노 전염 척도의 개발 및 타당화', 한국심리학회지: 문화 및 사회문제, 2022; 28(4): 717-748.

109 김종우(1997), 《홧병》, 여성신문사.

110 김종우(2007), 《화병으로부터의 해방》, 여성신문사.

111 화병연구센터(2013), 《화병 100문 100답》, 집문당.

112 화병연구센터(2013), 화병임상진료지침》, 집문당.

113 대한한방신경정신과학회(2021), 《화병 한의표준임상진료지침》, 한국한의약진흥원.

114 한의학 정신건강센터(http://kmmh.re.kr/)

115 최승원, 김종우(2023), 《화병 종합평가 검사지》, 박영스토리.

116 김종우, 서효원, 윤석인(2022), 《자생력 증진을 위한 마음챙김과 기공 훈련》, 집문당.

117 김국기, 서복남, 강위창, 정인철, '화병 변증도구의 신뢰도, 타당도 평가와 활용 가이드라인 연구', 동의신경정신과학회지, 2013; 24(4): 331-42.

118 송승연, 이정환, 서진우, 권찬영, 김종우, 'EFT 집단치료 프로그램이 화병 환자에게 미치는 영향에 대한 질적분석', 동의신경정신과학회지, 2014; 25(1): 29-38.

119 Kwak HY, Choi EJ, Kim JW, Suh HW, Chung SY., Effect of the Emotional Freedom Techniques on anger symptoms in Hwabyung patients: A comparison with the progressive muscle relaxation technique in a pilot randomized controlled trial, Explore(NY), 2020; 16(3): 170-177.

120 민성길, 서신영, 전덕인, 홍현주, 박상진, 송기준, 화병 증상에 대한 Paroxetine의 효과, 대한정신

약물학회지, 2009; 20(2): 90-97.

[121] Varghese BS, Rajeev A, Norrish M, Khusaiby SB., Topiramate for anger control: A systematic review, Indian J Pharmacol, 2010; 42(3): 135-341.

[122] 이시형(2010), 《세로토닌하라!》, 중앙북스.

[123] 앨릭스 코브(2018), 《우울할 땐 뇌과학》, 심심.

[124] McIntyre KM, Mogle JA, Scodes JM, Pavlicova M, Shapiro PA, Gorenstein EE, Tager FA, Monk C, Almeida DM, Sloan RP., Anger-reduction treatment reduces negative affect reactivity to daily stressors, J Consult Clin Psychol, 2019; 87(2): 141-150.

[125] Min SK, Suh SY., The anger syndrome hwa-byung and its comorbidity, J Affect Disord, 2010; 124(1-2): 211-214.

[126] Robins CJ, Keng SL, Ekblad AG, Brantley JG., Effects of mindfulness-based stress reduction on emotional experience and expression: a randomized controlled trial, J Clin Psychol, 2012; 68(1): 117-131.

[127] Gillions A, Cheang R, Duarte R., The effect of mindfulness practice on aggression and violence levels in adults: A systematic review, Aggression and Violent Behavior, 2019; 48: 104-115.

[128] 조주연, 김상범, 김다담, 강형원, '배우자 외도로 인한 60대 화병 환자의 M&L 심리치료 프로그램 적용 치험례', 동의신경정신과학회지, 2022; 33(4): 463-471.

[129] 박소정, 정선용, 황의완, 김종우, '화병 환자를 대상으로 한 음악청취 중재의 효과에 대한 연구', 동의신경정신과학회지, 2007; 18(3): 23-42.

[130] 김명자, '판소리 가창을 통한 화병 치유 사례 연구', 구비문학연구, 2020; 58: 159-182.

[131] Xiao S, Wang Y, Duan S, Li B., Effects of aromatherapy on agitation and aggression in cognitive impairment: A meta-analysis, J Clin Nurs, 2021.

[132] Wang CW, Chan CH, Ho RT, Chan JS, Ng SM, Chan CL., Managing stress and anxiety through qigong exercise in healthy adults: a systematic review and meta-analysis of randomized controlled trials, BMC Complement Altern Med, 2014; 14: 8.

[133] Hwang EY, Chung SY, Cho JH, Song MY, Kim S, Kim JW., Effects of a brief Qigong-based stress reduction program (BQSRP) in a distressed Korean population: a randomized trial, BMC Complement Altern Med, 2013; 13: 113.

[134] 박금숙, 정헌영, 김영희, '기공체조 프로그램이 지역사회 노인의 건강에 미치는 효과-신체적 건강 상태, 낙상에 대한 두려움, 균형 자신감, 화병을 중심으로', 동의신경정신과학회지. 2016; 27(4): 207-214.

[135] 프레데리크 그로(2014), 《걷기, 두 발로 사유하는 철학》, 책세상.

[136] 딕 티비츠(2008), 《용서의 기술》, 알마.

[137] 子貢 問曰 有一言而可以終身行之者乎 子曰 其恕乎 己所不欲 勿施於人.

[138] 네이버 지식백과, '용서(Forgiveness)'(두산백과 두피디아, 두산백과).

[139] 아니타 팀페(2008), 《분노는 나의 힘》, 북폴리오.

[140] 로다 바루크, 이디스 그롯버그, 수잔 스텃먼(2011), 《창조적으로 분노하라》, 예인.

[141] 먀샤 캐넌(2011), 《똑똑하게 분노하라》, 대림.

맺음말

《분노와 화병을 치료하는 한의학》을 완성하게 되어 감회가 깊습니다. 은사님과 함께 이 책을 집필하면서, 현대 사회에서 분노와 스트레스로 인한 문제가 날로 심각해지는 가운데, 한의학적 접근을 통해 이 문제에 대한 해답을 모색하고자 했습니다.

이 책은 분노와 화병에 대한 포괄적인 이해부터 시작하여, 그 역사적 변천과 현대적 해석 그리고 실제적인 치료 방법까지 아우르고 있습니다. 특히 다양한 사례 연구를 통해 화병의 여러 양상을 보여주고, 각 파트에 제공되는 TIP을 통해 독자들이 자신의 상태를 점검하고 관리할 수 있도록 했습니다.

책의 구성은 분노와 화병의 기본 개념부터 시작하여 정신장애 스펙트럼 내에서의 위치, 분노에 대한 다양한 연구 결과, 분노와 질병의 관계 그리고 구체적인 관리 및 치료 방법까지 체계적으로 다루고 있습니다. 특히 한의학적 관점에서 화병을 바라보고 치료하는 방법을 상세히 설명하면서도, 현대 의학의 접근법과의 조화를 모색하였습니다.

개인적으로 이 책을 집필하면서 가장 중요하게 생각한 부분은 '분노와 화병의 재발견'입니다. 분노를 단순히 억제하거나 없애야 할 대상으로 보지 않고, 용서와 희망으로 승화시킬 수 있는 에너지원으로 재해석하는 과정은 매우 의미 있었습니다. 화병은 부당한 대우로 인한 억울함과 분함에서 시작되지만, 근본적으로 화병이 발생하는 이유는 '보다 행복해지기 위해서'입니다. 한의 임상에서는 화병 치료를 통해 이 '화'를 어떻게 더 행복해지기 위한 에너지로 전환할 수 있을지에 중점을 둡니다. 이는 한의학에서 분노와 화병을 치료하는 독특하고 효과적인 관점이라

할 수 있으며, 오늘날 현대 사회의 정신건강 문제를 해결하는 데 중요한 메시지를 던집니다.

이 책의 집필 과정에서 아낌없는 지도와 조언을 해주신 김종우 교수님께 깊은 감사를 드립니다. 또한 이 책에 인용된 연구에 참여해 주신 모든 분과 귀중한 사례를 공유해 주신 환자분들께도 감사드립니다. 더불어, 이 책의 출판을 위해 끊임없는 지원과 격려를 아끼지 않으신 지상사의 최봉규 대표님께 특별한 감사의 마음을 전합니다.

끝으로, 이 책이 분노와 화병으로 고통받는 분들에게 실질적인 도움이 되기를 진심으로 바랍니다. 또한 의료인과 상담자들에게는 새로운 치료적 접근의 가능성을 제시하고, 일반 독자들에게는 자신의 감정을 이해하고 관리하는 데 도움이 되기를 희망합니다.

우리 모두가 분노를 넘어 화해와 치유의 길로 나아갈 수 있기를, 그리고 이 책이 그 여정에 의미 있는 이정표가 되기를 바랍니다.

2025년 4월

권 찬 영

분노와 화병을 치료하는 한의학

1판 1쇄 발행 2025년 4월 16일

지은이   김종우 · 권찬영
발행인   최봉규

발행처   지상사(청홍)
등록번호   제2017-000075호
등록일자   2002. 8. 23.
주소   서울 용산구 효창원로64길 6(효창동) 일진빌딩 2층
우편번호   04317
전화번호   02)3453-6111 팩시밀리   02)3452-1440
홈페이지   www.jisangsa.com
이메일   c0583@naver.com

ISBN 978-89-6502-344-9   93510

*잘못 만들어진 책은 구입처에서 교환해 드리며, 책값은 뒤표지에 있습니다.